DÉVELOPPEMENT

# DU SQUELETTE DES EXTRÉMITÉS

ET DES

PRODUCTIONS CORNÉES CHEZ LES MAMMIFÈRES

SAINT-DENIS. — IMPRIMERIE CH. LAMBERT, 17, RUE DE PARIS.

# DÉVELOPPEMENT

DU

# SQUELETTE DES EXTRÉMITÉS

ET DES

## PRODUCTIONS CORNÉES CHEZ LES MAMMIFÈRES



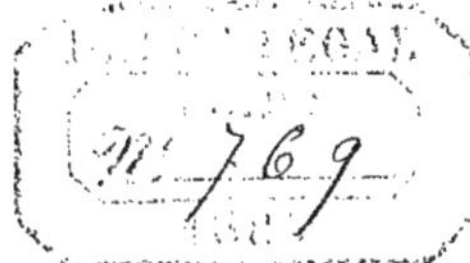

PAR

**Ed. RETTERER**

Docteur en médecine, docteur ès sciences,
Préparateur du Cours d'histologie à la Faculté de médecine de Paris.

---

**Avec quatre Planches hors texte**

PARIS

ANCIENNE LIBRAIRIE GERMER BAILLIÈRE ET Cie

FÉLIX ALCAN, ÉDITEUR

108, BOULEVART SAINT-GERMAIN, 108

1885

## SUR LE DÉVELOPPEMENT

# DU SQUELETTE DES EXTRÉMITÉS

## ET DES PRODUCTIONS CORNÉES

### CHEZ LES MAMMIFÈRES

## INTRODUCTION

« Il est moins difficile de voir la nature
« telle qu'elle est, que de la reconnaître
« telle qu'on nous la présente.
« BUFFON. »

La forme et la terminaison des membres chez les mammifères ont fixé l'attention des observateurs depuis l'origine de l'anatomie et des sciences naturelles. Elles fournissent des caractères de premier ordre pour les subdivisions à établir dans ce vaste groupe.

Aristote, dit Barthélemy Saint-Hilaire (*Histoire des Animaux d'Aristote*, t. Ier, Préface, p. CXVII), n'a jamais exposé d'une manière systématique une classification générale des animaux, et il serait assez hasardeux de chercher à l'extraire des ouvrages où elle est dispersée. Cependant, il nous a laissé, entre autres, ce passage remarquable au point de vue où nous nous plaçons dans le présent travail, et qui nous montre qu'Aristote, déjà, attachait une grande importance au mode de terminaison des membres chez les mammifères.

« Les quadrupèdes, dit-il (p. 114), qui ont du sang et qui « sont vivipares, ont tantôt les extrémités à plusieurs divisions, « comme les mains et les pieds dans l'homme. Quelques-uns, « en effet, ont plusieurs doigts, comme le lion, le chien, la « panthère. D'autres n'ont que deux divisions, et au lieu d'on- « gles, ont des pinces, comme le mouton, la chèvre, le cerf, « l'hippopotame. Il en est d'autres qui n'ont pas de divisions, « comme les solipèdes, parmi lesquels on peut citer le cheval et le

« mulet. Le porc a les deux conformations; car il y a aussi dans « l'Illyrie, dans la Péonie et ailleurs, des porcs qui sont soli- « pèdes. Les animaux à deux pinces, ou sabots, ont deux divi- « sions en arrière. Dans les solipèdes, cette partie est continue. »

D'après nombre d'autres passages non moins significatifs, on peut résumer dans le tableau suivant, emprunté à J. Geoffroy (*Anatomie et Physiologie d'Aristote*. Paris, 1878), l'opinion d'Aristote sur la terminaison des extrémités et leur application à la classification des mammifères :

| | | | |
|---|---|---|---|
| Animaux à sang rouge (vivipares). | Bipède | | Homme. |
| | *Genre intermédiaire* entre les bipèdes et les quadrupèdes | | Singes. |
| | Quadrupèdes | Pied polydactyle | Chien. Lion. |
| | | Pied fourchu | Bœuf. Chèvre. Brebis. |
| | | Pied monodactyle | Cheval. Mulet. |
| | | Aquatiques | Dauphin. Baleine. |

D'Aristote à Linné personne, que nous sachions, n'a développé cette étude des extrémités plus que ne l'a fait l'illustre philosophe de Stagyre. Linné (1) lui-même, considérait le nombre des doigts comme un caractère de second ordre pour les subdivisions à établir dans les mammifères. « In Tetrapodologia Ordines animalium a dentibus » (*Ib.*, p. 104). Ces ordres des mammifères correspondent aux groupes d'Aristote :

| | | | | |
|---|---|---|---|---|
| *Classis.* Quadrupedia | Ordo I. — Anthropomorpha. | Homo. | | |
| | | Simia. | | Pedes pentadactyli scandentes cum pollice. |
| | Ordo II. — Ferae. | Leo Pedes | 5—4 | Scandentes. |
| | | Tigris Pedes | 5—5 | — |
| | | Felis | 5—4 | — |
| | | Mustela | 5—5 | — |
| | | Canis | 5—4 | Cursorii. |
| | Ordo III. — Glires | Lepus — Pedes. | 5—4 | Palmis cursoriis |
| | | Mus | 4—5 | — |
| | Ordo IV. — Jumenta — Equus — Elephas — Hippopotamus. | | | |
| | Ordo V. — Pecora — Ovis — Pedes ungulati. | | | |

(1) C. *Linnæi. Systema Naturæ.* (Paris, 1744.)

Plus tard (éd. Gmelin Lipsiae, 1788), le nombre des ordres est augmenté : les *Jumenta* sont démembrés en *Bruta* (Rhinoceros, Elephas) et en *Belluae* (Equus, Tapirus, Sus, Hippopotamus), et, les Cete (Balæna, Delphinus) forment un ordre nouveau. Mais la méthode reste la même, ce sont les caractères tirés du système dentaire qui servent de base à sa classification.

Buffon (*Histoire naturelle des animaux*. Paris, 1749, in-4°, t. I, p. 53) s'élève contre la nouvelle classification d'après les dents et les mamelles, et lui préfère l'ancienne division des mammifères en solipèdes, pieds fourchus et fissipèdes. Puis (*Ib.*, t. II, p. 544), revenant à l'ancienne méthode, il insiste sur les différences apparentes de la forme, du volume, de la division des membres chez les vertébrés :

« Les bras de l'homme ne ressemblent point du tout aux « jambes de devant des quadrupèdes, non plus qu'aux ailes « des oiseaux. Le pied de l'homme est aussi très différent de « celui de quelque animal que ce soit et même de celui du « singe ; le pied du singe est plutôt une main qu'un pied, les « doigts en sont longs et disposés comme ceux de la main, « celui du milieu est plus grand que les autres, comme dans la « main ; ce pied du singe n'a d'ailleurs point de talon semblable « à celui de l'homme. »

D'après ce passage, Buffon semble méconnaître les analogies de structure des vertébrés ; mais il n'en est rien. En parlant ainsi, il n'a en vue que les apparences extérieures ; plus loin, en décrivant les solipèdes (*Ib.*, t. IV, p. 379), il pénètre dans l'étude plus intime des membres, rapproche les divers segments qui les composent de ceux de l'homme avec une netteté qu'on ne trouve chez aucun de ses devanciers. Il jette ainsi les bases de l'anatomie comparée.

« Si dans l'immense variété, dit-il, que nous présentent tous « les êtres animés qui peuplent l'univers, nous choisissons un « animal, ou même le corps de l'homme, pour servir de base à « nos connaissances, et y rapporter, par la voie de la comparai- « son, les autres êtres organisés, nous trouverons que, quoique « tous ces êtres existent solitairement, et que tous varient par « des différences graduées à l'infini, il existe en même temps un « dessein primitif et général qu'on peut suivre très loin et dont

« les dégradations sont bien plus lentes que celles des figures
« et des autres rapports apparents. . . . . . . . . . .

« Que l'on considère, comme l'a remarqué M. Daubenton, que « le pied d'un cheval, en apparence si différent de la main de « l'homme, est cependant composé des mêmes os et que nous « avons à l'extrémité de chacun de nos doigts le même osselet « en fer à cheval qui termine le pied de cet animal; si cette « conformité constante et ce dessein suivi de l'homme aux qua- « drupèdes, des quadrupèdes aux cétacés, des cétacés aux oi- « seaux, des oiseaux aux reptiles, des reptiles aux poissons, etc., « dans lesquels les parties essentielles, comme le cœur, les « intestins, l'épine du dos, les sens, etc.. se trouvent toujours, « ne semblent pas indiquer qu'en créant les animaux, l'Être « suprême n'a voulu employer qu'une idée, et la varier en même « temps de toutes les manières possibles, afin que l'homme pût « admirer également et la magnificence de l'exécution et la sim- « plicité du dessein. »

On voit quelle importance Buffon donne à cette ressemblance fondamentale que présentent les mammifères et les vertébrés, malgré les différences apparentes. Le développement de cette conception de Buffon a donné lieu à deux théories qui, depuis cette époque jusqu'à nos jours, ont voulu expliquer l'organisation des mammifères.

Je ne sache pas que Vic d'Azyr, qui a essayé une comparaison des membres antérieurs avec les membres postérieurs chez l'homme, ait étudié les analogies de structure que présentent les membres chez les mammifères. Et cependant il s'est servi de leur mode de terminaison, à l'exemple d'Aristote et de Linné, pour la classification de ces animaux.

C'est ainsi que comptant (1) le nombre des doigts apparents, il a résumé ses idées de la façon suivante : la formule $\frac{5-5}{5-5}$ exprime le nombre de doigts chez l'homme aux membres antérieurs et postérieurs ; la formule $\frac{5-5}{4-4}$ s'applique au chien et au chat, la formule $\frac{4-4}{4-4}$ aux bisulques et à l'hyène, la formule $\frac{4-4}{3-3}$ au cochon d'Inde, la formule $\frac{1-1}{1-1}$ aux solipèdes, etc. Nous verrons plus tard jusqu'à quel point ces formules sont exactes. Ajoutons

(1) *Vic d'Azyr. Syst. anat. des quadrupèdes. Encyclop. méthod.* Tome II, p. 70, 1792.

encore en sa faveur, qu'il a vu comme Fougeroux (*Acad. des sciences*, 1772) que l'os canon des ruminants est formé primitivement de deux pièces distinctes.

Lamark, en généralisant les idées de Buffon, conclut des analogies de structure à une origine commune chez les mammifères. Ce seraient les modifications du milieu extérieur, les habitudes variées des divers animaux qui auraient été le point de départ de leurs différences secondaires. Il formula ainsi dans sa *Philosophie zoologique*, 1815, les principales propositions, qui, reprises plus tard, prétendront expliquer le mode de terminaison des membres.

Les espèces sont descendues les unes des autres... la diversité des conditions de la vie influe, en les modifiant, sur l'organisation, la forme générale, les organes de l'animal. C'est par l'habitude de se tenir droit, par le redressement perpétuel du tronc que l'homme, par exemple, acquit en avant des mains préhensiles, et en arrière des membres pourvus d'une plante des pieds et d'un mollet, ce qui distingue définitivement l'homme du singe, dont il est descendu.

De Blainville (*De l'organisation des animaux*, Paris, 1822) établit les ordres chez les mammifères d'après l'ensemble des caractères qu'offre leur organisation. Le mode de terminaison des extrémités et leurs usages sont d'une certaine importance pour l'homme, les quadrumanes, les carnassiers, les rongeurs, etc., animaux pourvus de cinq doigts plus ou moins complets. Quant aux mammifères possédant des sabots, voici le tableau qu'il en présente :

| | | | |
|---|---|---|---|
| Ongulogrades à système de doigts | Impair.......... | Triongulés....... | Pachydermes. |
| | | | Daman. |
| | | Monongulés...... | Solipèdes. |
| | Pair............ | Tétrasulques..... | Brutes (cochon). |
| | | Bisulques........ | Ruminants. |

J. Girard (*Traité du pied*, 1828) publia un excellent travail, que nous aurons à citer avec avantage, sur l'organisation des membres chez les animaux domestiques, qu'il divisa, d'après le nombre des doigts terminant les extrémités.

Il distingue ainsi :

1° Les animaux *monodactyles*, dont les membres s'appuient sur un doigt unique (cheval, âne, etc.).

2° *Les didactyles* ou *bisulques*, qui n'ont que deux doigts complets à l'extrémité des membres (bœuf, mouton, chèvre).

3° *Les tétradactyles*, ayant quatre doigts parfaits (porcs).

4° *Les tétradactyles* irréguliers pourvus de cinq doigts parfaits aux membres antérieurs et de quatre aux membres postérieurs (chien, chat).

L'homme, enfin, serait *pentadactyle*, c'est-à-dire il aurait cinq doigts complets aux membres antérieurs et postérieurs.

Étienne Geoffroy Saint-Hilaire (1) en essayant de démontrer les analogies essentielles qui existent dans l'organisation des animaux, revint « au dessein primitif de Buffon » auquel il donna le nom *d'unité de composition organique*. Les membres des mammifères, quelle que soit leur terminaison, sont construits d'après un même plan et les segments qui les composent sont dans une position relative, partout la même : « Un organe est plutôt anéanti que transposé » (*Principe de connexions*). Le nombre variable de doigts apparents, leur développement inégal s'expliquent par la *considération des organes rudimentaires et le balancement des organes*.

Cuvier, à cette époque, ne se contentait plus de l'étude des espèces actuelles; il avait fondé par ses observations ostéologiques sur les mammifères éteints, une science nouvelle, la *paléontologie*. Cuvier, c'est l'observateur scrupuleux et habile des faits qu'il met au premier rang ; son « *Règne animal* » et son « *Anatomie comparée* » sont, sous ce rapport, des œuvres impérissables. On comprend que, connaisseur profond de l'organisation des animaux, il s'élève si souvent (toute question de croyance ou d'origine à part) contre ceux qui « considèrent en quelque sorte les corps organisés comme une simple masse de pâte ou d'argile qui se laisserait mouler entre les doigts » (Anat. comp., t. I, p. 101). Il est tout naturel qu'il attache une importance capitale au nombre et au développement des doigts. « Les caractères variables, dit-il, qui établissent les diversités essentielles des mammifères entre eux, sont pris des organes du toucher, d'où dépend leur plus ou moins d'habileté ou d'adresse et des organes de la manducation, etc. ». Il se borne, dans ses

(1) *Is. Geoffroy Saint-Hilaire. Vie, doctrine et travaux scientifiques d'Etienne Geoffroy Saint-Hilaire.* Paris, 1847.

ouvrages d'anatomie à expliquer par la différence de nombre et de forme, la diversité d'usage et de fonction.

L'ère des grandes découvertes qu'inaugura Cuvier par l'étude des ossements fossiles et par leur comparaison avec les squelettes des espèces actuelles donnèrent à l'ostéologie une importance prépondérante. Malheureusement, les spéculations théoriques tinrent une grande place dans les nouvelles recherches. Dès 1795, Gœthe imagina le *type* en ostéologie, R. Owen en 1838 (*Geological transaction*. p. 518) émit une conception analogue en créant *l'archétype* ou squelette idéal dont toutes les formes connues ne seraient que des modifications. Joly et Lavocat (*Études d'anatomie philosophique sur la main de l'homme*, Toulouse, 1852) reprirent une à une les propositions de E. Geoffroy Saint-Hilaire, et appliquant la théorie des analogues à l'étude des extrémités des mammifères, ils arrivèrent à ramener la structure de la main et du pied chez les animaux monodactyles, didactyles et pentadactyles à un plan architectural commun. « Les lois d'analogie, disent-ils, rappellent les tendances de « la nature à se répéter dans ses œuvres ; elles sont la démons- « tration la plus claire de l'unité de pensée qui a présidé à la « création des animaux actuels ou éteints. » Tous les vertébrés, et les mammifères en particulier, seraient pourvus de cinq doigts plus ou moins complets ; même dans les cas d'atrophie, on retrouve dans certaines parties rudimentaires les organes analogues. Pour ces auteurs, un doigt complet ne serait pas constitué seulement par les phalanges : un rayon digital se composerait toujours de deux os carpiens ou tarsiens accompagnés d'un métacarpien ou d'un métatarsien, suivi de trois phalanges.

Vers cette époque parut l'ouvrage de Darwin sur l'*Origine des Espèces* (1859). L'étude du squelette des extrémités entre dans une nouvelle phase. On reprend les données de Lamark et tous les vertébrés ne sont que les descendants modifiés et transformés d'une forme ou d'un petit nombre de formes originelles, ancestrales. Par conséquent, les extrémités auront les mêmes organes disposés sur un plan identique. Certains organes dits rudimentaires, dont l'usage est nul pour l'individu envisagé, ne sont que les effets de l'hérédité. D'autres fois, certains organes n'existent que pendant la période embryonnaire ou fœtale, disparaissant plus tard, à cause de leur inutilité, mais ils marquent par leur existence temporaire même, qu'ils ne sont qu'un souvenir ancestral d'un type primitif bien développé dans les temps géologiques antérieurs, alors qu'ils ont eu des attributs bien nets, bien déterminés. Comme le dit Haeckel (1), les analogies doivent se rapporter à l'adaptation, les homologies à l'hérédité.

Gegenbaur (2) entreprit des recherches considérables sur le squelette des membres des vertébrés inférieurs et pensa ramener toutes les formes observées à une ou deux formes primitives. Il appelle archipterygium (*Ibid. Zur morphologie der Gliedmaassen der Wirbelthiere Morphol. Jahrb*, 1876) une forme caractérisée par une série de pièces squelettiques, dont la première est insérée sur la ceinture scapulaire ou sur celle du bassin, supportant latéralement bon nombre d'autres pièces (radien), qui sont subdivisées en segments séparés (3).

Chez les vertébrés supérieurs, la nageoire primitive des amphibies, grâce à une nouvelle fonction déterminée par la locomotion sur le sol a subi une transformation (conséquence nécessaire) à la suite d'une *différenciation transversale*, sans que les segments squelettiques des membres aient changé de position relative. Haeckel (4), en 1868, appliqua la théorie nouvelle à l'explication des membres des mammifères, en l'accompagnant d'une série de figures représentant les extrémités de divers types. L'identité des pièces osseuses provient de l'hérédité et la dissemblance de l'adaptation. « Le squelette osseux des membres « antérieurs des neuf mammifères qu'il cite (homme, gorille, « orang, chien, phoque, dauphin, chauve-souris, taupe, ornitho- « rinque), montre, dit-il, quelle que soit la divergence des formes « extérieures, les mêmes os en nombre égal dans la même posi- « tion et le même mode de groupement. Le volume et la forme « des os seuls ont subi de notables modifications ; leur nombre, « leur disposition, leur mode d'articulation n'ont pas varié. Il « conclut de cette étonnante homologie, sous la diversité des

(1) *Haeckel. — Histoire de la création naturelle*, p. 500, traduction française.

(2) *Gegenbaur. — Untersuch. zur vergleich. Anatomie der Wirbelthiere Heft Carpus et tarsus.*

(3) *Ibid. Ueber das skelet der Gliedmaassen der Wirbelthiere. Iena Zeitschrift* vol. V, p 425.

(4) Haeckel, *loc. cit*, p. 3?0.

« formes extérieures, à une hérédité commune provenant d'an-
« cêtres communs. »

Ce que Haeckel a entrepris pour les mammifères évidemment pourvus de cinq doigts, Al. Rosenberg (1) essaya de le démontrer chez les mammifères caractérisés par la réduction de leurs rayons digitaux. Il étudia le carpe et le tarse chez les embryons de mouton, de porc, de solipèdes, etc., dans le but de découvrir le nombre de pièces squelettiques cartilagineuses entrant dans leur composition. Nous aurons à voir en détail les faits nouveaux tirés de ces études de développement.

Depuis cette époque, d'autres documents ont été fournis par divers observateurs pour le squelette des extrémités, tant de l'homme que d'autres mammifères. Nous les citerons au fur et à mesure que nous exposerons nos propres observations. Pour le moment, nous nous contenterons de mentionner le tableau suivant donné par Gegenbaur (2) du squelette supposé primitif des extrémités chez les mammifères, en regard des os qui le composent chez l'adulte actuellement.

*Carpe.*

| Forme primitive. | | Transformée. |
|---|---|---|
| Radial | = | Scaphoïde. |
| Intermédiaire | = | Semi-lunaire. |
| Cubital | = | Pyramidal. |
| Central | = | Central. (Intermédiaire Cuvier.) |
| Carpien 1 | = | Trapèze. |
| Carpien 2 | = | Trapézoïde. |
| Carpien 3 | = | Os maximum. |
| Carpien 4, Carpien 5 | = | Cunéiforme. |

*Tarse.*

| Forme primitive. | | Transformée. |
|---|---|---|
| Tibia, Intermédiaire | = | Astragale des mammifères. |
| Péronéal | = | Calcanéum. |
| Central | = | Scaphoïde. (Naviculaire.) |
| Tarsien 1 | = | 1 Cunéiforme. |
| Tarsien 2 | = | 2 Cunéiforme. |
| Tarsien 3 | = | 3 Cunéiforme. |
| Tarsien 4, Tarsien 5 | = | Cuboïde. |

(1) *Al. Rosenberg Ueber die Entwicklung des Extremitäten Skeletes bei einigen durch Reduction, etc. Zeit. f. w. Zool.*, 1873.

(2) *Gegenbaur. — Anatomie comparée*, traduction française, p. 665.

Cette double rangée de pièces carpiennes ou tarsiennes supporte cinq doigts plus ou moins complets.

On voit immédiatement à l'inspection de ce tableau, que la forme primitive de Gegenbaur reproduit tout simplement la théorie pentadactyle de Joly et Lavocat ; les conclusions sont les mêmes ; toute la nouveauté consiste dans une façon différente d'en concevoir l'origine.

Les recherches des uns et des autres ont été le plus souvent entreprises à la seule fin d'adapter les faits aux idées préconçues : d'un côté, ce sont les lois d'analogie et les balancements organiques qui expliquent toutes les ressemblances et toutes les dissemblances ; de l'autre, on ne tend qu'à un but, c'est de montrer l'excellence de la théorie transformiste, et les travaux actuels portent trop souvent la trace de cette préoccupation. Il est parfois difficile de dégager, dans leurs descriptions, la part de l'observation des faits des rêves de l'imagination.

Dans le présent travail, sans exclure les vues théoriques, nous préférons suivre une autre voie ; nous exposerons les faits tels qu'ils se sont présentés à nous dans leur simplicité, et nous essaierons de nous en tenir à ce précepte de M. de Quatrefages (*Charles Darwin et ses précurseurs français*, Paris, 1870) : « Ne rêvons pas *ce qui peut être*, acceptons et cherchons ce qui est. » Nous nous bornerons à déduire des faits les conséquences qu'ils comportent, et à les opposer aux conceptions théoriques des auteurs.

Nous n'avons pas la prétention de renverser les théories qui ont cours, ni de leur en substituer une nouvelle ; nous nous proposons simplement de mettre en lumière les faits de développement que nous avons observés. Nous commencerons par l'examen des moignons originels représentant les membres des mammifères, et nous continuerons à les étudier dès l'apparition de leur squelette cartilagineux jusqu'au remplacement de ce dernier par le squelette définitif.

---

# PREMIÈRE PARTIE.

## DÉVELOPPEMENT DU SQUELETTE DES EXTRÉMITÉS

### PREMIÈRE SECTION.

#### DÉVELOPPEMENT DU SQUELETTE CARTILAGINEUX.

## CHAPITRE PREMIER.

### Age et longueur des embryons ou fœtus des mammifères.

Dans les études embryologiques, il est du plus haut intérêt de connaître l'âge de l'embryon ou du fœtus de chaque espèce que l'on considère. Aussi donnons-nous, d'après Lutaud (*Manuel de Médecine légale,* 1881, p. 148), l'âge des embryons et des fœtus humains avec le tableau correspondant de leur taille :

| Age. | Longueur. |
|---|---|
| De six semaines à deux mois............ | 30 à 35$^{mm}$ |
| De deux à trois mois.................. | 35 à 40$^{mm}$ |
| De trois à quatre mois................ | 8 à 10$^{cm}$ |
| De quatre à cinq mois................. | 10 à 15$^{cm}$ |
| De cinq à six mois.................... | 20 à 25$^{cm}$ |
| De six à sept mois.................... | 30 à 35$^{cm}$ |
| De sept à huit mois................... | 35 à 40$^{cm}$ |
| De huit à neuf mois................... | 40 à 45$^{cm}$ |
| A terme............................. | 45 à 50$^{cm}$ |

La longueur indiquée ci-dessus est celle du vertex au coccyx; pour plus d'exactitude, nous y joindrons la longueur du vertex au talon, et nous représenterons les deux longueurs par une fraction où le numérateur marquera la première de ces mensurations et le dénominateur, la seconde. Gulrt a entrepris des recherches pour déterminer les dimensions de l'œuf, de l'embryon ou du fœtus chez la plupart des animaux domestiques aux divers âges. Il a divisé la durée de la gestation, variable selon les espèces, en sept périodes. Le tableau suivant résume ces recherches d'après Chauveau et Arloing (*Traité d'anatomie comparée des animaux domestiques.* 3$^e$ édit., 1879, p. 904) :

*Durée des périodes de la Gestation et dimensions de l'Embryon ou du Fœtus.*

| PÉRIODES | JUMENT. | VACHE. | BREBIS ET CHÈVRE. | TRUIE. | CHIENNE. |
|---|---|---|---|---|---|
| 2$^e$ | 3$^e$ et 4$^e$ semaine. 13$^{mm}$,535. | 3$^e$ et 4$^e$ semaine. 9$^{mm}$,023. | 3$^e$ et 4$^e$ semaine. 10$^{mm}$,151. | 3$^e$ à 4$^e$ semaine. 10$^{mm}$,151. | 3$^e$ semaine. 4$^{mm}$,512. |
| 3$^e$ | 5$^e$ à 8$^e$ semaine. 54$^{mm}$. | 5$^e$ à 8$^e$ semaine. 48$^{mm}$. | 5$^e$ à 7$^e$ semaine. 34$^{mm}$. | 4$^e$ à 6$^e$ semaine. 48$^{mm}$. | 4$^e$ semaine. 24 à 27$^{mm}$. |
| 4$^e$ | 9$^e$ à 13$^e$ semaine. 162$^{mm}$. | 9$^e$ à 12$^e$ semaine. 149$^{mm}$. | 7$^e$ à 9$^e$ semaine. 94$^{mm}$. | 6$^e$ à 8$^e$ semaine. 81$^{mm}$. | 5$^e$ semaine. 68$^{mm}$. |
| 5$^e$ | 14$^e$ à 22$^e$ semaine. 352$^{mm}$. | 13$^e$ à 20$^e$ semaine. 320$^{mm}$. | 10$^e$ à 13$^e$ semaine. 162$^{mm}$. | 8$^e$ à 10$^e$ semaine. 135$^{mm}$. | 6$^e$ semaine. 94$^{mm}$. |
| 6$^e$ | 23$^e$ à 34$^e$ semaine. 650$^{mm}$. | 21$^e$ à 32$^e$ semaine. 650$^{mm}$. | 13$^e$ à 18$^e$ semaine. 325$^{mm}$. | 11$^e$ à 15$^e$ semaine. 189$^{mm}$. | 7$^e$ et 8$^e$ semaine. 135$^{mm}$. |
| 7$^e$ | 35$^e$ à 43$^e$ semaine. 1137$^{mm}$. | 33$^e$ à 40$^e$ semaine. 812$^{mm}$. | 19$^e$ à 21$^e$ semaine. 490$^{mm}$. | 15$^e$ à 17$^e$ semaine. 243 à 270$^{mm}$. | 9$^e$ semaine. 162 à 221$^{mm}$. |

Grâce à ces chiffres, nous avons pu calculer l'âge *approximatif* des divers embryons ou fœtus dont nous donnerons les dimensions dans le cours du travail :

*Fœtus de cheval.*

| | | |
|---|---|---|
| 9cm de long.... | 8e semaine..... | A la fin de la 3e période. |
| 18cm — .... | 11e semaine..... | Milieu de la 4e période. |
| 22cm — .... | 15e semaine..... | Milieu de la 5e période. |
| 38cm — .... | 20e semaine..... | Fin de la 5e période. |
| 65cm — .... | 29e semaine..... | Fin de la 6e période. |

*Fœtus de mouton.*

| | | |
|---|---|---|
| 10mm de long.... | 3e et 4e semaine. | 2e période. |
| 10cm — .... | 9e semaine..... | Fin de la 4e période. |
| 24cm — .... | 13e semaine..... | Fin de la 5e période. |
| 34cm — .... | 16e semaine..... | Fin de la 6e période. |

*Fœtus de vache.*

| | | |
|---|---|---|
| 10mm de long.... | 3e et 4e semaine. | Milieu de la 2e période. |
| 9cm — .... | 7e semaine..... | Fin de la 3e période. |

*Fœtus de porc.*

| | | |
|---|---|---|
| 3cm de long.... | 4e semaine..... | Commencement de la 3e période. |
| 7cm — .... | 7e semaine..... | Milieu de la 4e période. |
| 15cm — .... | 11e semaine..... | Commencement de la 6e période. |
| 20cm — .... | 15e semaine..... | Fin de la 6e période. |
| 27cm — .... | 17e semaine..... | A terme. |

*Fœtus de chien.*

| | | |
|---|---|---|
| 6cm de long.... | 5e semaine..... | 4e période. |
| 14cm — .... | 8e semaine..... | Fin de la 5e période. |

La durée de la gestation chez le chat est à peu près la même que chez le chien (56 jours en moyenne ou 8 semaines). Nous avons constaté que les fœtus de chat de 6cm à 7cm de long sont un peu plus avancés que ceux du chien de 6cm de long, ce qui nous permet de les rapporter à la 6e semaine environ.

Quant au lapin, dont la gestation est de 4 semaines, Kölliker (*Embryologie*, trad. franç., p. 440) donne la longueur de l'embryon du 11e jour au 24e. Nous lui empruntons les dimensions correspondant aux âges suivants :

| | Longueur. |
|---|---|
| 11e jour.............................. | 5mm,5 |
| 18e —.............................. | 23mm |
| 20e —.............................. | 36mm |
| 24e —.............................. | 60mm |

Le durée de la gestation chez le rat est de 3 semaines, et, vers la fin de la période fœtale, le jeune atteint $4^{cm}$ à $6^{cm}$ de long. Le cochon d'Inde a 60 jours de gestation et le fœtus à terme a environ $8^{cm}$ à $9^{cm}$ de long.

---

## CHAPITRE II.

### Moignons originels des membres.

Chez l'homme et les mammifères, les membres antérieurs et postérieurs apparaissent sous forme de simples petits bourgeons, devenant des palettes aplaties, dont le plan est parallèle à l'axe antéro-postérieur du corps. Tout le monde est d'accord sur leur provenance mésodermique. Ils sont en continuité de substance avec le feuillet musculo-cutané et sont revêtus de l'ectoderme.

Voici la longueur approximative des extrémités antérieures et postérieures chez les divers embryons de mammifères dont Kölliker donne les figures dans son *Embryologie de l'homme et des animaux supérieurs :*

Chez l'embryon de lapin de 10 jours, long de $1^{cm}$ (en tenant compte des courbures), les bourgeons des membres ont $0^{mm},40$ environ.

Chez l'embryon de chien de 25 jours, long de $2^{cm},50$, ils ont une longueur de $2^{mm}$ et une largeur de $1^{mm},2$.

Chez l'embryon de veau de $2^{cm}$ de long, ils atteignent $1^{mm},60$ de long et $1^{mm},20$ de large.

Chez un embryon humain de 4 semaines, les extrémités antérieures existent; les postérieures, d'après la figure de Thompson (*Ib.*, p. 324) sont douteuses.

Chez un embryon humain de $11^{mm}$ de long (4 à 5 semaines), les quatre membres existent.

Un embryon humain de 35 jours avait les extrémités plus développées encore ; les antérieures laissaient reconnaître les rudiments de la main et de légers sillons marquaient la séparation future des doigts.

Ces moignons originels des divers mammifères sont primitivement formés par un tissu qui, sauf la grandeur des éléments, est le même chez tous : c'est une masse uniforme d'éléments, appelés cellules embryonnaires par les uns, éléments lamineux embryonnaires par M. Ch. Robin. Les capillaires y sont très abondants. Tout le membre ainsi constitué est recouvert d'une couche épidermique en continuité avec l'ectoderme du corps de l'embryon. Cet épiderme a une épaisseur de $0^{mm},020$ chez l'embryon de mouton de $1^{cm}$ de long, sauf à l'extrémité même où ce dernier forme une calotte hémisphérique de $0^{mm},060$ d'épaisseur (fig. 22). Cette particularité, qui existe avant toute division des membres, est très intéressante, d'autant plus que l'appendice caudal nous a offert des épaississements épidermiques semblables pendant la période embryonnaire et fœtale.

Le premier stade du développement des membres, caractérisé par ce tissu embryonnaire, est identique chez tous les mammifères avant la production du cartilage.

Chez l'embryon de porc de $2^{cm}$ de long, on aperçoit déjà des nodules cartilagineux très nets dans le moignon; celui de $3^{cm}$ a les pattes longues de $6^{mm}$ et larges de $2^{mm}$. Elles sont divisées à l'extrémité terminale en quatre tubercules; les deux médians longs de $0^{mm},780$, les deux latéraux de $0^{mm},500$.

Une coupe longitudinale de la patte postérieure nous montre que le squelette cartilagineux est representé, à partir du bassin, par le fémur, le tibia et le péroné, sous forme de nodules cartilagineux allongés de $1^{mm}$ à $2^{mm}$. Le tarse possède déjà un certain nombre de nodules représentant les segments tarsiens futurs. Les métatarsiens ont une longueur de $1^{mm}$. En avant de ces derniers, il y a un seul point cartilagineux situé à la base du tubercule digital.

Tous ces segments cartilagineux sont indépendants les uns des autres, quoique reliés par le tissu primitif du moignon. Ils se sont produits successivement de la base vers le sommet du membre. Mais, contrairement aux anciens observateurs, nous avons toujours vu, sur les divers embryons de mammifères, chaque pièce cartilagineuse se former à part, ce qui montre que le squelette primitif n'est pas représenté à l'origine par une masse cartilagineuse unique. Hagen-Torn (*Entwicklung u. Bau der Synovial memb.* Arch. f. mikr. Anatom. Vol. XXI, p. 594,

1882) a étudié, sous ce rapport, le développement du squelette cartilagineux chez le lapin, et ses résultats concordent de tous points avec les nôtres (comparer fig. 40 et 50).

Sur l'embryon de bœuf de 4$^{cm}$ de long, la patte postérieure est à peu près au même stade d'évolution. Elle est bifurquée à l'extrémité digitale, et chaque branche de bifurcation ou *onglon* a une longueur de 1$^{mm}$,5. En arrière et en haut de ces derniers, il existe deux tubercules, les premières traces des *ergots,* longs de 0$^{mm}$,5.

La patte postérieure mesure, de l'extrémité supérieure du tibia à l'extrémité digitale, 8$^{mm}$. Le tibia est long de 3$^{mm}$. Le tarse, au bord externe, est de 1$^{mm}$,15, dont 1$^{mm}$ pour le calcanéum et 0$^{mm}$,15 pour le cuboïde.

| | |
|---|---|
| Le métatarsien externe.................. | 3$^{mm}$ |
| La 1$^{re}$ phalange........................ | 0$^{mm}$,75 |
| La 2$^{e}$ phalange......................... | 0$^{mm}$,15 |
| La 3$^{e}$ phalange n'a pas encore apparu. | |

La cavité articulaire est formée entre le fémur et le tibia, et les deux segments ont leur forme définitive. Plus bas, entre les autres segments, les cavités articulaires n'existent pas, et la forme de ces segments n'est pas dessinée.

Tels sont les différents états des membres pendant les stades successifs caractérisés : 1° par l'absence de tout squelette ; 2° par la production des nodules cartilagineux sans forme définitive ; 3° enfin, par l'existence de la forme définitive des segments cartilagineux et la présence des cavités articulaires.

---

## CHAPITRE III.

A) **Carpe cartilagineux : 1° des fœtus humains;**
— **2° d'un fœtus de gibbon.**
B) **Métacarpe et phalanges.**

Il n'entre pas dans notre plan d'examiner les analogies et les différences des premiers segments ou segments proximaux qui composent les membres des mammifères que nous envisageons; les os de l'épaule, malgré leur diversité de formes, se réduisent à deux (omoplate et clavicule) chez l'homme, le singe, certains rongeurs (lapin, cabiai, etc.) les carnassiers, ou à un seul (solipèdes, ruminants, porcins). L'humérus constitue l'os unique du bras. Quant à l'avant-bras nous reviendrons en détail sur les proportions relatives du cubitus et du radius, en tant qu'elles influent sur la partie terminale du membre.

Les mêmes remarques s'appliquent à l'extrémité postérieure, que nous considérons principalement à partir de la jambe, dont les os sont développés dans un rapport à peu près analogue à celui qui existe entre le cubitus et le radius.

Nous ne nous occuperons pas davantage de l'homologie de la ceinture scapulaire et de la ceinture pelvienne ; ni de la question de savoir si le fémur et l'humérus sont des os simples ou s'ils sont divisibles, comme l'admet P. Gervais (*Théorie du squelette humain*, 1856, p. 164), en trois rayons élémentaires, qui répondraient aux trois rayons intermédiaires des membres pentadactyles, c'est-à-dire au deuxième, au troisième et au quatrième. Ce sont des points d'anatomie philosophique qui ne rentrent pas dans le cadre de notre travail.

Nos recherches se borneront à l'étude du développement des diverses pièces cartilagineuses, puis osseuses qui composent la partie terminale des membres chez les mammifères.

Pour rendre plus facile la comparaison de l'extrémité digitale chez l'homme avec le membre antérieur des autres mammifères, nous suivrons l'exemple de MM. Joly et Lavocat et de M. Arloing et nous envisagerons la main dans l'état de pronation, c'est-à-dire que la main placée sur un plan horizontal, y reposerait par la face palmaire ; c'est la position naturelle du membre antérieur chez les quadrupèdes. Le radius croise le cubitus en avant et le pouce est interne par rapport aux autres doigts.

Nous décrirons le squelette cartilagineux de la main, tel que nous l'avons observé sur un certain nombre de fœtus humains, chez lesquels les pièces squelettiques étaient complètement dessinées. Nous donnons ci-contre les mensurations des divers cartilages, ce qui nous permettra de comparer leurs proportions et leur forme à celles des autres mammifères, ainsi qu'à celles de l'adulte.

*Embryon humain* $\frac{5^{cm}\ 1/2}{7^{cm}\ 1/2}$, *de long.*

De l'extrémité inférieure du radius au bout du doigt du milieu = 8mm.

| | |
|---|---|
| Doigts : Médius | = 4mm |
| — Index | = 3mm,8 |
| — Annulaire | = 3mm,7 |
| — Auriculaire | = 3mm |
| Pouce depuis le carpe jusqu'à l'extrémité | = 4mm |
| Diamètre longitudinal du carpe | = 1mm,25 |
| Diamètre transversal du carpe | = 2mm,25 |
| Articulations métacarpo-phalangiennes | = 3mm,50 |
| Diamètre antéro-postérieur : | |
| Au milieu du carpe | = 1mm |
| Sur les côtés | = 0mm,75 |
| Pisiforme fait une saillie de | = 0mm,50 |

A cet âge, le carpe du fœtus humain présente le nombre de pièces qu'on observe et qu'on décrit habituellement chez l'adulte. Dès cette époque, leurs connexions sont les mêmes que plus tard. Leur forme est identique à celle de l'os correspondant chez l'adulte. Il n'existe pas d'état indifférent, qui servirait de passage à la forme définitive.

Un embryon humain, plus âgé, mesurant $\frac{7^{cm}}{10}$, possède des extrémités antérieures mesurant 1cm de l'extrémité inférieure du radius au bout du doigt du milieu. Le carpe a une largeur de 3mm, une longueur de 2mm.

Voici les rapports des diamètres des diverses pièces qui le composent sur ce dernier embryon :

| | Diamètre longitudinal. | Diamètre transversal. |
|---|---|---|
| Scaphoïde | 0mm,60 | 1mm,25 |
| Semi-lunaire | 0mm,50 | 0mm,75 |
| Pyramidal | 0mm,60 | 1mm,00 |
| Pisiforme | 0mm,60 | 0mm,60 |
| Trapèze | 0mm,75 | 1mm,50 |
| Trapézoïde | 0mm,75 | 0mm,50 |
| Cartilage du grand os | 1mm,20 | 0mm,75 |
| Cartilage unciforme | 1mm,20 | 1mm |

Considéré à ce point de vue, le carpe des fœtus humains offre les particularités suivantes : la portion externe du scaphoïde, le semi-lunaire et le pyramidal, formant la rangée supérieure, l unciforme, le cartilage du grand os et le trapézoïde qui font partie de la rangée inférieure, sont situés sur un plan antérieur continuant directement le prolongement de l'axe du membre supérieur. Sur un plan postérieur à cet axe, nous trouvons, en dedans, le prolongement interne du scaphoïde, articulé en avant avec la facette supérieure du trapèze. Ce dernier offre un développement considérable chez l'embryon et le fœtus humain ; sur les coupes, il est difficile de déterminer ses diamètres exacts à cause de sa direction oblique de dehors en dedans et d'avant en arrière. Sur le fœtus de $\frac{7^{cm}}{10}$ on peut constater, par la dissection, que le prolongement interne du scaphoïde, puis le trapèze plus bas, augmentent l'étendue transversale du carpe, du quart de son diamètre latéral. Placés à la partie interne et sur un plan postérieur aux autres cartilages carpiens, le prolongement interne du scaphoïde et le trapèze déterminent la forme courbe, à convexité antérieure, du carpe. Il résulte de cette position spéciale du trapèze chez le fœtus humain, de son grand diamètre transversal obliquement dirigé en dedans et en arrière, que sa facette articulaire inférieure est tournée en dedans et en bas. Comme elle supporte le pouce, nous verrons, à propos de ce dernier, que c'est là la cause de la direction différente des segments du rayon pollicial, comparée à celle des autres rayons de la main (fig. 1).

Au fur et à mesure du développement, la saillie formée par le trapèze ne fait que s'accentuer davantage ; chez le fœtus humain de $\frac{16}{27}$ le trapèze constitue un prolongement de $3^{mm}$ en arrière de l'extrémité supérieure du métacarpien de l'index et de $1^{mm}$ en arrière du scaphoïde.

Chez l'enfant d'un an, il forme une saillie postérieure de $5^{mm}$ en arrière du trapézoïde et de l'extrémité supérieure du métacarpien de l'index, et de $2^{mm}$ en arrière du scaphoïde.

En dehors, nous trouvons un arrangement analogue : le pisiforme, en haut, placé en arrière du pyramidal, et le crochet de l'unciforme plus bas constituent un étage postérieur, marqué extérieurement par l'éminence hypothénar, comme le prolongement interne du scaphoïde, le trapèze et le premier segment du pouce forment le squelette de l'éminence thénar.

Ces deux plans postérieurs, interne et externe, reliés latéralement au plan antérieur, donnent déjà au carpe du fœtus humain sa forme en voûte propre au carpe de l'homme adulte.

Quelles sont les relations du carpe avec l'avant-bras, d'un côté, avec le métacarpe de l'autre ?

Sur le fœtus de $\frac{5}{6}$, le diamètre transversal du radius est de $1^{mm},50$ ; son extrémité interne descend de $0^{mm},6$ plus bas que sa cavité articulaire. La tête du cubitus n'arrive pas au niveau de cette dernière et est séparée du carpe par le ligament triangulaire épais de $0^{mm},4$, s'insérant par sa base à la crête qui sépare la cavité sigmoïde du radius de sa surface carpienne De là il se dirige obliquement en dehors et en bas pour s'attacher à la face interne de l'apophyse cartilagineuse styloïde du cubitus, qui a une longueur de $0^{mm},6$. On voit donc que chez le fœtus humain le ligament triangulaire continue et augmente l'étendue de la surface carpienne du radius, comme cela existe chez l'adulte.

*Embryon humain* $5^{cm}/6$ *de long.*

| | |
|---|---|
| *Radius et cubitus* ont un diamètre transversal de..... | $2^{mm},50$ |
| — — antéro-postérieur de | $1^{mm}$ |
| Ils sont placés l'un parallèlement à l'autre et sur le même plan. | |

*Carpe.*

| | |
|---|---|
| Diamètre longitudinal.......................... | $1^{mm},25$ |
| Diamètre transversal.......................... | $2^{mm},15$ |
| Diamètre antéro-postérieur (au milieu).............. | $0^{mm},80$ |
| Sur les côtés.................................. | $0^{mm},65$ |

Les dispositions des surfaces articulaires radio-cubitales, inférieure et supérieure, sont donc déjà telles chez le fœtus humain, que, dès qu'il se produira des mouvements, le radius pourra tourner autour du cubitus. Les arrangements organiques précèdent le fonctionnement, et celui-ci ne déterminera pas les premiers. En outre, le ligament triangulaire, solidement fixé au radius, pourra être entraîné par ce dernier dans tous ses déplacements, de telle façon que l'extrémité inférieure du radius supportera, à elle seule, toute la main.

Telle est la cavité articulaire de l'avant-bras, destinée à recevoir la surface supérieure du scaphoïde, du semi-lunaire et du pyramidal, qui forment du côté du carpe un vrai condyle semi-ellipsoïde (voir fig. 1). Les deux premiers sont surtout en rapport avec le radius ; le pyramidal répond de même par une surface convexe au ligament triangulaire qui le sépare complètement du cubitus. Nous trouvons donc chez le fœtus, c'est-à-dire à l'avance, la raison de la grande mobilité du carpe chez l'homme et de sa participation à tous les mouvements de supination et de pronation du radius.

Quant aux rapports de la rangée inférieure avec les métacarpiens, ils sont les mêmes que chez l'adulte : le trapèze répond au premier segment du pouce, le trapézoïde au métacarpien de l'index, le cartilage du grand os au médius et le cartilage de l'unciforme aux deux métacarpiens les plus externes. Ces quatre métacarpiens continuent l'axe de l'avant-bras et sont situés sur un plan antérieur au rayon digital du pouce que nous examinerons plus tard.

Telle est la constitution du carpe comme nous l'avons toujours observé sur les fœtus humains à l'âge indiqué. Cependant le nombre des pièces carpiennes peut varier non seulement chez les embryons, mais encore chez l'adulte.

Henke et Reyher (1), puis Rosenberg (2), ont, les premiers, découvert que l'embryon humain (de la sixième semaine de la vie intra-utérine au troisième mois) possède, entre le scaphoïde, le trapèze, le trapézoïde et le cartilage du grand os, une pièce cartilagineuse cylindrique qu'ils ont assimilée au central de certains mammifères (os surnuméraire de Cuvier, intermédiaire de de Blainville).

Quelle est la destinée ultérieure du cartilage central du carpe? H. Leboucq (3) a repris les recherches des auteurs précédents et dans plusieurs communications (4), il a montré que le cartilage central du carpe commence vers la fin du deuxième mois à se souder avec le scaphoïde et que cette soudure est complète avant la fin du troisième mois.

Néanmoins, il n'en est pas toujours ainsi ; le central peut conserver une existence indépendante, s'ossifier et persister chez l'adulte sous forme d'os surnuméraire.

(1) *Henke et Reyher. Studien über die Entwik der Ext.* (*Sitzungbericht der Wiener Akad.* Vol. 70, 1874.

(2) *Rosenberg. Ueber die Entwik der Wirbelsaüle u. das Centrale Carpi des Menschen Morph. Jahrb.* T. I, 1876.

(3) *H. Leboucq. De l'os central du carpe chez les mammifères* (Bull. de l'Acad. royale des Sc. de Belgique, août 1882).

(4) *Ibid. Acad. r. de médecine de Belgique*, 26 *janvier* 1884.

*Ibid. Recherches sur la morphologie du carpe chez les mammifères.* Arch. de Biologie, t. V, fasc. I.

V. Gruber de Saint-Pétersbourg, Turner, Vincent, Leboucq (1) lui-même, ont cité un certain nombre de cas de persistance de l'os central chez l'adulte.

Ce n'est pas tout. Outre le central, le carpe peut présenter d'autres pièces surnuméraires. Henke et Reyher (loc. cit.) ont vu un autre cartilage carpien, placé entre le scaphoïde et le trapèze au côté radial du central. Leboucq, en réunissant les divers cas publiés par les auteurs, et en les comparant à ses propres observations, a pu établir que le scaphoïde, le semi-lunaire, le pyramidal, le trapèze, le trapézoïde, ainsi que le grand os, pouvaient être représentés chacun par deux ou trois segments indépendants pendant toute l'existence de l'individu, porteur de ces anomalies.

On explique généralement la présence du central du carpe comme un cas d'atavisme ; mais quelle signification faut-il attacher à la présence des autres os surnuméraires ? L'interprétation par division des pièces normales n'est guère satisfaisante, d'autant plus que les auteurs ont omis de signaler les conditions héréditaires ou autres dans lesquelles ces anomalies ont été observées. Il serait, en effet, du plus haut intérêt de savoir, comme nous le verrons en étudiant cette région du squelette chez les mammifères, si le plus ou moins grand nombre de segments squelettiques du carpe n'influerait pas sur la mobilité de l'extrémité digitale ; et réciproquement, si le genre de vie, les usages divers de la main, n'exerceraient pas une action toute spéciale sur l'apparition de nodules cartilagineux et d'os distincts sur le squelette des descendants.

Grâce à l'obligeance de M. le professeur Pouchet, nous avons pu examiner les extrémités d'un fœtus de gibbon de six mois environ. Il existait dans la collection du laboratoire d'anatomie comparée, sans qu'on ait pu nous fournir des renseignements sur son origine et sur l'espèce à laquelle il appartient. Voici les particularités qu'il offre comparativement au carpe humain. Il possède les mêmes cartilages que le fœtus humain, plus le cartilage central du carpe. Celui-ci se présente sous forme d'un segment allongé situé entre le scaphoïde en haut, le trapézoïde et le cartilage du grand os en avant. Son axe longitudinal pro-

(1) Voir dans les communications citées de Leboucq la bibliographie complète de cette question.

longé aurait passé par l'extrémité inférieure du cubitus et le trapèze en avant et en dedans. Dans ce sens, il avait 4mm de long, 2mm à son extrémité radiale et inférieure, et 1mm à son extrémité externe ou cubitale.

La présence de ce cartilage et son indépendance amènent des différences notables dans les rapports des cartilages constituant la rangée interne du carpe. Tandis que chez le fœtus humain, le scaphoïde offre un prolongement interne considérable, qui s'articule en avant et en dedans avec le trapèze, chez le singe, il manque de cette tubérosité interne et il est séparé du trapèze par une distance de 3mm. Cet intervalle est rempli en dehors et en haut par le cartilage central et en bas par un prolongement de l'extrémité interne du trapézoïde. Cette disposition semble montrer que ce que l'homme gagne en solidité par la soudure du cartilage central avec le scaphoïde est compensé chez le singe par une plus grande mobilité du carpe et du rayon pollicial par rapport à l'avant-bras (fig. 2).

A ces différences près, les rapports des autres pièces carpiennes sont les mêmes que chez l'homme. L'articulation du carpe et de l'avant-bras présente cependant quelques particularités très intéressantes, quand on compare le squelette du singe à celui d'un enfant d'un an, quoique l'évolution du singe près de la naissance soit déjà plus avancée que celle de ce dernier.

Chez l'enfant d'un an, la cavité articulaire des os de l'avant-bras de forme semi-ellipsoïde a une hauteur de 2mm ; chez le singe à la naissance, la facette radiale est plus excavée et la cavité articulaire a une profondeur de 3mm. Le ligament triangulaire a la même forme et une étendue analogue que chez l'enfant, mais possède plus de laxité, ce qui assure, chez le premier, une mobilité plus grande à la main. En outre, le carpe et le métacarpe se dirigent, chez le singe, plus en dehors, de façon à former un angle avec l'avant-bras, à se déjeter au dehors au lieu de se prolonger en bas, comme dans l'espèce humaine où ils continuent la direction de l'axe du membre antérieur. Les rapports de la rangée inférieure du carpe avec les quatre métacarpiens externes sont les mêmes que chez l'homme.

Le trapèze forme également une saillie postérieure et interne sur le bord interne du carpe ; sa face externe est en rapport avec le cartilage central en haut et avec le trapézoïde et le métacarpien de l'index en bas. Sa face inférieure est dirigée en dedans et en bas et supporte le pouce dont l'extrémité supérieure est séparée du métacarpien de l'index par une distance de $1^{mm}$. C'est une disposition de tous points analogue à celle que nous observons chez le fœtus humain.

Cette conformation organique, qui existe avant que le fœtus se soit servi de ses extrémités, amène l'appropriation des parties, de telle façon que le pouce puisse, durant toute l'existence, mettre en contact la pulpe du rayon pollicial avec l'extrémité palmaire des quatre métacarpiens; en un mot, elle a pour résultat l'opposition du pouce aux autres doigts, faculté commune à l'homme et au singe.

*Métacarpe.* — Chez l'embryon de $\frac{5^{cm}}{6}$, les quatre métacarpiens externes ont sensiblement la même longueur, ceux de l'index et du médius ont $2^{mm}$ de long, ceux de l'annulaire et du petit doigt sont un peu plus courts. Leur forme est légèrement différente de celle des métacarpiens de l'adulte, leur section transversale donne une figure semi-cylindrique à face plane postérieure ou palmaire. Ces segments cartilagineux ne sont donc pas canaliculés sur cette face comme les os correspondants chez l'adulte. Les extrémités supérieures sont un peu plus renflées que le corps; les premières ont un diamètre transversal de $0^{mm},5$ et le corps n'est large que de $0^{mm},35$. Le condyle ou extrémité inférieure est sensiblement plus épais que le corps des métacarpiens.

Ces quatre métacarpiens sont suivis de quatre doigts à squelette cartilagineux complet : le plus long est le médius qui a $3^{mm}$, puis l'index et ensuite les deux derniers doigts qui sont plus courts. Les trois segments qui composent les doigts ont la longueur suivante prise sur l'index :

*Fœtus humain long de* $5^{cm}/6$.

| | | | |
|---|---|---|---|
| Indicateur. | Métacarpien........................ | = | $2^{mm}$ |
| — | 1re phalange........................ | = | $1^{mm},25$ |
| — | 2e phalange........................ | = | $0^{mm},75$ |
| — | 3e phalange........................ | = | $0^{mm},75$ |

| | | | Dimensions. |
|---|---|---|---|
| Les 3 premiers métacarpiens. | Diamètre transversal.............. | = | $0^{mm},50$ |
| | Diamètre antéro-postérieur........ | = | $0^{mm},70$ |
| Métacarpien externe..... | Les deux diamètres..... | = | $0^{mm},5$ |

Les phalanges ont même forme, le diamètre transversal de l'extrémité supérieure est de $0^{mm},5$; le diamètre transversal de l'extrémité inférieure de $0^{mm},35$.

Les phalanges ont la même forme que les métacarpiens, et l'extrémité supérieure, à diamètre transversal de $0^{mm},5$ l'emporte en épaisseur sur le corps et l'extrémité inférieure qui ont un diamètre transversal de $0^{mm},35$.

Quant au rayon digital interne ou pouce, il ne possède que trois segments, comme sur l'adulte. Leur longueur est la suivante :

| | |
|---|---|
| Segment supérieur.................... | $1^{mm},25$ |
| 2e segment ou moyen.................. | $0^{mm},80$ |
| 3e segment ou inférieur.............. | $0^{mm},75$ |

Les métacarpiens de l'embryon de $\frac{5}{6}$ sont pourvus vers leur milieu d'un point d'ossification de $0^{mm},6$ de long.

Les phalanges sont cartilagineuses, sauf les premières qui ont un point chondroïde ; il en est de même des trois segments du pouce, dont le premier, le plus interne, possède un point chondroïde, un peu plus étendu, il est vrai, que ceux des premières phalanges.

Chez le fœtus de gibbon de 6 mois, la forme des métacarpiens et des phalanges est la même que chez le fœtus humain.

Voici les longueurs relatives de ces diverses parties :

| | Longueur. |
|---|---|
| Indicateur (de la base du métacarpien au bout du doigt). | $= 4^{cm},5$ |
| Médius.................................. | $= 5^{cm},0$ |
| Annulaire............................... | $= 4,^{cm}7$ |
| Petit doigt............................. | $= 3^{cm},7$ |
| Pouce (du trapèze au bout du doigt)..... | $= 2^{cm},5$ |

Largeur de la main au niveau des articulations métacarpo-phalangiennes $= 2^{cm}$.

---

## CHAPITRE III.

### Carpe et doigts des Carnassiers.

Les extrémités des membres que nous avons examinées chez les carnassiers (chien, chat) provenaient de fœtus mesurant $6^{cm}$ de long du vertex à l'origine des vertèbres caudales. Les dimensions des diverses régions de l'extrémité antérieure, ainsi que celle des divers segments cartilagineux, sont données dans les tableaux ci-contre.

*Fœtus de chien de 6^{cm} de long.*

| | |
|---|---|
| Longueur de l'extrémité inférieure du radius au bout du doigt du milieu | 8mm |
| Dimensions du carpe : | |
| Diamètre longitudinal | 1mm,25 |
| Diamètre transversal | 1mm,75 |
| Diamètre antéro-postérieur | 0mm,60 |

| | Diamètre longitudinal. | Diamètre transversal. |
|---|---|---|
| Scaphoïde semi-lunaire | 0mm,75 | 1mm,75 |
| Pyramidal | 0mm,75 | 0mm,75 |
| Pisiforme | 0mm,50 | 0mm,50 |

| | | | | |
|---|---|---|---|---|
| Le trapèze | haut de. | 0mm,5 | large de. | 0mm,8 |
| Le trapézoïde | — | 0mm,5 | — | 0mm,25 |
| Le cartilage du grand os | — | 0mm,6 | — | 0mm,3 |
| L'unciforme | — | 0mm,75 | — | 1mm |

Le carpe, comparé au carpe humain, s'en distingue par l'augmentation en hauteur et la diminution en largeur. Chez le chien, le nombre des pièces carpiennes, à cet âge, offre une réduction portant sur l'existence d'une seule pièce à la place du scaphoïde et du semi-lunaire.

Il est très probable que, comme il résulte des recherches de Leboucq (loc. cit.), cette pièce unique résulte chez le chien de la soudure de trois cartilages ayant apparu séparément. Quoique nous n'ayons pas eu d'embryons assez jeunes pour vérifier cette prévision, nous verrons que le mode d'ossification de cette pièce procédant par trois points distincts, nous permet d'admettre cette origine multiple. Il nous paraît d'autant plus légitime de formuler cette conclusion, que le fœtus de chat de 6cm de long offre à l'extrémité inférieure du radius, deux cartilages, l'un interne, large de 0mm,75, l'autre plus externe, d'un diamètre transversal de 0mm,50. Le premier répond au scaphoïde et l'autre au semi-lunaire. En outre, l'extrémité antérieure et externe du scaphoïde présente un petit nodule cartilagineux, qui semble avoir pris naissance d'une manière indépendante, n'étant réuni encore que par un tractus fibreux avec le scaphoïde. Ce serait le cartilage central.

Quoiqu'il en soit de cette origine, à partir de cette époque, on ne trouve, répondant à l'extrémité articulaire du radius, qu'une seule pièce que nous appellerons le scaphoïdo-semilunaire, comme l'ont fait Cuvier et Meckel. La première rangée est complétée par le pyramidal qui supporte en dehors et en avant le pisiforme, ce dernier formant une saillie déjà notable de $0^{mm}$,75 de long.

La rangée inférieure comprend le même nombre de pièces cartilagineuses que chez l'homme et le singe. Leur forme, il est vrai, est bien différente : tous, l'unciforme y compris, sont cunéiformes, allongés de haut en bas, aplatis transversalement, à base élargie en avant et à bord tranchant dirigé vers la face postérieure du carpe. Il résulte de cette disposition une forme spéciale de cette région : c'est celle d'une voûte à convexité antérieure d'une étendue beaucoup plus considérable que la face postérieure. En outre le crochet de l'unciforme faisant défaut, il n'y a que le pisiforme qui fasse saillie à la face postérieure et au côté externe du carpe.

Au bord radial et interne, le trapèze présente lui aussi une forme et des rapports bien différents de ce que nous avons observé chez l'homme et le singe (fig. 3).

Chez les carnassiers, cette pièce est constituée de deux portions à direction différente. La partie supérieure et externe est en rapport avec le scaphoïde en haut, le trapézoïde en dehors, et, en bas, elle présente une surface articulaire pour le premier segment du pouce. La portion interne et inférieure forme un coude prononcé avec la première portion, embrassant ainsi dans sa concavité l'extrémité supérieure et interne du métacarpien de l'index. De là elle se dirige en bas et un peu en arrière, parallèlement au métacarpien de l'index. Le grand diamètre du trapèze atteint $0^{mm}$,75 et se dirige obliquement de haut en bas et de dehors en dedans. Le petit diamètre n'est que de $0^{mm}$,25. Ces dimensions comparées à celles du trapèze de l'homme et du singe montrent une réduction considérable de cette pièce dans le sens transversal et, nous le verrons, le rayon pollicial participe à ce défaut de développement. L'extrémité articulaire inférieure du trapèze supporte le pouce qui prend, comme celle-ci, une direction parallèle aux métacarpiens, et, par conséquent, ne jouira plus que de mouvements antéro-postérieurs. L'opposition du pouce deviendra impossible.

Cette disposition existant déjà chez le fœtus, ne fait que s'accentuer avec l'âge. Un chien de deux mois offre un trapèze fortement coudé; sa portion externe et supérieure a une longueur de 4$^{mm}$, sa portion interne et inférieure est longue de 3$^{mm}$ et parallèle au métacarpien de l'index. La surface articulaire inférieure a un diamètre transversal de 3$^{mm}$ et un diamètre antéro-postérieur de 6$^{mm}$ : elle présente une concavité antéro-postérieure très prononcée et une convexité transversale. L'emboîtement du trapèze et du premier segment du pouce est bien plus considérable que chez l'homme et le singe.

Chez le chat, la disposition organique est la même. La face externe du trapèze est concave et la portion inférieure de cette face s'articule sur une étendue de 2$^{mm}$,5, sur le chat de 2 mois, avec la face interne de l'extremité supérieure du métacarpien de l'index.

Signalons enfin un cartilage surnuméraire que nous avons trouvé un certain nombre de fois, mais non constamment sur les fœtus de chat. C'est sur le fœtus de chat de 6$^{cm}$, un nodule cartilagineux arrondi de 3$^{mm}$ de long, situé entre le prolongement interne du scaphoïde et l'extrémité articulaire supérieure du premier segment du pouce. Il est placé dans le ligament latéral interne du carpe. Cuvier (*Anat. comp.*, vol. I, p. 426) et Meckel (*Anat. comp.*, vol. IV, p. 84), l'ont observé chez les chats, les loutres, le coati, et ils le décrivent comme un os arrondi, très petit, situé au bord radial du carpe entre le scaphoïde et le premier segment du pouce. Il nous semble qu'il faudra ranger cette pièce surnuméraire parmi les cartilages sésamoïdes, s'ossifiant plus tard.

Tel est le carpe des carnassiers reconnaissable par la forte saillie du pisiforme, l'absence du crochet de l'unciforme, la réduction en largeur du trapèze, d'où absence de l'éminence thénar. La fusion en une seule pièce des cartilages scaphoïde, semi-lunaire et central semble indiquer que la mobilité sera moins grande et sera compensée par une solidité remarquable du squelette carpien.

Quels sont les rapports du carpe avec l'avant-bras d'une part, avec le métacarpe de l'autre?

Chez le fœtus de chien de 6$^{cm}$ de long, l'extrémité articulaire du radius a un diamètre transversal de 1$^{mm}$,50 répondant au scaphoïde et au semi-lunaire ; la surface articulaire est peu excavée du côté du radius et se rapproche d'une surface plane. Le ligament radio-cubital inférieur est fort, épais de $0^{mm},75$ et long de $0^{mm},75$. L'apophyse styloïde du cubitus descend de $0^{mm},6$ au-dessous de l'extrémité articulaire du radius et du ligament radio-cubital, et elle est reçue dans une fossette creusée dans la facette correspondante du pyramidal.

Sur le chat d'un mois, le radius et le cubitus occupent une position, non plus transversale, mais antéro-postérieure : le radius est placé en avant et le cubitus en arrière. Les deux segments squelettiques sont unis par une articulation radio-cubitale supérieure et inférieure, mais les mouvements sont très limités, grâce à un ligament interosseux très puissant. En outre, le ligament triangulaire est remplacé par une capsule très forte qui réunit solidement l'extrémité inférieure du cubitus à celle du radius. Le cubitus descend de $3^{mm}$ au-dessous de la face articulaire du radius et est reçu, comme chez le fœtus du chien dans une fossette offerte par le pyramidal. D'un autre côté, l'extrémité inférieure du radius est pourvue, vers son milieu, d'une saillie convexe à diamètre transversal qui sépare la cavité articulaire en deux cavités glénoïdes, l'une plus grande antérieure, destinée à recevoir la saillie antérieure et interne du scaphoïdo-semi-lunaire et l'autre postérieure plus petite en rapport avec la portion postérieure du scaphoïdo-semi-lunaire.

Il résulte de cette conformation organique que les mouvements de pronation et de supination du radius sur le cubitus deviennent très difficiles, comme Cuvier et Meckel l'ont déjà avancé. Leur surface articulaire inférieure se transforme en une véritable charnière, et grâce à la saillie du radius et aux cavités glénoïdes secondaires, les mouvements du carpe se bornent de plus en plus à des mouvements antéro-postérieurs.

La rangée inférieure des cartilages carpiens affecte les mêmes rapports que chez l'homme avec les quatre métacarpiens externes. Nous connaissons déjà les connexions spéciales du pouce.

Un tigre à la naissance nous a présenté la même disposition du squelette carpien, sans trace de division du scaphoïdo-semi-lunaire.

Le métacarpe du chien de $6^{cm}$ est formé de quatre segments longs de $3^{mm}$. Les doigts qui les suivent mesurent $3^{mm},50$ de long, dont 1mm,50 pour la première phalange, 1mm pour la deuxième phalange et 1mm pour la phalangette.

Les métacarpiens sont pourvus d'un point d'ossification primitif de 0mm,75 et les premières phalanges d'un point chondroïde de 0mm,4. Les autres sont cartilagineuses, sauf l'extrémité terminale de la phalange unguéale sur laquelle nous reviendrons en détail.

Tandis que les métacarpiens ont une longueur moyenne de 3mm, et les doigts une étendue de 3mm,50, ce qui fait un rayon digital de 6mm,50, le pouce n'est long que de 3mm du trapèze à l'extrémité : la première phalange du pouce mesure 1mm,25, la deuxième, 0mm,75, la troisième, 0mm,75.

L'extrémité supérieure de la première phalange est comprimée latéralement et n'a qu'un diamètre transversal de 0mm,35, ainsi que le trapèze, tandis que l'extrémité supérieure du premier métacarpien de l'index a un diamètre transversal de 0mm,5.

Chez le chat de 6cm, nous avons des relations de développement analogues.

Les métacarpiens seuls ont une longueur de 3mm, avec un point d'ossification primitif occupant une étendue de 1mm,35 du corps de la pièce. La première phalange des quatre métacarpiens a un point d'ossification de 0mm,4 de long.

Le pouce a une longueur de 3mm, et le premièr segment de ce rayon digital est pourvu également d'un point d'ossification de 0mm,4 de long seulement.

---

## CHAPITRE V.

### Carpe et doigts des Rongeurs.

**(Lapin, rat, cochon d'Inde.)**

L'extrémité antérieure des rongeurs (lapin, cochon d'Inde, rat) présente une grande similitude de forme avec celle des carnassiers. Aussi serons nous bref, et, à côté des dimensions, nous nous bornerons à signaler certaines différences.

Le nombre des cartilages du carpe est plus considérable que chez le chien et le chat ; le cartilage central existe et reste indépendant chez tous ces rongeurs. Le semi-lunaire reste séparé du scaphoïde chez le lapin, mais lui est solidement uni à l'état adulte par des ligaments très forts qui ne permettent que peu de mouvements. Chez le cochon d'Inde et le rat, nous n'avons pu observer qu'une seule pièce squelettique à la place du scaphoïde et du semi-lunaire.

Chez les uns et les autres, le radius et le cubitus présentent aussi peu de mobilité que chez les carnassiers. Le pyramidal est creusé d'une vraie cavité articulaire supérieure pour recevoir l'apophyse styloïde du cubitus, et le radius offre des cavités glénoïdes pour le scaphoïde et le semi-lunaire, comme nous l'avons vu chez les carnassiers.

Les mouvements du carpe sur l'avant-bras se limitent à des mouvements antéro-postérieurs ; mais grâce à la présence du cartilage central, le carpe et le métacarpe gagnent certainement beaucoup en mobilité aux dépens de la force.

Le trapèze est plus réduit encore que chez les carnassiers ; mais ses rapports sont les mêmes, d'où faiblesse du pouce chez le lapin et le rat, et atrophie presque complète chez le cochon d'Inde chez lequel il est rejeté en arrière. Nous reviendrons sur cette question au sujet de l'ossification.

Outre ces faits généraux de développement communs à ces divers rongeurs, nous insisterons sur les particularités suivantes que nous avons pu observer chez des embryons très jeunes.

Voici les dimensions de la patte antérieure d'un embryon de lapin de $2^{cm},5$ :

*Embryon de lapin de $2^{cm},5$.*

| | |
|---|---|
| Longueur de l'extrémité du radius au bout du doigt du milieu.................................. | $3^{mm}$ |
| Métacarpien.................................. | $1^{mm},25$ |
| Nodule de la 1re phalange.................................. | $0^{mm},30$ |

Les quatre doigts externes sont libres dans une longueur de $0^{mm},80$, le tubercule du pouce n'a que $0^{mm},40$ de long.

Les diamètres transversaux des pièces du carpe sont les suivantes :

| | |
|---|---|
| Diamètre transversal.................................. | $2^{mm},00$ |
| Diamètre longitudinal.................................. | $0^{mm},65$ |

| | Dimensions. |
|---|---|
| Scaphoïde | $0^{mm},180$ |
| Semi-lunaire | $0^{mm},060$ |
| Pyramidal | $0^{mm},240$ |
| Cartilage central | $0^{mm},130$ |
| Trapèze | $0^{mm},120$ |
| Trapézoïde | $0^{mm},120$ |
| Cartilage du grand os | $0^{mm},144$ |
| Unciforme | $0^{mm},360$ |

En comparant sur une coupe horizontale, le squelette des quatre doigts externes avec le rayon du pouce, on constate que les premiers ont une longueur totale (métacarpiens et nodule de la première phalange) de $2^{mm}$, et le pouce n'est long que de $0^{mm},6$. Le squelette de ce dernier n'est représenté que par un seul nodule cartilagineux long de $0^{mm},024$, large de $0^{mm},018$, qui est en rapport en haut avec le trapèze.

Le tubercule du pouce n'apparaît donc que postérieurement aux métacarpiens; le développement de son squelette se fait, non pas en même temps que celui des métacarpiens, mais le nodule de son premier segment apparaît simultanément avec le premier nodule des autres doigts, c'est-à-dire avec leurs premières phalanges.

Un examen pratiqué sur un fœtus de rat de $4^{cm}$ de long donne les résulats suivants, que nous comparons au tableau des dimensions de l'extrémité d'un cochon d'Inde de $4^{cm},5$.

*Patte antérieure d'un fœtus de Rat de $4^{cm}$.*

| | | |
|---|---|---|
| Du radius à l'extrémité du médius | | $4^{mm},5$ |
| Métacarpien | | $1^{mm},75$ |
| 1re phalange | | $0^{mm},75$ |
| 2e phalange | | $0^{mm},40$ |
| 3e phalange | | $0^{mm},50$ |
| Le pouce est formé de : | 1re segment | $1^{mm}$ |
| | 2e segment | $0^{mm},4$ |
| | 3e segment | $0^{mm},5$ |

Le carpe est long de $1^{mm}$ et large de $2^{mm}$.

La rangée supérieure comprend : 1° le scaphoïde semi-lunaire un seul cartilage, large de $1^{mm}$ et haut de $0^{mm},3$; 2° le pyramidal, large de $0^{mm},65$ et haut de $0^{mm},4$; 3° le pisiforme, d'un diamètre de $0^{mm},5$.

La rangée inférieure contient :

| | | | | |
|---|---|---|---|---|
| 1° Trapèze | large de | $0^{mm},20$ | haut de | $0^{mm},20$ |
| 2° Trapézoïde | — | $0^{mm},25$ | — | $0^{mm},20$ |
| 3° Cartilage central | — | $0^{mm},40$ | — | $0^{mm},25$ |
| 4° Cartilage du grand os | — | $0^{mm},35$ | — | $0^{mm},50$ |
| 5° Cartilage unciforme | — | $0^{mm},75$ | — | $0^{mm},50$ |

*Patte antérieure d'un fœtus de Cabiai de* 4cm,5 *de long.*

Le carpe a 9mm de long et un diamètre transversal de 2mm. Un seul cartilage haut de 0mm,5 pour le scaphoïde et semi-lunaire à diamètre transversal de 1mm,25.

Le pyramidal a un diamètre transversal de 0mm,5, pisiforme de 0mm,5.
Le trapèze de 0mm,5, situé en arrière du trapézoïde.

Trapézoïde = 0mm,25.
Cartilage central = 0mm,15 de diamètre.
Cartilage du grand os, diamètre transversal = 0mm,35
Cartilage unciforme, diamètre transversal = 0mm,75 et haut de 0mm,5.

| | | |
|---|---|---|
| Métacarpien du doigt du milieu...... | = | 2mm,50 de long. |
| 1re phalange...................... | = | 1mm — |
| 2e phalange....................... | = | 0mm,75 — |
| 3e phalange....................... | = | 1mm — |

Nous n'avons pu apercevoir le nodule du pouce à cette époque.

---

# CHAPITRE VI.

## Carpe et doigts du Porc.

*Embryon de porc de* 5cm *de long.*

Dimensions du carpe :

| | |
|---|---|
| Diamètre transversal..................... | 1mm,75 |
| — antéro-postérieur.............. | 1mm,00 |
| — longitudinal................... | 1mm,50 |

Surface articulaire radio-cubitale :

| | |
|---|---|
| Diamètre transversal du radius............ | 1mm,50 |
| — du cubitus........... | 0mm,25 |

La hauteur du carpe est presque égale à sa largeur et le diamètre antéro-postérieur l'emporte considérablement sur ce qui existe chez l'homme, les singes, les carnassiers et les rongeurs.

L'extrémité inférieure du radius est large de 1mm,50 et forme la surface articulaire carpienne, sauf une étendue de 0mm,25 constituée par l'extrémité inférieure du cubitus, situé en arrière et en dehors du radius. Sur une étendue transversale de 1mm, le radius est en rapport avec le scaphoïde et le semi-lunaire. Le grand diamètre de ces deux pièces carpiennes est antéro-portérieur. Le pyramidal, d'un diamètre transversal de 0mm,5 répond à l'extrémité inférieure du cubitus, qu'il déborde en dehors.

Ces cartilages sont situés sur deux plans bien nets : le plan antérieur, constitué par l'extrémité antérieure du scaphoïde et celle du semi-lunaire, et le plan postérieur formé par l'extrémité postérieure de ces deux cartilages en dedans et le pyramidal en arrière. Le pisiforme est situé tout en arrière de ce dernier et n'a aucun rapport avec le cubitus (fig. 5, 6, 7).

La rangée inférieure comprend quatre cartilages. Le trapèze et le trapézoïde existent séparés, mais le nodule du trapèze n'occupe plus une position interne par rapport aux autres. Il est rejeté en arrière du trapézoïde qui, lui-même, est interne et postérieur au cartilage du grand os. Celui-ci, avec la moitié antérieure de l'unciforme, occupe un plan antérieur, tandis que le plan postérieur est constitué par le trapèze et le trapézoïde en dedans, la moitié postérieure de l'unciforme en dehors. Le trapèze, le trapézoïde et le cartilage du grand os répondent en haut au scaphoïde. Le trapézoïde, interne et postérieur, s'articule en bas avec le métacarpien accessoire interne situé en dedans et en arrière du métacarpien principal interne. Le cartilage du grand os occupe la moitié antérieure et interne du carpe, d'un diamètre transversal de 0mm,5 et répond à la surface articulaire du métacarpien principal interne. L'unciforme a une étendue transversale de 1mm,25 et possède deux facettes articulaires inférieures ; la plus grande, antérieure, correspond au métacarpien principal externe et la petite, postérieure et externe, sert à l'articulation du métacarpien accessoire externe.

Les extrémités articulaires supérieures des quatre métacarpiens ont des diamètres d'une étendue correspondante à celle des cartilages avec lesquels ils sont en rapport : les deux métacarpiens principaux ont un diamètre transversal de 0mm,50 et les accessoires de 0mm,20 seulement ; ces derniers situés en arrière et en dehors des premiers.

Tels sont les seuls cartilages qui existent au carpe ; à aucun âge, nous n'avons pu apercevoir de cartilage surnuméraire. Ce résultat négatif concorde avec les conclusions de Rosenberg (*loc. cit.*) qui a cherché le cartilage central chez les embryons de porc sans pouvoir le découvrir.

En jetant un coup d'œil sur les figures (fig. 5, 6) qui représentent les sections transversales des rangées supérieure et inférieure du carpe d'un porc de 8$^{cm}$ de long, on verra que, sauf un volume plus grand, la forme et la position respective des pièces carpiennes sont les mêmes.

L'examen d'un fœtus de porc de 27$^{cm}$ de long, près de la naissance, nous donne les rapports suivants des pièces du carpe avec les segments de l'avant-bras et du métacarpe.

Diamètre transversal du radius en avant = 9$^{mm}$,
en arrière = 7$^{mm}$.

Le cubitus a un diamètre tranversal de 3$^{mm}$ et occupe le bord externe et postérieur du radius, ce qui porte le diamètre transversal postérieur de l'articulation radio-cubitale inférieure à 10$^{mm}$. Le scaphoïde, le semi-lunaire et le pyramidal ont une étendue transversale de 11$^{mm}$; les deux premiers situés en avant, en rapport surtout avec le radius et le troisième, en arrière, répondant au cubitus. Les deux métacarpiens principaux ont un diamètre transversal de 11$^{mm}$ et sont en rapport avec le cartilage du grand os et l'unciforme qui a une étendue égale. Le trapézoïde en dedans et en arrière, la partie postérieure de l'unciforme en dehors et en arrière ont un diamètre de 2$^{mm}$ et correspondent aux petites surfaces articulaires de 2$^{mm}$ des métacarpiens accessoires. Le trapèze est un petit nodule cartilagineux situé en arrière du trapézoïde et arrive à toucher l'extrémité supérieure articulaire du métacarpien interne.

En somme, chez le porc, la rangée supérieure carpienne a ses trois cartilages à peu près également développés (scaphoïde, semi-lunaire et pyramidal). Le pisiforme est petit, sur le fœtus de 27, il n'a qu'un diamètre de 3$^{mm}$.

Dans la rangée inférieure le cartilage du grand os et de l'unciforme l'emportent considérablement sur les autres ; ce sont eux en effet qui supportent principalement la rangée supérieure en continuant le squelette du membre et en transmettant le poids du corps aux deux métacarpiens principaux. Le trapézoïde et le trapèze, très petits, restent seuls en rapport avec le métacarpien accessoire interne, tandis que le métacarpien accessoire externe ne répond qu'à la petite surface articulaire postérieure de l'unciforme.

Chez le porc, les segments de l'avant-bras sont solidement unis par un ligament interosseux ; ce qui explique l'absence de rotation. Quant à la configuration de leurs surfaces carpiennes, elle présente de grandes différences, quand on les compare à celles de l'homme, des carnassiers, etc. Déjà chez ces derniers, l'extrémité carpienne est dédoublée pour ainsi dire en deux surfaces articulaires secondaires. Chez le fœtus de porc, de 27$^{cm}$ de long, la surface carpienne du radius et du cubitus présente au bord radial, sur un plan antérieur, deux cavités glénoïdes pour recevoir la partie antérieure du scaphoïde et du semi-lunaire ; ces deux cavités sont séparées par une crête antéro-postérieure. En arrière de ces cavités glénoïdes existe, sur un plan postérieur, un condyle d'un diamètre transversal de 7$^{mm}$ reçu dans une cavité analogue du scaphoïde et du semi-lunaire.

La surface radio-cubitale externe, large de 4$^{mm}$ et remontant de 2$^{mm}$ au-dessus du condyle interne du radius, représente un faible condyle large de 3$^{mm}$, s'articulant avec une surface légèrement excavée formée par la partie externe du semi-lunaire et de la facette supérieure du pyramidal.

Les dimensions de ces diverses parties sont données dans le tableau ci-contre :

*Fœtus de porc de 27$^{cm}$ de long.*

| | |
|---|---|
| Surface articulaire radio-cubitale : | |
| Diamètre transversal du radius sur le plan antérieur..... | 9$^{mm}$,00 |
| — — postérieur.... | 7$^{mm}$,00 |
| — — du cubitus.... | 3$^{mm}$,00 |
| Dimensions du carpe : | |
| Diamètre transversal.......................... | = 11$^{mm}$ |
| — antéro-postérieur...................... | = 9$^{mm}$ |
| — longitudinal......................... | = 10$^{mm}$ |

Si nous nous sommes appliqué à prendre ces mesures comparées de l'extrémité inférieure des pièces de l'avant-bras et des segments du carpe, c'est que, dès l'origine, leur développement respectif est en rapport constant, et comme nous le ferons ressortir plus loin, dépendant l'un de l'autre.

Si nous passons maintenant à l'étude des doigts, nous constatons que sur l'embryon de porc de 3$^{cm}$ de long, ils sont disposés en demi-cercle, les deux médians en avant, les deux latéraux en arrière et en dehors. Ceci est une conséquence de la disposition des pièces carpiennes sur deux plans différents (fig. 6).

Voici leurs dimensions sur le fœtus de porc de 5$^{cm}$ de long :

Les doigts médians ont une longueur de 5mm,90, dont :

3mm00 pour les métacarpiens.
1mm35 pour la 1re phalange.
0mm75 pour la 2e phalange.
0mm80 pour la 3e phalange.

Les doigts latéraux ont un millimètre de moins que les doigts du milieu.

Le diamètre des métacarpiens principaux est de 0mm,7 celui des métacarpiens latéraux n'est que de 0mm,2. La section des premiers donne une figure triangulaire à face interne plane, à face postérieure convexe et à face externe et antérieure convexe également. Les métacarpiens latéraux sont des tigelles cylindriques à cette époque.

Les dimensions sont les suivantes sur le fœtus de porc de 27cm de long ; la forme des métacarpiens médians est la même ; celle des métacarpiens accessoires s'est modifiée de telle façon que leur section se rapproche de la forme triangulaire des premiers.

Le rapport des métacarpiens accessoires aux principaux est comme 5 est à 7.

*Fœtus de porc de 27cm de long.*

Longueur des doigts médians = 4cm,10, dont :

2cm10 pour les métacarpiens.
0cm80 — 1res phalanges.
0cm50 — 2mes phalanges.
0cm70 — 3mes phalanges.

Longueur des doigts latéraux = 2cm,5, dont :

13mm pour les métacarpiens.
5mm — 1res phalanges.
3mm — 2mes phalanges.
4mm — 3mes phalanges.

---

## CHAPITRE VII.

### Carpe et doigts des Ruminants.

En passant des porcins aux ruminants, les dispositions décrites chez les premiers se prononcent de plus en plus. La rangée supérieure du carpe présente un plan antérieur constitué surtout par le semi-lunaire et la partie antérieure du pyramidal, tandis que la partie antérieure du scaphoïde ne prend plus qu'une faible part à la composition du plan antérieur. Le scaphoïde se développe surtout sur le plan postérieur. La rangée inférieure montre le cartilage du grand os, en rapport en haut avec le semi-lunaire et en bas avec le métacarpien principal interne, et l'unciforme affectant les mêmes relations avec le pyramidal et le métacarpien principal externe. Le trapézoïde occupe une position interne et postérieure.

Voir les dimensions de ces parties sur le tableau :

*Embryon de veau de 7cm de long.*

Dimensions du carpe :

| | |
|---|---|
| Diamètre longitudinal | 1mm,60 |
| Rangée supérieure | 0mm,80 |
| Rangée inférieure | 0mm,80 |
| Diamètre antéro-postérieur | 1mm,00 |
| Diamètre transversal | 2mm,00 |
| — du scaphoïde en avant | 0mm,5 |
| — semi-lunaire | 0mm,75 |
| Diamètre le plus grand du pyramidal | 0mm,75 |
| Diamètre des cartilages du trapézoïde et du grand os. | 1mm,00 |
| — de l'unciforme | 1mm,00 |
| Le pisiforme a un diamètre transversal de | 0mm,25 |
| — longitudinal de | 0mm,5 |

La rangée interne du carpe, constituée par le scaphoïde et le trapézoïde, est donc considérablement réduite ; ces pièces sont suivies, chez les embryons et les fœtus très jeunes, d'un métacarpien interne et postérieur, et leur peu de développement est en rapport avec l'atrophie de ce dernier. Il en est de même du métacarpien latéral externe (fig. 4).

Chez les ruminants, nous voyons que chez l'embryon et le fœtus le radius prend une position antérieure et de plus en plus prépondérante sur le cubitus ; sur le fœtus de veau de 7cm, le diamètre de l'extrémité inférieure du dernier n'est que le 1/7 ou le 1/8 de celui du radius. Il n'y a plus de mobilité entre les deux segments, et plus tard ils se souderont, quoique le cubitus continue, par son extrémité inférieure, à faire partie de l'articulation de l'avant-bras avec le carpe.

Celui-ci a un développement correspondant à ces modifications des segments de l'avant-bras ; son diamètre longitudinal, autrement dit sa hauteur, arrive presque à égaler son étendue transversale. Il prend une forme de plus en plus carrée, ce qui résulte de la position postérieure du pyramidal, qui reste en rapport avec le cubitus, mais qui, comme chez les porcins, se creuse d'une cavité glénoïde pour recevoir la tête articulaire de ce dernier.

Le trapézoïde est une pièce insignifiante, comparée au grand développement de l'unciforme et du cartilage du grand os, et, avant la fin de la période fœtale, il se fusionne complètement avec ce dernier.

A. Rosenberg n'a pas pu trouver le trapèze chez le mouton; nous n'avons pas été plus heureux que cet observateur; l'agénèse de ce cartilage paraît constante.

Les cartilages du scaphoïde et du semi-lunaire, surtout ce dernier, prennent un grand développement en arrière, supportent ainsi, en se creusant de cavités glénoïdes, les condyles du radius et transmettent le poids du membre et du corps, principalement au grand os et à l'unciforme. Celui-ci est en rapport avec la moitié externe du semi-lunaire et le pyramidal en haut, et en bas, avec le métacarpien externe, tandis que le cartilage du grand os, complété en arrière par le trapézoïde, s'articule avec le scaphoïde et le semi-lunaire en haut, avec le métacarpien interne en bas.

Examinons maintenant les rapports du carpe avec les segments de l'avant-bras. Comme ils sont les mêmes chez le veau de $7^{cm}$ de long que chez celui de $40^{cm}$, nous les décrirons chez ce dernier, à cause des dimensions plus grandes (fig. 4).

Le radius a une forme semi-circulaire vers son extrémité inférieure. Le diamètre transversal et sa surface articulaire est de $1^{cm},5$, et, à son angle postérieur et externe, il est uni intimement au cubitus, large de $0^{mm},5$. Le scaphoïde, le semi-lunaire, qui ont une largeur de $1^{cm}$ et la partie antérieure du pyramidal répondent au radius. La moitié postérieure et externe du pyramidal est en rapport avec le cubitus. Le pisiforme est situé contre l'angle postérieur du pyramidal et a un diamètre de $5^{mm}$.

Le trapézoïde et le cartilage du grand os ont en avant un diamètre transversal de $7^{mm}$, et en arrière de $8^{mm}$; ils répondent en haut au scaphoïde et un peu au semi-lunaire, et en bas au métacarpien principal interne qui est large de $7^{mm}$. L'unciforme répond de même aux 3/4 externes du semi-lunaire, et en bas au métacarpien principal externe.

*Fœtus de veau de* $40^{cm}$ *de long.*

| | |
|---|---|
| *Carpe.* — Diamètre longitudinal............. | $9^{mm}$ |
| — antéro-postérieur......... | $10^{mm}$ |
| Surface articulaire supérieure du métacarpe : | |
| Diamètre transversal (plan antérieur).......... | $12^{mm}$ |
| — (plan postérieur)......... | $14^{mm}$ |
| Diamètre antéro-postérieur.................... | $10^{mm}$ |

Sur le mouton de $20^{cm}$, le diamètre transversal du radius et du cubitus est de $9^{mm}$; sur un fœtus de $52^{cm}$, l'étendue transversale de la surface articulaire du radius est de $17^{mm}$, celle du cubitus de $3^{mm}$; le diamètre antéro-postérieur est de $15^{mm}$ au milieu.

Chez le veau, comme chez le mouton, le radius présente sur sa face articulaire inférieure les dispositions suivantes : en dedans et en avant, il existe deux cavités glénoïdes d'un diamètre antéro-postérieur de $5^{mm}$ chez le mouton de $52^{cm}$, en rapport avec des saillies de même forme du scaphoïde et du semi-lunaire. Les cavités glénoïdes du radius sont séparées d'avant en arrière par une saillie antéro-postérieure. En arrière et en dedans, le radius présente un condyle large de $5^{mm}$ et d'un diamètre antéro-postérieur de $7^{mm}$, reçu dans une cavité analogue du scaphoïde. Plus en dehors, il existe sur le radius un condyle semblable, large de $6^{mm}$, limité en arrière par une cavité glénoïde assez profonde; ce dernier condyle et cette dernière cavité glénoïde répondent au semi-lunaire. En outre, l'extrémité externe du radius forme avec l'extrémité inférieure du cubitus un condyle d'un diamètre transversal de $6^{mm}$, convexe d'avant en arrière et concave de dehors en dedans. Il est reçu dans une cavité articulaire du pyramidal.

Quoique le nombre des pièces carpiennes de la rangée supérieure soit le même que chez les animaux pentadactyles, nous voyons que leur forme est bien différente et surtout leurs connexions avec l'avant-bras sont tout autres. Au lieu d'une cavité articulaire offerte par l'extrémité inférieure du radius et du cubitus, nous observons une série de condyles et de cavités glénoïdes qui assurent une grande solidité à cette articulation et rendent tous les mouvements, sauf la flexion et l'extension à peu près impossibles. C'est une véritable charnière très compliquée.

Le métacarpe des embryons et des fœtus de ruminants (bœuf, mouton) est constitué de la façon suivante : deux métacarpiens principaux et deux accessoires, dont les dimensions sont données dans le tableau :

*Embryon de veau de 7cm de long.*

| | |
|---|---|
| Métacarpiens principaux.......................... | 6mm,70 |
| Le diamètre antéro-postérieur de l'extrémité supérieure est de.................................... | 1mm,00 |
| Le diamètre antéro-postérieur de l'extrémité inférieure est de.................................... | 1mm,00 |
| Le diamètre antéro-postérieur de la diaphyse......... | 0mm,6 |
| La 1re phalange des métacarpiens principaux est longue de | 2mm,00 |
| La 2e phalange — — | 1mm,30 |
| La 3e phalange — — | 1mm,75 |
| Le métacarpien accessoire externe est long de......... | 4mm,00 |
| Son diamètre est de.............................. | 0mm,20 |

Sur le fœtus de veau de 40cm de long, la longueur de ces parties est :

Doigts médians = 8cm de long, dont :

4cm,50 pour métacarpiens.
1cm,20 — 1re phalange.
0cm,70 — 2e phalange.
1cm,00 — 3e phalange.

Plus de trace de métacarpiens latéraux, doigts latéraux (ergots) 6mm de long.

Nous n'avons rien à ajouter au sujet des deux métacarpiens principaux ; quant aux deux accessoires, voici les faits particuliers de développement qu'ils présentent. Sur le veau de 7cm, comme sur le fœtus de mouton de 10cm de long, ils arrivent en haut jusqu'auprès du carpe et en bas cessent d'exister vers le tiers inférieur du métacarpe à 1cm de l'ergot.

Sur un fœtus de veau de 7cm de long, nous n'avons trouvé que le métacarpien accessoire externe ; nous n'avons pas vu trace de l'interne. Le premier s'étendait le long de la partie moyenne des deux métacarpiens principaux. Son extrémité inférieure était éloignée de 2mm,5 de l'articulation métacarpo-phalangienne. Son extrémité supérieure arrivait au contact du métacarpien principal externe, sans être en relation avec le carpe. Son diamètre latéral et l'antéro-postérieur n'étaient que de $0^{mm},25$. Ce métacarpien était cartilagineux dans toute sa longueur.

Les coupes transversales pratiquées sur le métatarse d'un veau de $9^{cm}$ nous ont donné des résultats analogues; nous ne voyons que le métatarsien latéral externe, situé en arrière des métatarsiens principaux. Ceux-ci, à leur extrémité supérieure, sont déjà fusionnés dans leur moitié antérieure et séparés en arrière. Ils ont un diamètre transversal de $2^{mm},5$ et antéro postérieur de $2^{mm}$; le métatarsien latéral externe n'a qu'un diamètre de $0^{mm},25$ d'avant en arrière et de $0^{mm},4$ de dedans en dehors. Il est séparé du métacarpien principal externe par un intervalle de $0^{mm},1$, rempli de tissu cellulaire. Plus bas nous avons trouvé les deux métatarsiens latéraux, l'interne comme l'externe, les deux ayant un diamètre de $0^{mm},1$ seulement, situés en arrière des métatarsiens principaux, ici complètement séparés, atteignant un diamètre antéro-postérieur de $1^{mm},5$ et chacun un diamètre transversal de $0^{mm},9$; les métatarsiens accessoires, à ce niveau, sont séparés des premiers par une distance de $0^{mm},25$.

Chez un fœtus de mouton de $12^{cm}$ je trouve les mêmes relations; les deux métacarpiens accessoires ont un diamètre de $0^{mm},25$; les principaux de $2^{mm}$; ceux-ci sont ossifiés, les autres sont cartilagineux.

Sur un veau de $14^{cm}$ de long il n'existe que le métacarpien accessoire externe très éloigné du métacarpien principal, sauf tout en haut, près de l'extrémité articulaire où il est en contact avec lui. C'est là que se forme parfois une facette diarthrodiale par laquelle ce stylet osseux s'articule avec le métacarpien principal externe.

Sur le métatarse du veau de $14^{cm}$, il n'y a plus aucune trace des métatarsiens accessoires ni à l'extrémité articulaire ni plus bas.

Ainsi se présentent les métacarpiens et le métatarsiens accessoires chez les fœtus de veau et de mouton. Leur disparition a lieu dans la plus grande partie de leur étendue. Seule, leur portion supérieure persiste, et, d'après Rosenberg, se fusionne avec le métacarpien principal. Généralement à la fin de la période intra-utérine, nous n'en avons plus trouvé de vestiges. Une fois, sur un veau d'un mois, après la naissance, nous avons constaté la présence d'un métatarsien accessoire externe sous forme d'un stylet de $2^{cm}$ de long, et d'un interne sous forme d'un noyau cartilagineux de $1^{cm}$. Les deux nodules étaient en train de se souder à l'extrémité supérieure des métatarsiens principaux.

Bendz (*Explicatio iconcium etc., Hafniæ,* 1850) a prétendu que les métacarpiens accessoires s'étendent du carpe à l'ergot et compare cet état à ce qui existe dans les rayons non différenciés de l'archipterygium.

Rosenberg (*loc. cit.*) qui a étudié les métatarsiens accessoires, nous, qui avons examiné les métacarpiens et les métatarsiens accessoires, nous n'avons jamais pu constater la continuité de ces pièces ni avec le tarse ou le carpe en haut, ni avec les pièces de l'ergot en bas. Tant qu'on a cru à une masse cartilagineuse unique, on a pu admettre théoriquement cette continuité ; mais du moment que chaque segment apparaît par un nodule distinct, il faut bien s'incliner devant le fait d'observation.

Quel est le nombre des phalanges et quels sont les rapports des doigts qui font suite aux métacarpiens et aux métatarsiens accessoires ?

Sur un embryon de mouton de $3^{cm}$ de long, les deux ergots ont apparu sous forme de deux tubercules hauts de $0^{mm},3$ et larges de $0^{mm},84$. Ils sont situés (v. fig. 40) à $2^{mm}$ de l'extrémité terminale. Le centre de ces deux saillies est occupé par une traînée de tissu cartilagineux embryonnaire plongé dans le tissu cellulaire embryonnaire et sur le mouton de $10^{cm}$ de long, l'ergot a atteint une hauteur de $1^{mm}$ et il est pourvu à son centre d'un nodule cartilagineux de $0^{mm},600$ de diamètre. Il est séparé de l'articulation métacarpo-phalangienne par du tissu lamineux embryonnaire et par le cartilage sésamoïde situé à la face postérieure de cette articulation (fig. 41).

C'est bien plus tard qu'apparaîtra un second nodule cartilagineux à la partie interne (proximale) du premier ; le fœtus de mouton de $24^{cm}$ ne possède encore que le premier qui se présente sous forme d'un stylet cartilagineux allongé dans le sens de l'axe de l'ergot. Le fœtus de $34^{cm}$ a le premier nodule plus développé encore, surtout dans le sens transversal, et son extrémité externe commence à s'ossifier : on aperçoit en outre au-dessus de son extrémité supérieure un petit nodule cartilagineux réuni au premier, non par une surface articulaire, mais par du tissu lamineux (fig. 79 et 80).

Le squelette de l'ergot est et restera toujours séparé de l'articulation métacarpo-phalangienne par les tendons des fléchisseurs des doigts. Les deux pièces seront réunies par une cavité articulaire et s'ossifieront complètement. Ni chez le mouton, ni chez le bœuf, nous n'avons jamais pu constater plus de deux phalanges à l'ergot soit en avant soit en arrière. Ces deux phalanges restent éloignées et sans relation directe avec les deux doigts médians ou l'os canon. Aussi la figure que donne Gegenbaur (*Manuel d'anat. comparée*, p. 662) et qui représente trois phalanges constituant l'ergot du bœuf articulé latéralement avec l'extrémité inférieure de l'os canon, est-elle absolument inexacte. Il se peut que l'auteur ait voulu figurer les os sésamoïdes situés entre l'os canon et les phalanges, mais alors encore le dessin ne représente pas la réalité des choses, parce que le squelette de l'ergot n'arrive jamais au contact des os sésamoïdes.

---

## CHAPITRE VIII.

### Carpe et doigts des Solipèdes.

On sait que chez les solipèdes adultes, le cubitus n'existe que dans la région supérieure de l'avant-bras ; il se termine vers le quart inférieur du radius par une pointe aiguë, et, dans toute sa longueur, il est soudé à la face postérieure du radius. Il s'agirait de savoir si chez l'embryon et le fœtus, le cubitus cartilagineux existe jusqu'au carpe comme pièce squelettique complète et indépendante du radius ? J. de Christol (1) regarde l'absence de l'extrémité inférieure du cubitus comme un *arrêt de développement*. « Le cubitus *est interrompu* vers son tiers inférieur. »

P. Gervais (2) se fondant sur l'anatomie comparée, croit à

(1) J. de Christol. *Sur l'anatomie comparée des Solipèdes vivants et fossiles. Comptes rendus*, 1852.

(2) P. Gervais. *Mém. sur la comparaison des membres chez les animaux vertébrés. Annales des soc. nat.*, 3e *série*, 1853, *et théorie du squelette humain*, Paris, 1856.

l'existence d'un cubitus complètement développé à l'état cartilagineux chez les fœtus des solipèdes.

A. Rosenberg (*loc. cit.*) a examiné à ce point de vue des embryons de cheval et il est arrivé à des résultats qui semblent confirmer les prévisions de P. Gervais. Le cubitus est complètement développé dans les stades très jeunes. Sur un embryon qui mesure $2^{mm},3$ à partir de la fente inguinale jusqu'à l'extrémité du membre, le cubitus est un segment complet, assez distant du radius à son extrémité inférieure. Sur un embryon dont la longueur de la tubérosité du calcanéum à l'extrémité du doigt est de $4^{mm},3$, le radius et le cubitus se touchent. Sur un embryon où cette même longueur est de $18^{mm},3$ l'épiphyse inférieure du cubitus n'est pas fusionnée encore avec le radius.

Voici ce que nous avons constaté d'après nos propres observations : sur un fœtus de cheval de $9^{cm}$ de long, où la longueur de la tubérosité du calcanéum au bout du doigt est de $18^{mm}$, le radius a une longueur de $8^{mm},5$ ; le cubitus a une longueur de $8^{mm}$, mais celui-ci monte de $3^{mm}$ plus haut que le radius, et cesse au niveau de l'extrémité inférieure du point d'ossification du radius qui a une longueur de $5^{mm}$, c'est-à-dire à $1^{mm}$, 5 au-dessus du carpe. — Le point d'ossification du cubitus a une étendue de $3^{mm},5$ et son extrémité supérieure monte de $1^{mm}$ au-dessus de celle du point d'ossification du radius. Le diamètre transversal du radius au niveau de la pointe du cubitus est de $1^{mm},5$, son diamètre antéro-postérieur de $1^{mm}$; le diamètre antéro-postérieur de la pointe du cubitus est de $0^{mm},40$; son diamètre transversal de $0^{mm},25$ et la pointe est complètement ossifiée. Il n'y a plus de cartilage au-dessous de cette dernière.

Déjà à cette époque l'extrémité supérieure du cubitus a un volume plus faible que le radius au même niveau; il en est de même du diamètre transversal du premier, qui est de $1^{mm}$, ainsi que le diamètre antéro-postérieur; le diamètre transversal du radius est de $2^{mm}$ et son diamètre antéro-postérieur de $1^{mm},5$.

Le radius et le cubitus sont séparés en haut par une distance de $0^{mm},35$, et à la pointe du cubitus cette distance est de $0^{mm},25$, remplie par la gaîne cellulo-fibreuse des deux segments.

Sur le fœtus de $38^{cm}$, le cubitus et radius sont dans le même état; ils sont mobiles l'un sur l'autre.

Sur celui de $70^{cm}$, l'extrémité inférieure du cubitus est mobile sur le radius ; c'est à la partie moyenne que la soudure commence.

Nous concluons de ces observations que le cubitus, dans les stades très jeunes, arrive au niveau de l'extrémité inférieure du radius. Mais ce dernier seul se développe par en bas et dépasse bientôt la pointe inférieure du cubitus. Personne n'a constaté que l'extrémité inférieure fût en rapport avec le carpe à aucune période de développement chez les solipèdes. L'extrémité inférieure, articulaire, en d'autres termes, n'existe jamais. Le radius forme à lui seul la surface carpienne.

La configuration de cette surface diffère considérablement de ce que nous avons vu chez les animaux polydactyles et se rapproche de celle des ruminants. C'est une réunion de condyles et de surfaces glénoïdes. Sur un plan antérieur se trouvent, de dedans en dehors, deux surfaces glénoïdes séparées au milieu par une crête antéro-postérieure, destinées à recevoir les surfaces convexes antérieures du scaphoïde et du semi-lunaire et une petite portion du pyramidal. Sur un plan postérieur, nous observons deux condyles : l'interne correspondant au scaphoïde et descendant plus bas que le condyle externe qui répond au semi-lunaire et au pyramidal (fig. 8 et 9).

Les dimensions de ces diverses parties sont les suivantes, données par les tableaux ci-contre :

*Embryon de cheval de 9cm de long.*

Dimensions du carpe :

| | | |
|---|---|---|
| Diamètre latéral | ........................ | 3mm,00 |
| — antéro-postérieur | ................ | 1mm,50 |
| — longitudinal | ..................... | 2mm,00 |

Dans la rangée supérieure, le scaphoïde, le semi-lunaire et le pyramidal ont chacun 1mm de large.

Dans la rangée inférieure, le cartilage du grand os a un diamètre tranversal de 1mm,50 et l'unciforme 0mm,5 ; le trapézoïde est un petit nodule de quelques centièmes de millimètres.

*Fœtus de cheval de 38cm de long.*

Dimensions du carpe :

| | | |
|---|---|---|
| Diamètre transversal | ..................... | 15mm,00 |
| — longitudinal | ..................... | 10mm,00 |
| — antéro-postérieur | ................ | 12mm,00 |
| — transversal du scaphoïde et du semi-lunaire | ..................... | 10mm,00 |

| | |
|---|---|
| Diamètre transversal du pyramidal......... | $5^{mm},00$ |
| — — du cartilage du grand os (en avant).......... | $9^{mm},00$ |
| — — du trapézoïde......... | $2^{mm},5$ |
| — — de l'unciforme........ | $3^{mm},5$ |
| Diamètre transversal du métacarpien principal (en avant)......................... | $10^{mm},00$ |
| — (en arrière)...................... | $7^{mm},00$ |
| Diamètre transversal des métacarpiens rudimentaires (de chacun)................. | $2^{mm},00$ |

Nous rapprochons de ces mensurations celles du membre antérieur d'un fœtus de dauw à terme, que nous devons à l'obligeance de M. le Professeur Pouchet :

Longueur du radius $8^{cm},5$, le cubitus ne dépasse pas la moitié de sa longueur et cesse au milieu du corps du premier par un stylet.

| | |
|---|---|
| Diamètre transversal de l'articulation radiale inférieure.... | $2^{cm},3$ |
| — du carpe........................ | $2^{cm},5$ |
| — du cartilage du grand os (en avant)... | $1^{cm},7$ |
| — du trapézoïde.................... (déjeté en arrière.) | $0^{cm},6$ |
| — de l'unciforme.................... | $0^{cm},6$ |
| Surface articulaire du métacarpien du milieu. — Diamètre transversal en avant............................ | $2^{cm},3$ |
| Métacarpiens latéraux............................ | $0^{cm},5$ |

Sur le fœtus de cheval de $22^{cm}$ de long, le condyle interne du radius a un diamètre transversal de $2^{mm}$ et un diamètre antéro-postérieur de $1^{mm}$, et le condyle externe un diamètre transversal de $4^{mm}$.

Le fœtus de $38^{cm}$ de long a un condyle interne large de $3^{mm}$ ; l'externe est de $7^{mm}$ ; l'interne descend de $2^{mm}$ au-dessous de la surface radiale de l'externe. La rangée carpienne supérieure est formée du scaphoïde, du semi-lunaire, du pyramidal ; le scaphoïde est interne et un peu postérieur aux autres. Leur diamètre antéro-postérieur est de $7^{mm}$. Ils forment une surface supérieure radiale, excavée transversalement et au milieu, de façon à recevoir les condyles du radius, tandis qu'en avant et en arrière ils débordent pour se mettre en rapport avec ses cavités glénoïdes.

La rangée inférieure est formée en avant surtout par le cartilage du grand os, qui est en rapport en haut avec le scaphoïde et le semi-lunaire et en bas avec la surface carpienne du métacarpien principal. Le trapézoïde répond à la partie postérieure du scaphoïde en haut, et au métacarpien interne en bas. L'unciforme répond en haut au pyramidal et à une petite portion du semi-lunaire, et en bas s'articule avec le métacarpien externe et avec une facette antérieure et une autre postérieure du métacarpien principal (fig. 8 et 9).

*Fœtus de cheval de 70cm de long.*

| | |
|---|---|
| L'extrémité articulaire inférieure a un diamètre transversal de | 3cm,50 |
| Diamètre antéro-postérieur de la même surface en dedans de | 1cm,50 |
| — — en dehors de | 1cm,00 |

Dimensions du carpe :

| | |
|---|---|
| Diamètre transversal | 3cm,50 |
| — longitudinal | 2cm,50 |
| — antéro-potérieur | 1cm,50 |

| Rangée supérieure. | Diam. transversal. |
|---|---|
| Scaphoïde | 1cm,50 |
| Semi-lunaire | 1cm,30 |
| Pyramidal | 0cm,70 |

Le pisiforme est long de 1cm et épais de 0cm,5.

| Rangée inférieure. | Diam. transversal. |
|---|---|
| Trapézoïde. — Grand diamètre | 1cm,00 |

Le cartilage du grand os a un diamètre transversal de 2cm en avant, sur une étendue antéro-postérieure de 8mm, et un diamètre transversal de 11mm, en arrière, sur une étendue antéro-postérieure de 8mm.

L'unciforme a un diamètre transversal de 7mm et un diamètre antéro-postérieur de 1cm,7.

Sur le fœtus de 70cm les connexions sont les mêmes sauf les dimensions plus grandes des diverses pièces squelettiques.

L'articulation du carpe dont les diamètres sont consignés dans le tableau ci-dessus, se fait de la façon suivante avec le métacarpe.

Le diamètre antéro-postérieur du métacarpien principal est de 15mm ; sa largeur en avant est de 2cm,7 et en arrière de 1cm,5. Les deux côtés de la moitié postérieure sont complétés par les surfaces articulaires des deux métacarpiens accessoires, ayant chacun un diamètre de 5 à 7mm de large.

Le métacarpien principal n'est en rapport en haut qu'avec le cartilage du grand os et la portion antérieure de l'unciforme,

La facette postérieure de ce dernier s'articule avec le métacarpien accessoire externe.

Le métacarpien accessoire interne est en rapport avec le trapézoïde et le trapèze, quand ce dernier existe, sa présence étant loin d'être constante.

Joly et Lavocat (*loc. cit.*), Chauveau et Arloing ont tiré de ces rapports la conclusion que le métacarpien principal résulterait de la soudure du troisième et du quatrième métacarpien des pentadactyles. Il nous semble que le grand développement du cartilage du grand os qui, à lui seul, constitue la majeure partie de la surface articulaire pour le métacarpien principal, est plutôt en relation avec le volume du segment plus externe (distal), d'après la loi de subordination qui sera indiquée plus loin.

*Métacarpe.* — La région métacarpienne des solipèdes comprend trois segments ; un métacarpien principal ou médian et deux latéraux ou accessoires. Ajoutons immédiatement que dans les conditions normales nous n'avons jamais pu observer d'autres segments à aucun stade du développement.

Le métacarpien principal est seul suivi de trois phalanges et la longueur de ces diverses pièces est donnée dans le tableau suivant chez l'embryon de cheval de $9^{cm}$ de long, le plus jeune que nous ayons pu voir.

| | |
|---|---|
| Métacarpien principal long de................ | $4^{mm},00$ |
| 1re phalange.............................. | $2^{mm},5$ |
| 2e phalange.............................. | $1^{mm},00$ |
| 3e phalange.............................. | $2^{mm}$ |

Le diamètre antéro-postérieur du métacarpien principal est de $1^{mm}$ vers le milieu de sa longueur, de $1^{mm},5$ à ses extrémités.

Voici la longueur de ces mêmes pièces au membre postérieur; le métatarsien principal est long de $8^{mm},5$, son diamètre antéro-postérieur est de $1^{mm}$ au milieu et de $1^{mm},5$ aux extrémités.

Le métatarsien latéral externe a une longueur de $5^{mm},5$ ; un diamètre antéro-postérieur de $0^{mm},35$ à la pointe et au milieu et de $0^{mm},6$ à l'extrémité supérieure. Celle-ci s'articule en haut avec le cuboïde ; le point d'ossification a une étendue de $1^{mm},50$ ; l'extrémité inférieure cartilagineuse est longue de $2^{mm}$ et l'extrémité supérieure de $2^{mm}$ également.

L'extrémité inférieure des métacarpiens accessoires se termine au niveau de l'extrémité inférieure du point d'ossification du métatarsien principal, c'est-à-dire à $2^{mm},5$ au-dessus de l'articulation métatarso-phalangienne.

Sur le cheval de $18^{cm}$ de long, la pointe du métacarpien et du métatarsien latéral est encore cartilagineuse et arrive toujours au niveau inférieur du point d'ossification du métacarpien principal ; le diamètre antéro-postérieur du métacarpien principal est de $1^{mm},75$ ; celui du métacarpien latéral de $0^{mm},35$.

L'extrémité articulaire inférieure cartilagineuse du métacarpien principal a une longueur de $4^{mm},5$; par conséquent, la pointe du métacarpien latéral est distante également de $4^{mm},5$, de l'articulation métacarpo-phalangienne.

Sur le fœtus de $30^{cm}$ le métacarpien latéral a une pointe cartilagineuse inférieure longue de $3^{mm}$; il a un diamètre antéro-postérieur de $0^{mm},75$ et arrive toujours au niveau de l'extrémité inférieure du point d'ossification du métacarpien principal, qui a, en ce point, un diamètre antéro-postérieur de $3^{mm}$; l'extrémité cartilagineuse inférieure du métacarpien principal a une longueur de $6^{mm},5$.

Chez le fœtus de cheval de $70^{cm}$ de long, les métacarpiens latéraux sont ossifiés jusqu'à l'extrémité inférieure sauf un bouton cartilagineux de $1^{mm}$ pour l'interne et de $3^{mm}$ pour l'externe.

Le cubitus, comme nous l'avons vu et le péroné, chez le cheval, se développent chacun séparément dans les premiers stades embryonnaires et arrivent près du carpe et du tarse. Plus tard, tout en étant située à une certaine distance du radius et du tibia, leur extrémité inférieure ne se développe plus par en bas; elle se termine en une pointe, qui sera envahie par l'ossification comme le corps de l'os. C'est seulement après l'ossification complète que se fera l'union des deux os de l'avant-bras et de la jambe, par l'extension de l'ossification dans les périostes qui se touchent et se confondent.

Les métacarpiens et les métatarsiens latéraux des solipèdes (cheval, âne, dauw), se développent de même dans les stades jeunes, parallèlement au métacarpien et au métatarsien principal comme pièce cartilagineuse arrivant près de l'articulation métacarpo ou métatarso-phalangienne. Plus tard, les latéraux ne participent plus au développement du métacarpien ou métatarsien médian à l'extrémité inférieure. Le point d'ossification primitif s'étend à la pointe qui les termine par le bas. Ce même point d'ossification envahit l'extrémité supérieure et chez le fœtus de cheval à la naissance, il produit l'extrémité supérieure. Cependant à cette époque, les métacarpiens et les métatarsiens latéraux sont deux pièces osseuses encore complètement séparées du métacarpien médian. C'est bien plus tard qu'ils se fusionnent avec ce dernier; sur un cheval de 16 ans, j'ai pu constater que la fusion n'était pas complète et que les métacarpiens latéraux étaient pourvus au tiers supérieur d'un petit canal médullaire, tandis que plus bas ce dernier avait disparu.

---

## CHAPITRE IX.

### Tarse de l'Homme, du Singe, des Carnassiers et des Rongeurs.

A. *Tarse de l'homme et du singe.* — En ce qui concerne les extrémités postérieures, nous n'étudierons avec quelque détail que le tarse, à cause de la similitude de développement et de constitution des métatarsiens et des doigts avec les métacarpiens et les doigts des membres antérieurs.

Les différentes mensurations que nous donnerons montrent le nombre et la grandeur relative des diverses pièces cartilagineuses composant le tarse chez le fœtus humain. Les figures indiquent en outre leurs rapports réciproques.

Cette étude met en relief les faits suivants : le tarse humain possède dès l'origine les segments au nombre de sept qu'il aura à l'état adulte. Toutes les pièces qui le constituent apparaissent par un seul nodule cartilagineux. Par leur mode d'union, ils constituent dès l'origine la double voûte si bien décrite par Tillaux (1) chez l'adulte, dans le sens transversal et dans le sens antéro-postérieur.

En comparant à la section verticale et transversale du pied adulte représentée par Tillaux, la coupe transversale que nous donnons de la rangée inférieure du tarse (fig. 19) chez un fœtus

(1) *Anatomie topographique*, 1882.

de $\frac{5}{6}$, alors que le diamètre transversal à ce niveau n'atteint que $1^{mm},75$, on remarquera la parfaite analogie et les mêmes rapports des trois cunéiformes et du cuboïde. Ces derniers sont placés sur un plan inférieur et forment une saillie marquée au bord externe du tarse, tandis que le $2^{e}$ et $3^{e}$ cunéiforme sont repoussés vers le dos du pied et que le $1^{er}$ cunéiforme, supportant le premier segment du gros orteil, descend plus bas que les deux autres, mais n'arrive pas cependant au même niveau que le cuboïde. De là, la forme excavée de la face plantaire, dès que la forme des cartilages tarsiens apparaît.

Grâce à la saillie inférieure du cuboïde qui supporte en dehors le dernier métatarsien et au développement en épaisseur du premier segment du gros orteil, qui atteint chez l'embryon de $\frac{5}{6}$ une hauteur de $1^{mm}$ et descend de $0^{mm},5$ plus bas que le plan du métatarse, le pied du fœtus humain représente une voûte antéro-postérieure, avant qu'il y ait station. Les trois points représentant les piliers de la voûte sont dessinés : c'est le talon, la tête du premier et du $5^{e}$ métatarsien.

La forme du pied restera la même jusqu'au moment où l'enfant voudra s'appuyer sur le sol comme il ressort des mensurations ci-contre ; on voit donc que ces parties sont disposées et appropriées à la station et à la marche, longtemps avant que l'organisme soit en état d'en faire usage.

Chez les embryons de $\frac{4}{5}$ et $\frac{5}{6}$ centimètres de long, toutes les pièces tarsiennes, le calcanéum y compris, se sont toujours présentées à nous chacune comme un segment unique.

Nous donnons ci-contre leurs proportions relatives chez un fœtus humain de $\frac{9}{12}$ (fig. 10).

Longueur du talon à l'extrémité du gros orteil........ $12^{mm},00$

Le calcanéum est long de $4^{mm},00$ et l'astragale long de $0^{mm},75$

| | | | |
|---|---|---|---|
| Cuboïde............. | | $1^{mm},25$ | |
| Scaphoïde............ | | $0^{mm},75$ | |
| Cunéiformes. | $1^{er}$.... | $1^{mm},50$ | s'étend de $0^{mm},5$ au delà du métatarsien du $2^{e}$ orteil. |
| | $2^{e}$..... | $0^{mm},05$ | |
| | $3^{e}$..... | $0^{mm},08$ | |

Remarquons en outre que sur l'embryon de $\frac{4}{5}$ et sur celui de $\frac{5}{6}$ le premier orteil n'arrive pas en avant au même niveau que le $2^{e}$ ; son extrémité terminale reste éloignée de celle du

2e de 1mm,5. Plus tard, comme chez l'adulte, le gros orteil sera le plus long.

Diamètre transversal de l'articulation tarso-métatarsienne 4mm.

L'état du squelette des quatre derniers métatarsiens et du premier segment du gros orteil est le suivant :

| | | |
|---|---|---|
| Métatarsien du médius long de. | 5mm. | Avec un point d'ossification de 1mm de long. |
| Dernier métatarsien.......... | 4mm. | |

Le 1er segment du gros orteil est long de 3mm,15 et son point d'ossification n'atteint que 0mm,85.

*Chez le fœtus humain de* 7/10.

Les 4 derniers métatarsiens sont longs de 3mm,5 en moyenne avec un point d'ossification de 0mm,65.

Le 1er segment du gros orteil est long 2mm,5 et son point d'ossification atteint seulement 0mm,4.

Il est intéressant de comparer au pied du fœtus humain les dimensions et la forme du tarse du fœtus de gibbon de 6 mois.

| | |
|---|---|
| Il mesure de la base du métatarsien du 2e orteil au bout du doigt.................................... | 3cm,5 |
| Orteil du milieu.................................... | 3cm,8 |
| 4e orteil.................................... | 3cm,5 |
| 5e orteil.................................... | 2cm,7 |
| Le gros orteil ou pouce mesure à partir du 1er cunéiforme. | 2cm,6 |
| Il faut ajouter que le 1er cunéiforme s'avance de........ en avant de la base du métatarsien du 2e orteil. | 0cm,2 |
| Largeur du pied au niveau des quatre articulations métatarso-phalangiennes externes...................... | 1cm,13 |
| Diamètre transversal tarso-métatarsien................. | 2cm,00 |

Comme chez le fœtus humain, le 1er cunéiforme est le plus grand ; il est long de 5mm et large de 2mm,5.

Le 2e cunéiforme est long de 2mm,5 et large de 2mm,2.

Le 3e cunéiforme est long de 3mm et large de 2mm,5.

La longueur de l'extrémité postérieure du calcanéum à la partie antérieure du 1er cunéiforme est de 2cm.

Comme il ressort de ces mensurations et comme le prouve la seule inspection de la figure (fig. 12), le squelette du pied du gibbon n'est pas celui d'une main ; c'est un pied comme chez l'homme. Huxley et C. Vogt ont déjà fait une remarque semblable pour le membre postérieur des anthropomorphes. Quelles sont les dispositions organiques qui en font un pied préhensible ? En comparant le pied humain au pied du gibbon, on voit que chez ce dernier le gros orteil occupe un plan interne et inférieur au métatarse grâce à la position plus interne et plus inférieure du 1er cunéiforme, les deux cunéiformes externes sont rejetés en haut. Le cuboïde occupe également un plan inférieur : de là la forme de gouttière de la plante des pieds. Le métatarse a une direction oblique de dedans en dehors et de haut en bas ; de là l'opposition de cette partie métatarsienne avec le gros orteil. En outre, il y a une différence de forme et de direction du premier cunéiforme qui est frappante chez le gibbon et qui existe également chez le gorille comme le montre le dessin qu'en donne Huxley (*De la place de l'homme dans la nature*, Paris, 1868). Tandis que chez le fœtus humain et chez l'homme adulte, la face interne du premier cunéiforme est convexe, la face externe concave, la facette articulaire antérieure concave, chez le fœtus de gibbon sa face interne est concave et la tête articulaire antérieure ne se dirige pas directement en avant, mais est déjetée en dedans de façon à former un angle ouvert en dedans avec le corps du segment. Le pouce qui fait suite au premier cunéiforme s'éloigne de plus en plus de la direction du métatarse et comme il est situé sur un plan inférieur, il est facile de comprendre qu'il puisse *s'opposer* aux autres doigts du pied. Les mouvements sont d'autant plus libres et plus aisés que la facette antérieure du premier cunéiforme est convexe de dehors en dedans et concave d'avant en arrière. Le premier segment du pouce présente une configuration semblable, mais en sens opposé.

Cette conformation particulière du membre postérieur chez les singes, le transformant en un organe préhensible, est un caractère d'une haute importance et tout le groupe a été désigné pour cette raison sous le nom de *quadrumanes*. Cependant la structure est toujours celle d'un pied plutôt que d'une main, comme Huxley et C. Vogt l'ont indiqué les premiers. Déjà Aristote a signalé les particularités remarquables que présentent les singes sous ce rapport parmi les autres mammifères. Ce qu'il en dit (1) est empreint d'une telle justesse d'observation que nous tenons à reproduire textuellement le passage :

« Certains animaux ont une nature qui tient tout à la fois

(1) *Histoire des animaux*, trad. de Barthélemy Saint-Hilaire, t. I, p. 136.

« de celle de l'homme et de celle des quadrupèdes ; ce sont les « singes, les cèbes et les baboins ou cynocéphales.

« Ainsi que l'homme, le singe a deux bras ; seulement ils « sont velus ; il les fléchit ainsi que les jambes tout à fait à la « façon de l'homme, c'est-à-dire que les concavités formées par « les membres fléchis sont en sens opposé. De plus, il a des « mains, des doigts et des ongles pareils à ceux de l'homme, « si ce n'est que, dans le singe, toutes les parties ont quelque « chose de bien plus bestial. Les pieds du singe sont très parti- « culiers ; ce sont comme de larges mains ; les doigts du « pied comme ceux des mains ; mais le moyen doigt est « très long. Le dessous du pied ressemble à celui de la main, « si ce n'est que, dans sa largeur, le dessous de leur main « vers leur extrémité est une plante de pied. A son bout, cette « partie est plus dure et elle imite assez mal et très imparfaite- « ment un talon. Le singe se sert de ses pieds de deux façons « et comme mains et comme pieds ; et il les fléchit comme des « mains.

. . . . . . . . . . . . . . . . . . . . . . . .

« Comme les quadrupèdes, il a les parties supérieures du « corps beaucoup plus grandes que les parties d'en bas, dans « le rapport de cinq à trois. A cette première cause, il faut « ajouter que ses pieds ressemblent à des mains et qu'ils sont « comme un composé de main et de pied : de pied, parce qu'ils « ont l'extrémité d'un talon ; de main, pour toutes les autres « parties, parce que les doigts ont ce qu'on peut appeler une « paume. De tout cela, il résulte que le singe se tient bien plus « souvent à quatre pattes que tout droit. »

B. *Tarse des carnassiers (chien et chat)*. — Les pièces du tarse chez les carnassiers sont en même nombre que chez l'homme et le singe ; nous ajouterons seulement que le péroné est uni solidement au tibia et arrive à s'articuler en bas avec la facette latérale externe de l'astragale et une portion de la face externe du calcanéum. Le tarse offre les conditions générales de développement du tarse humain.

Nous examinerons plus tard le nombre des doigts qui font suite au tarse.

C. *Tarse des rongeurs*. — Chez le lapin, le tibia et le péroné se développent comme deux pièces distinctes ; mais déjà à la naissance elles sont accolées dans leur partie moyenne, quoique possédant encore deux cavités médullaires séparées par une lame moyenne antéro-postérieure; à l'extrémité inférieure elles prennent une part égale à la formation de l'articulation péronéo-tibiale. Le tibia s'articule avec l'astragale creusée d'une surface concave transversalement convexe d'avant en arrière. La partie péronéale s'articule avec la facette externe de l'astragale et présente inférieurement une facette concave pour recevoir un condyle du calcanéum.

Chez le rat, le péroné se place en arrière du tibia, c'est un stylet soudé au tibia sans cavité médullaire dans la partie moyenne; il descend moins bas que chez le lapin, s'articule avec la facette externe de l'astragale et est uni par des ligaments seulement au calcanéum.

Chez le cochon d'Inde de deux mois, le péroné est distinct du tibia et pourvu d'une cavité médullaire. Il forme une malléole externe comme chez l'homme.

Le tarse des fœtus de lapins se compose de sept cartilages, comme dans les groupes précédents; le calcanéum s'est toujours présenté comme une pièce unique et le premier cunéiforme se termine en avant le long du premier métatarsien par une extrémité pointue, sans être suivi par une pièce quelconque représentant le pouce.

Le pied du rat est pourvu de cinq doigts et le squelette du tarse se compose de huit cartilages. Meckel (*loc. cit.*) et Owen (*Anatom. of. Vertebrates*, t. II, p. 379) indiquent que chez plusieurs rongeurs, il existe un osselet supplémentaire à côté de l'astragale. Chez le rat, le cartilage surnuméraire est situé en dedans de l'extrémité antérieure de l'astragale. Le premier cunéiforme, ainsi que les autres pièces ont les mêmes rapports que chez l'homme, les carnassiers et le lapin. Ajoutons encore que chez le rat, chez le fœtus de quatre centimètres déjà, le métatarsien externe se prolonge le long du bord externe du cuboïde jusqu'auprès du calcanéum.

Le squelette du tarse chez le fœtus de cochon d'Inde de $4^{cm}$ de long nous a présenté le même nombre de cartilages que celui du rat. Le cartilage surnuméraire s'étendait sur une longueur de $1^{mm}$ avec une largeur de $0^{mm},35$, en arrière du premier cunéiforme et en dedans du scaphoïde. Le premier cunéiforme avait ses connexions ordinaires ainsi que les autres pièces du tarse. Le nombre des cartilages du tarse est d'autant plus remarquable chez le cochon d'Inde que cet animal ne possède à aucune période ni embryonnaire, ni fœtale, ni à l'état adulte, plus de trois doigts. L'interne s'articule avec le deuxième cunéiforme et la facette externe du premier cunéiforme ; le doigt du milieu avec le troisième cunéiforme et le doigt externe avec le cuboïde (fig. 11).

---

## CHAPITRE X.

### Tarse du Porc, des Ruminants et des Solipèdes.

Le porc présente un tibia et un péroné complètement développés; mais ce dernier est uni à son extrémité inférieure au tibia, par un ligament très solide, d'où absence de mobilité.

Le tarse tend à prendre la forme d'une colonne à diamètre antéro-postérieur plus considérable que le diamètre transversal.

Le tarse du porc de 27$^{cm}$ de long, a un diamètre antéro-postérieur de 12$^{mm}$ (du dos à la plante).

Aux articulations tarso-métatarsiennes, diamètre transversal 10$^{mm}$.

Du talon au métatarse 16$^{mm}$.

Calcanéum long de 12$^{mm}$, haut de 7$^{mm}$ en arrière et 4$^{mm}$ au milieu, large de 4$^{mm}$.

L'astragale a la forme d'osselet, long de 12$^{mm}$, large de 7$^{mm}$, haut de 6$^{mm}$.

Le *scaphoïde* s'articule en haut avec l'astragale, en dehors avec le cuboïde, et en bas avec les cunéiformes.

C'est surtout la rangée inférieure des cartilages tarsiens qui présente une forme spéciale. Les trois cunéiformes restent encore à l'état de pièces distinctes, comme chez les carnassiers et les rongeurs, mais leurs rapports deviennent particuliers. Ils se disposent sur deux plans comme la rangée inférieure du carpe. Le cuboïde, en dehors, prend une forme allongée d'avant en arrière et atteint 10$^{mm}$ ; sa portion antérieure, large de 4$^{mm}$, s'articule avec le métatarsien principal externe sur une étendue antéro-postérieure de 4$^{mm}$ ; sa position externe et postérieure est en rapport avec le métatarsien accessoire externe sur une étendue de 2$^{mm}$.

En dedans, le plan antérieur d'un diamètre transversal de

4$^{mm}$ est occupé par le troisième cunéiforme, large de 4$^{mm}$, qui répond au métatarsien principal interne. En arrière et en dedans se trouvent le prolongement postérieur du troisième cunéiforme avec les deux premiers cunéiformes. Ils s'articulent avec le métatarsien accessoire interne et la partie postérieure du métatarsien principal interne.

Le métatarse rappelle en tous points par sa disposition le métacarpe. Il est donc inutile d'y insister.

Chez les ruminants, la jambe possède un tibia et un péroné complets chez l'embryon; plus tard, le péroné s'atrophie dans sa partie moyenne; il reste une partie supérieure plus considérable et une portion inférieure représentant la tête du péroné et complétant en dehors la poulie de l'astragale.

Le tarse des ruminants se distingue chez le fœtus par le développement considérable de l'astragale, qui est court et peu haut. Non seulement il s'unit en bas avec le scaphoïde, mais il envoie en dehors un fort prolongement (fig. 13), qui est en relation en arrière, avec le calcanéum par une gorge profonde, et en bas et en dehors avec le cuboïde. Celui-ci placé sur le même plan transversal que le scaphoïde, existe comme cartilage distinct, mais plus tard il se soude avec lui.

*Tarse d'un veau de 7$^{cm}$ de long.*

| | |
|---|---|
| Diamètre longitudinal du 3e cunéiforme | 0$^{mm}$,4 |
| — — du 2e — | 0$^{mm}$,4 |
| — antéro-postérieur | 1$^{mm}$,0 |
| — — du 2e cunéiforme | 0$^{mm}$,5 |
| Diamètre longitudinal du scaphoïde (en avant) | 0$^{mm}$,4 |
| — — (en arrière) | 0$^{mm}$,75 |
| Diamètre antéro-postérieur du scaphoïde | 1$^{mm}$,50 |
| Astragale long de | 2$^{mm}$,00 |
| Astragale diamètre antéro-postérieur long de | 1$^{mm}$,00 |
| Cuboïde. Diamètre longitudinal (en avant) | 0$^{mm}$,75 |
| — (en arrière) | 1$^{mm}$,00 |
| Calcanéum long de | 2$^{mm}$,50 |
| Du bord postérieur du calcanéum au métatarse | 3$^{mm}$,50 |

Quant à la rangée inférieure et interne du tarse, je n'ai trouvé chez le veau de 7$^{cm}$ de long que deux cunéiformes, le troisième plus considérable sur un plan antérieur et le deuxième en arrière; ils répondent en haut au scaphoïde et en bas au métatarsien interne (fig. 14).

Chez le mouton, j'ai trouvé les mêmes dispositions générales; mais ainsi que Rosenberg (loc. citat.) l'a signalé, il existe trois cunéiformes.

Chez le fœtus de mouton de $52^{cm}$ de long, le cuboïde et le scaphoïde, chacun pourvu d'un point d'ossification distinct forment encore deux pièces séparées.

Chez le fœtus de cheval de $9^{cm}$, j'ai trouvé le péroné affectant les mêmes relations avec le tibia que le cubitus au membre antérieur avec le radius. Le péroné se termine en bas par un stylet osseux très fin, arrondi, d'un diamètre de $0^{mm},25$, il est situé à une distance de $1^{mm}$ en arrière et en dehors du tibia, et en est complètement séparé à cette époque. Le tibia a un diamètre antéro-postérieur de $2^{mm}$ et transversal de $1^{mm},75$.

Le tibia s'articule avec la facette supérieure ou poulie de l'astragale. Celui-ci est tordu, comme Gaudry (1) l'a bien indiqué pour les imparidigités; il est déjeté du côté externe de la région, de sorte que cette partie déborde au delà de la région antérieure qui porte le naviculaire et le cuboïde. Il possède à sa face postérieure deux facettes pour le calcanéum, dont l'externe est supérieure et oblique de dehors en dedans et de haut en bas, et dont l'interne est plus ou moins horizontale (fig. 15 et 16).

Le cuboïde est en relation avec le scaphoïde et le troisième cunéiforme, et s'articule par son extrémité inférieure avec le métatarsien accessoire externe (fig. 16).

Dans la rangée inférieure, c'est la pièce médiane qui prend le développement le plus considérable. Le grand cunéiforme ou troisième, s'élargit considérablement dans sa portion antérieure, envoie un prolongement entre le cuboïde, en dehors et les deux autres cunéiformes, en dedans. Ces deux derniers apparaissent comme pièces distinctes, mais déjà sur le cheval de $9^{cm}$ (fig. 17) ils commencent à se fusionner. Le métatarsien interne s'articule avec les trois cunéiformes par trois facettes articulaires.

En somme, le poids du membre postérieur est transmis principalement à l'extrémité par l'astragale, le scaphoïde et le troisième cunéiforme. Le développement de ce dernier est en rapport, comme celui du cartilage du grand os au membre antérieur, avec les dimensions du doigt principal. Le diamètre trans-

(1) *Gaudry. Enchaînements du monde animal. Mammif. Tertiaires*, 1878.

versal du tarse étant de $2^{cm},5$ chez le fœtus de cheval de $70^{cm}$, le grand cunéiforme, qui occupe surtout le plan antérieur, mesure à lui seul dans ce sens $2^{cm}$. L'extrémité articulaire du métatarsien principal a des dimensions correspondantes : son diamètre latéral est de $21^{mm}$ sur un diamètre antéro-postérieur de $18^{mm}$, tandis que les métatarsiens accessoires n'ont qu'un diamètre de $6^{mm}$.

# CONCLUSIONS

Comme nous venons de le voir, les ressemblances que présentent les segments des extrémités chez les animaux pentadactyles, au point de vue tant de l'aspect général que de la composition, sont manifestes. Gœthe, dès 1796 (*Gœthes Werke*, t. XIV, p. 205. Stuttgart, 1876), imagina, d'après les analogies, un modèle idéal ou type de squelette de vertébré. « Puisque la « force productrice crée et développe les organismes les plus « parfaits d'après un schéma général, ne pourrait-on pas ramener « les diverses formes à cet archétype (Urbild) qui servirait de « modèle à nos descriptions ? » Ce type, d'après Gœthe, est donc un produit de notre imagination ; il n'existe nulle part, c'est un type virtuel.

Ces spéculations d'anatomie philosophique sont certes fort ingénieuses ; mais elles rappellent par trop le procédé qu'avait imaginé Camper pour prouver les analogies des vertébrés supérieurs avec les inférieurs : il se plaisait, avec un morceau de craie, selon Gœthe (*loc. cit.*), à transformer, sur le tableau noir, le chien en un cheval, le cheval en un homme, le bœuf en un oiseau.

Le type virtuel de Gœthe a pris depuis, pour certains naturalistes, une forme qu'on a prétendu s'être réalisée dans les embryons des mammifères.

Von Baër soutenait (*Ueber Entwicklungsgeschichte der Thiere*) que tous les animaux vertébrés ont à l'origine une forme commune, et par conséquent un point de départ commun ; ce n'est que par la suite du développement que les différences se prononcent ; et il arrive à cette conclusion que les formes élevées ne ressemblent jamais aux adultes des formes inférieures, mais à leurs embryons.

Serres (*Précis d'anatomie transcendante appliquée à la physiologie*, 1842) développa l'idée que chaque espèce n'est qu'une phase du développement général du règne animal : « La série « animale, dit-il, n'est qu'une longue chaîne d'embryons, jalon- « née d'espace en espace et arrivant enfin à l'homme. »

Le transformisme s'empara de cette doctrine en y appliquant les principes de l'hérédité et de la variabilité. L'hérédité reproduit chez un être organisé les caractères de l'ascendant à des stades correspondants. L'influence des milieux ambiants et la lutte pour l'existence, déterminent des variations de forme, telles que les descendants ne ressemblent jamais complètement aux parents.

Aussi C. Vogt écrit-il (*Les Mammifères*, 1884), sous l'influence tant de cette doctrine que de l'apparence des choses :

« Les membres naissants sur l'embryon ne diffèrent guère entre « eux. Le membre antérieur d'une chauve-souris, qui doit de- « venir l'aile, est exactement semblable au membre postérieur, « qui formera une patte à cinq doigts, armés de griffes cour- « bées. Le membre naissant d'un kangourou ne diffère en rien « de celui d'un singe ou d'un mouton. La forme initiale est « toujours la même : une palette arrondie, appliquée aux flancs, « dans laquelle se développent cinq rayons, les doigts futurs, « réunis jusqu'au bout par l'expansion membraneuse de la « palette. Un de ces rayons, celui qui correspond au pouce ou au « premier doigt, fait un angle divergent avec les quatre autres « doigts qui correspondent à l'axe du membre.

« La forme primitive du membre d'un mammifère est donc « toujours celle d'une rame natatoire, dont le pouce est un peu « distant, et dont les doigts sont réunis par une expansion « membraneuse. »

Nous examinerons plus loin les propositions de cet auteur. Mais, à supposer même cette similitude parfaite entre les divers embryons, constituerait-elle une preuve concluante, comme on tend à l'admettre aujourd'hui, que les mammifères descendent d'une espèce unique primitive ? On a accumulé à cet effet un grand nombre d'arguments vraisemblables, tirés tant des études paléontologiques que des recherches embryogéniques. Mais la preuve expérimentale fait défaut jusqu'aujourd'hui. « Le nombre des probabilités acquises, dit M. Ch. Robin (Art. *Organe,* Dict. Encyclop., p. 525), est bien plus grand qu'il ne faudrait pour une démonstration scientifique, si parmi elles se trouvait un seul fait, un seul exemple vérifiable de transmutation de *specie in speciem*. Or, la science ne se constitue pas avec des probabilités seulement. Un seul fait prouvé pouvant aussi bien les réduire à néant que les solidifier en un tout scientifique, elles restent sans valeur, autrement que comme artifice logique, soit poétique, soit dialectique. »

Que cette preuve se produise ou non, voyons si les faits démontrent l'existence de la même forme primitive dans le squelette terminal des membres chez les mammifères.

L'étude détaillée de l'apparition de la forme et de la position respective des pièces du squelette des extrémités, nous permet de déduire naturellement les conclusions suivantes, qui ne sont que les lois du développement, faciles à vérifier pour qui veut s'en donner la peine.

Sous le rapport morphologique et structural, les moignons primitifs ont la plus grande analogie chez tous les embryons de mammifères : ce sont des bourgeons mésodermiques, formés de tissu lamineux embryonnaire. L'apparition des segments cartilagineux s'y fait d'après la loi d'évolution du tissu cartilagineux. C'est donc là la forme primitive, la même partout, sauf le volume et la composition chimique des éléments du tissu embryonnaire. Mais là se bornent les ressemblances; dès l'apparition des pièces carpiennes et tarsiennes, et de celle des rayons digitifères, les dissemblances se prononcent et ne font que s'accentuer au fur et à mesure du développement. La rame natatoire existe, mais les pièces qui composent la charpente sont autrement ordonnées, dès l'origine. Que ce soit l'effet de l'adaptation ou d'une cause quelconque, ignorée, le fait est là.

Les segments qui sont internes ou externes chez les pentadactyles par rapport à l'axe du membre, se disposent sur un plan postérieur chez le porc, les ruminants et les solipèdes. Les connexions sont en parties changées et le principe posé par Geoffroy Saint-Hilaire : *un organe est plutôt anéanti que transposé,* n'est que relativement vrai. Dès leur apparition, les nodules cartilagineux sont groupés dans un ordre déterminé, d'où résultent les dimensions et la forme spéciales variant d'un groupe à l'autre. L'une des conséquences les plus importantes de cette loi consiste dans l'appropriation des parties à l'accomplissement d'actes déterminés, différant nécessairement selon les dispositions des parties. M. Ch. Robin a le premier appelé l'attention sur ces phénomènes (1). C'est ainsi qu'on se rend compte du fait que c'est l'organe qui fait la fonction et non pas la fonction qui fait l'organe, vu que la cause précède l'effet.

La seconde loi qui découle de l'étude du développement est la suivante : L'apparition d'un segment inférieur ou externe (distal) est subordonnée non seulement à l'existence du segment supérieur, interne (proximal), mais encore à son degré de développement. Chez les carnassiers et les rongeurs, particulièrement chez le cochon d'Inde, le peu de développement du trapèze, sa position postérieure, sont en relation intime avec la faiblesse du pouce ; chez les porcs, même avec son agénèse. Chez les ruminants et les solipèdes, le peu de développement du cubitus à son extrémité inférieure, sa position postérieure coïncident avec l'atrophie ou l'absence de plusieurs pièces carpiennes et l'agénèse constante du pouce.

La cause saisissable des arrêts de développement est donc l'atrophie relative des segments proximaux. Il en est de même de l'absence constante du *centrale-carpi* que ni Rosenberg, ni moi, nous n'avons jamais pu observer ni chez le porc, ni chez les ruminants, ni chez les solipèdes.

Nous voyons donc combien est grande l'influence des parties plus internes, leur position, leur degré de développement sur l'apparition ultérieure de pièces plus externes. M. Robin a insisté depuis longtemps (*loc. cit.*, art. *Organe*, p. 498) sur la part qui revient à chaque élément, à chaque organe, sur l'apparition et la succession des actes organiques qui surviendront plus tard.

« L'étude des phénomènes d'évolution nous montre que tout
« élément anatomique, tout tissu, ou mieux tout organe premier
« qui est né, devient par le fait de son apparition ou de son

(1) Ch. Robin. *Recherches physiologiques sur l'appropriation des parties organiques à l'accomplissement d'actes déterminés. Journal de l'Anat. et de la Physiol.*, t. VII, 1870.

« arrivée à un certain degré de développement, la condition de « la genèse d'un élément anatomique, d'un tissu d'espèce sem- « blable ou différente et par suite d'accroissement ou de la for- « mation d'un organe premier nouveau, etc.; il devient même, « à certaines périodes, la condition du retard ou de l'arrêt « de *développement* ou même de l'atrophie de quelque autre « partie pendant qu'il continue à grandir plus ou moins (*ba-* « *lancement des organes*). Ce fait concourt d'une part à leur « donner l'accomodation qui convient à la fonction, et de l'autre « au maintien des formes entre certaines limites. . . . .

« Toute méthode rigoureuse exige que cette succession de « conditions soit logiquement étudiée depuis les premiers phé- « nomènes de la fécondation jusqu'à ceux qui ont lieu jusque « dans les derniers temps de la vie ; hors de là, il est absolu- « ment impossible de se rendre compte exactement des phéno- « mènes normaux et morbides, même de ceux qui nous appa- « raissent comme les plus simples. »

En même temps que ces faits d'évolution, qui dominent toute idée préconçue, toute spéculation théorique, il faudrait prendre en considération la composition chimique de la matière organisée, la forme et le volume différents des éléments d'un même système, le tout variable, selon le groupe examiné.

« Les ovules, dit M. Ch. Robin (Art. *Organe*, Dict. Encyclop., « p. 497) tout en conservant leurs ressemblances quant à leur « structure cellulaire fondamentale depuis les plantes jusqu'à « l'homme, diffèrent d'un âge et d'une espèce à l'autre dans ce « qui caractérise leur état d'organisation, au point de vue de « leurs principes immédiats constitutifs et du mode d'associa- « tion moléculaire de ceux-ci. Ils diffèrent en cela les uns des « autres au même titre que toute espèce d'élément quelconque « comparée à elle-même dans la hiérarchie des êtres. L'ovule « diffère autant de la chienne à la brebis, du mammifère à l'oi- « seau, etc., que dans sa constitution intime diffère la substance « des muscles, etc., de l'un à l'autre de ces animaux. »

Quand ces divers problèmes auront été résolus d'une manière satisfaisante, on se hâtera peut-être moins de produire des gé- néralisations d'après des ressemblances extérieures plus ou moins apparentes. Qu'on veuille bien y réfléchir, en effet : pen- dant que les organes locomoteurs évoluent d'un côté et prennent la forme et la disposition que nous connaissons, il se dessine du côté du tube digestif, par exemple, dans les organes de la mastication, des différences qui impriment à tout l'être un cachet spécial. Les organes locomoteurs auraient beau être ramenés à un même type, les autres appareils affirmeraient un type différent.

C'est par l'étude du développement et de l'apparition des organes qu'on se rend compte de la façon dont ces derniers, de plus en plus nombreux, de plus en plus compliqués, concourent à la division du travail physiologique (1). De la diversité de forme et de terminaison des extrémités résulte la différence des usages propres à chaque groupe (2).

Les résultats que nous a fourni l'examen d'un grand nombre d'embryons et de fœtus des divers mammifères concordent en tous points avec l'opinion que professe depuis longtemps l'éminent savant que nous venons de citer : « Chaque animal, dit-il,

(1) Voyez M. H. Milne Edwards. *Leçons sur la Physiologie et l'Anatomie comparée*, t. I, p. 20.

(2) Ici se présenterait l'étude des anomalies observées dans la terminaison des membres et en particulier l'augmentation de certaines parties des extrémités. Mais, outre que l'embryogénie de ces monstruosités n'est pas élucidée, les explications qu'on en donne varient selon la doctrine régnante. Les cas de doigt *surnuméraire* existant sur le côté du doigt unique des solipèdes sont généralement regardés comme des exemples d'atavisme, en comparaison de ce qui existe sur l'*hipparion*. Arloing en particulier (*Organisation du Pied du Cheval*, « Annales des Sc. nat. », 5e série, t. VIII), conclut de l'examen de plusieurs cas tératologiques à la duplicité du doigt médian chez les solipèdes. Le doigt principal résulterait de la soudure de deux doigts et la bifidité ne serait qu'un arrêt de développement.

J.-E. Boas vient de produire une explication toute différente de ces anomalies. Cet auteur (*Bemerkungen über die Polydactylie des Pferdes Morph. Iarbuch*, t. X, fasc. 1, 1884) publie plusieurs observations de doigt surnuméraire chez le cheval qu'il considère comme des exemples de pied double ou d'extrémité surajoutée. Il ajoute qu'on regarde également à tort le cinquième doigt qui se développe quelquefois chez le porc comme représentant le pouce des animaux pentadactyles ; dans l'un et l'autre cas, c'est un pied surnuméraire incomplètement développé. Les observations de polydactylie chez les solipèdes rapportées par Arloing, par Wehenkel, par Hensel, par Wood-Mason, par Ercolani, sont la plupart passibles de la même explication. En d'autres termes, le métacarpien ou métatarsien principal et les deux accessoires existent comme dans les conditions normales, et c'est en dedans du métacarpien ou métatarsien accessoire interne ou externe qu'on observe une ou plusieurs pièces osseuses qui ne sont que le vestige d'un pied surnuméraire incomplètement développé.

Ce seraient des monstruosités par excès qui nous semblent devoir être rapprochées des cas de polydactylie qu'on provoque sur les membres des batraciens urodèles et même anoures à la suite des mutilations expérimentales si souvent répétées chez ces animaux depuis Bonnet et Spallanzani (voir Dareste, *Production artificielle des monstruosités*, p. 213).

« (*Ibid.*, t. I, p. 32), porte en lui, dès son origine, le principe « de son individualité spécifique, et le développement de son « organisme, conformément au tracé général du plan de struc- « ture propre à son espèce est toujours pour lui une condition « de son existence. »

## DEUXIÈME SECTION.

### DÉVELOPPEMENT DU SQUELETTE OSSEUX.

---

# CHAPITRE PREMIER.

## Modes d'ossification.

Nous examinerons maintenant les phénomènes de développement qui président à la substitution du squelette osseux au squelette cartilagineux. A quelle époque les premières modifications apparaissent-elles? Sont-elles les mêmes chez les divers mammifères? L'évolution se fait-elle avec la même rapidité chez tous?

Nous verrons en outre qu'il y a production d'os dans certaines parties privées de tissu cartilagineux. La marche de l'ossification différant dans les deux cas, nous décrirons chacun en particulier.

A. *Ossification enchondrale.* — La production de la substance fondamentale des os et des ostéoplastes dans les segments cartilagineux préexistant aux os de même forme, ne se fait pas d'un coup. Il y a une série de phénomènes successifs marqués par des différences d'aspect de caractères chimiques, et de modifications cellulaires amenant peu à peu la substitution de l'os au tissu cartilagineux.

Nous n'allons pas donner une description détaillée de la marche de ces phénomènes, ni traiter un certain nombre de points controversés (1).

(1) Pour les détails voyez Ch. Robin. *Sur les conditions de l'ostéogénie* avec ou sans cartilage préexistant (*J. de l'Anat. et de la Physiol.*, 1864). Id. — *Article Os.* — *Dictionn. encyclop.*

Pouchet et Tourneux. *Histol. humaine*, p. 428.

Cadiat. *Anatomie générale*, t. I, p. 355.

Nous n'indiquerons que les faits qu'il est indispensable de connaître pour déterminer la période dans laquelle se trouve tel segment cartilagineux, comparé aux segments voisins.

La série des modifications physiques et chimiques, ainsi que l'évolution des cellules qui aboutissent à l'ossification peuvent s'observer très facilement sur une même préparation. En effet, les mêmes segments cartilagineux sont atteints de haut en bas et dans un certain ordre, de façon qu'une coupe en long qui passe par les phalanges et le métacarpe comprendra les diverses phases de l'ossification. Examinons par exemple une pareille coupe pratiquée sur un métatarsien et l'un de ses doigts chez un embryon de cabiai de $4^{cm}$ de long.

Nous commencerons par l'examen de la deuxième phalange qui a une longueur de $0^{mm},75$. Elle est en entier cartilagineuse ; mais tandis que ses extrémités sont simplement transparentes, comme le cartilage hyalin ordinaire, le milieu de la diaphyse présente une réfringence beaucoup plus considérable : c'est une tache laiteuse à la lumière réfléchie, mais claire, brillante, quand on l'examine à la lumière transmise. Observée à un grossissement plus fort, elle présente des chondroplastes d'un volume considérable, leur diamètre atteint de $0^{mm},020$ à $0^{mm},030$, tandis qu'aux extrémités de la phalange les cavités cartilagineuses n'ont qu'un diamètre de $0^{mm},004$, à $0^{mm},008$. Celles-ci ne contiennent le plus souvent qu'une seule cellule cartilagineuse ; les chondroplastes du centre, au contraire, sont remplies d'une ou de plusieurs cellules en pleine voie de segmentation, fixant moins fortement les réactifs colorants que les premières. Dans le cartilage non modifié, les chondroplastes sont très régulièrement disposés les uns à côté des autres, et séparés par des intervalles réguliers de substance fondamentale, n'atteignant que $0^{mm},002$ à $0,^{mm}003$. Dans le point central, les cloisons de substance fondamentale se sont élargies surtout dans le sens longitudinal de la diaphyse, de façon à figurer des colonnes parallèles entre lesquelles les cellules cartilagineuses sont superposées, et séparées par des cloisons transversales beaucoup plus minces que les cloisons longitudinales. De là l'aspect des séries linéaires figurées par les chondroplastes dans les cartilages au début de l'ossification. Pour caractériser les modifications subies par le centre de la deuxième phalange, nous dirons qu'il est à l'état de prolifération, ou mieux à *l'état chondroïde,* expression employée par Broca (*Bulletin de la Société anatom.* Paris, 1852, p. 77). Certains auteurs se sont servis du terme de *cartilage sérié* (Ranvier, *Traité technique*, p. 436) qui est vrai pour les os longs, mais qui ne dépeint plus l'aspect qu'offrent les os courts du tarse et du carpe. Les segments carpiens d'un enfant de cinq ans, par exemple, présentent un point d'ossification central ; la partie ostéoïde est entourée partout d'une zone de $0^{mm},300$ à $0^{mm}400$, à l'état chondroïde, dans laquelle on voit, au milieu de la substance fondamentale, des groupes arrondis de 1 à 3 et 4 chondroplastes. Chaque chondroplaste, atteint $0^{mm},040$ à $0^{mm},050$ et contient jusqu'à 5, 6 et 7 cellules cartilagineuses.

Si de la deuxième phalange, nous passons à la première du même fœtus, nous constatons que sa longueur est de $1^{mm},25$ ; le centre de sa diaphyse est occupé par un point foncé, n'atteignant pas toute l'épaisseur du segment et ayant un diamètre longitudinal de $0^{mm},40$. Il est formé par des traînées opaques circonscrivant des aréoles et contenant des chondroblastes anguleux et hérissés de pointes.

Cette apparence opaque provient du dépôt de sels calcaires, sous forme de granulations dans la substance fondamentale cartilagineuse et déterminant ainsi la disposition connue sous le nom de *cartilage de calcification* ou de *tissu ostéoïde* (Broca, *loc. cit.*), marquant le second stade de l'ossification enchondrale.

Aux limites du point ostéoïde, on remarque que les traînées opaques s'avancent plus ou moins dans les cloisons transparentes d'une couche chondroïde de $0^{mm},2$, à $0^{mm},5$, qui le sépare constamment du cartilage fœtal non modifié des extrémités du segment.

En passant ensuite à l'examen du métatarsien du même rayon digital, on voit que celui-ci a une longueur de $2^{mm},820$ et offre les divers états suivants : les extrémités sont à l'état de cartilage fœtal, la supérieure longue de $0^{mm},80$, et l'inférieure de $0^{mm},90$, la diaphyse intermédiaire est occupée par un point d'ossification à l'état ostéoïde d'une étendue de $0^{mm},880$, et séparée de chaque côté du cartilage fœtal des extrémités par une couche chondroïde de $0^{mm},120$.

La portion ostéoïde est limitée latéralement par une lame, qui vue dans la glycérine se présente comme un tissu transparent parsemé d'espaces foncés et radiés. C'est la *zone hyaline* de substance osseuse entourant d'un vrai manchon ou virole osseuse la portion ostéoïde et contenant les ostéoplastes radiés. En colorant au picro-carmin, la substance osseuse de la zone hyaline se colore en rouge intense et les cavités osseuses radiées montrent la forme anguleuse des cellules osseuses qui envoient des prolongements dans les canalicules radiés. Les deux faces interne et externe sont tapissées par une rangée de cellules polyédriques d'un diamètre de $0^{mm},015$ à $0^{mm},018$, contenant un noyau ovoïde atteignant jusqu'à $0^{mm},010$ et $0^{mm},012$.

Ces éléments, dits *ostéoblastes*, sont granuleux et fortement colorés en rouge par le picro-carmin. A partir de l'un des côtés du métatarsien, vers le milieu de ce dernier, on voit, en outre, une tache teinte en rouge par le picro-carmin s'étaler au centre de la portion ostéoïde. En l'examinant à un plus fort grossissement, on remarque que c'est une anse vasculaire traversant le périoste, arrivant au centre de la portion ostéoïde et envoyant des prolongements vasculaires vers l'extrémité supérieure et inférieure du point ostéoïde. Partout où se trouvent les vaisseaux, ils sont accompagnés d'éléments particuliers, dits médullocelles colorés vivement en rouge par le picro-carmin. Les vaisseaux sont précédés de lamelles hyalines, teintes en rouge par le picro-carmin et partant de la virole osseuse périphérique, limitant ainsi des travées osseuses avec une rangée d'ostéoblastes sur leurs faces. Par l'envahissement progressif de ces derniers, les prolongements osseux s'étendent dans la portion ostéoïde et déterminent ainsi des cavités, contenant une anse vasculaire et des médullocelles, et tapissées d'ostéoblastes à la périphérie.

C'est ainsi que se fait, au centre, la production des lamelles osseuses avec ostéoblastes, aux dépens de la portion ostéoïde; mais au fur et à mesure de cet envahissement, les travées de cette dernière s'étendent sous forme de stalactites dans le cartilage chondroïde et celui-ci gagne de plus en plus le voisinage des extrémités articulaires.

On voit donc que bientôt la diaphyse tout entière sera constituée par des cavités ou alvéoles osseux. Plus tard les cloisons osseuses formant ces alvéoles s'agrandissent et disparaissent, étant remplacées par la mœlle osseuse *du canal médullaire*, tandis que l'os formant la diaphyse résultera de l'envahissement progressif des ostéoblastes, tapissant la surface externe de la virole osseuse (oss. dite sous-périostique).

Grâce à cette ossification progressive, les extrémités cartilagineuses se réduisent de plus en plus ; les unes s'ossifient directement par l'extension du point d'ossification primitif, les autres ne s'ossifient que par la production d'un point d'ossification indépendant du primitif. Dans ce dernier cas, la diaphyse et l'épiphyse restent séparées par une couche plus ou moins épaisse de cartilage diaphysaire, dit le *cartilage synchondral* (1). Tel est l'état des divers segments squelettiques (métatarse, première phalange, deuxième phalange) chez le fœtus de cochon d'Inde de $4^{ctm}$ de long. On se convainc, par cet examen, que l'ossification procède de haut en bas, qu'elle est à un stade d'autant moins avancé qu'on s'éloigne davantage de la racine du membre.

Une étude analogue faite sur des fœtus de porc de $8^{cm}$ de long, de lapin de $6^{cm}$ de long, de mouton de $10^{cm}$, etc., donnera des résultats semblables. La marche de l'ossification est la même partout, sauf des différences de volume portant sur les chondroblastes et les ostéoblastes. Elle consiste essentiellement en une substitution de l'os aux cartilages de même forme.

Jusqu'ici nous n'avons pas parlé de la troisième phalange ; l'ossification y procède-t-elle de la même façon que dans les segments que nous venons de décrire ?

Cruveilhier, d'après Ch. Robin(*Art. Os. Dic. Encyclop.*, p. 41), a montré le premier que pour l'homme, le point d'ossification apparaît sur la phalange unguéale du gros orteil à l'extrémité même du cartilage et non au milieu de la phalangette.

Louge et Mer (Sur l'ossification de la phalange unguéale chez l'homme et le singe (*Mémoire Soc. Biologie*, 1875, *et Compt. rendus*, 1875), étudiant l'ossification de la phalangette chez l'homme et le singe, ont trouvé qu'autour de l'extrémité calcifiée de la phalangette, il se forme une lame de substance osseuse qui la coiffe en forme de dé à coudre ou de calotte s'étendant davantage du côté plantaire. Cette lame osseuse proviendrait de l'ossification directe du tissu lamineux embryonnaire, con-

(1) Voy Ch. Robin. *Art. Os*, p. 30. *Dict. Enclop. des Sciences méd.*

clusion adoptée par Pouchet et Tourneux (*Histolog. humaine*, p. 446, 1878).

L'année suivante, E. A. Schäfer et Dixey (*Proceedings of the royal Society* of London, vol. XXX), puis Dixey, *ibidem*, 1880, n° 227, ont insisté de nouveau sur le même fait. D'après ces auteurs, l'ossification sous-périostique débute à la pointe de la troisième phalange, puis elle est suivie de la calcification du bout terminal de la phalangette cartilagineuse. La partie de la phalange qui supporte l'ongle est formée par l'ossification sous-périostique et ne provient pas de l'ossification enchondrale. Reprenant cette étude non seulement chez l'homme, mais chez les autres mammifères, voici ce que nous avons observé sur les divers embryons de solipèdes, de ruminants, de rongeurs, de carnassiers que nous avons examinés à ce sujet.

L'état du squelette digital est le suivant sur un embryon d'âne de 8$^{cm}$ de long. Le centre de la diaphyse de la première phalange est à l'état de cartilage chondroïde ; la deuxième phalange n'est formée que de cartilage fœtal dans toute sa longueur. Quant à la troisième phalange, qui a une longueur de 1$^{mm}$,900, elle est formée dans sa portion interne par un cône cartilagineux triangulaire sur une coupe longitudinale et parallèle à la face antérieure et postérieure. Sa base est représentée par l'extrémité articulaire, et son sommet est terminé en pointe inférieurement. La phalangette est, en bas, à l'état ostéoïde dans une longueur de 0$^{mm}$,600 tandis que le reste de la tige est cartilagineux.

La pointe est coiffée par une calotte osseuse épaisse, au milieu, de 0$^{mm}$,060, dont se détachent en se recourbant en haut des prolongements osseux sous forme de lames. La lame dorsale s'étend en haut sur une longueur de 0$^{mm}$,840 ; la lame plantaire arrive en haut à un niveau moins élevé, mais dépasse en avant la tige cartilagineuse de 0$^{mm}$,200. La lame plantaire offre latéralement deux prolongements de 0$^{mm}$,480 et se présente, sur une coupe transversale, sous forme d'une plaque très large, située en arrière de la tige cartilagineuse de la troisième phalange, qui est entourée sur les côtés et en avant par la lame dorsale sous forme d'anneau osseux (fig. 24, 31, 57).

Celui-ci est formé de substance osseuse se colorant en jaune orangé par le picro-carmin (au sortir du liquide de Müller) et contenant des cavités radiées ou ostéoplastes, dont chacun renferme un ostéoblaste teint en rouge. A la périphérie de cette calotte osseuse s'étend une zone de $0^{mm},020$ d'épaisseur, transparente, colorée en rouge vif et la séparant de toutes parts du tissu lamineux embryonnaire. Dans cette zone marginale, on voit des ostéoblastes de $0^{mm},012$, à $0^{mm},015$, pourvus d'un noyau de $0^{mm},004$, à $0^{mm},006$. Ils sont situés et comme inclus dans des cavités formées par des trabécules ou prolongements de substance homogène colorés en rose par le picro-carmin. Ceux-ci partent de la substance osseuse constituant la calotte et s'irradient vers la périphérie. Ils forment, en s'anastomosant en arcades très élégantes avec les voisins, des mailles contenant chacune un ou un plus grand nombre d'ostéoblastes.

Au delà de cette zone, on passe directement à du tissu lamineux offrant des éléments embryo-plastiques ordinaires.

La zone marginale de la calotte osseuse est formée par une substance, appelée *préosseuse* (Ch. Robin et Hermann. *De l'ossific. des Cornes caduques et persistantes des ruminants*, Comptes rendus, 6 mars 1882, et *Journal de l'Anat. et de la Physiologie*, 1882), que ses caractères chimiques et physiques distinguent de la substance fondamentale du tissu lamineux. C'est de l'osséine formée avant le dépôt des granulations calcaires et circonscrivant les ostéoblastes. Plus tard les sels calcaires l'envahissent sous forme de traînées ou d'aiguilles. Ce que les auteurs avaient décrit sous le nom d'ossification directe aux dépens du tissu lamineux, n'est que l'ossification par substance préosseuse, différant de l'ossification enchondrale en ce que l'osséine apparaît avec ses propriétés, avant les sels calcaires. A l'extrémité des phalangettes, la substance préosseuse forme une couche épaisse de $0^{mm},020$ environ, tandis que sur les bois ou cornes pleines des cervidés mâles et de la columelle ou axe osseux des cornes épidermiques des autres ruminants, elle prolonge, selon MM. Ch. Robin et Herrmann, l'os naissant sur une longueur et une épaisseur de 1 ou 2 centimètres ou plus chez les premiers; de 1 à $4^{mm}$ ou environ chez les seconds.

Telle est l'origine de l'os dans cette portion terminale de la troisième phalange ; il ne résulte nullement, comme on l'a cru, de l'ossification directe du tissu lamineux. C'est un cas particulier de la loi énoncée par MM. Ch. Robin et Herrmann (*loc. cit.*,

p. 215), en ces termes : « Partout où l'os n'est pas précédé d'un « cartilage de même forme, il est précédé par la substance « préosseuse. » Les os du crâne du fœtus, du maxillaire supérieur, des cornes des cervidés sont des exemples analogues de ce mode d'ossification.

La tige cartilagineuse, formant primitivement toute la phalangette et dont la partie externe est déjà à l'état ostéoïde, s'ossifiera au contraire par ossification enchondrale, comme les autres phalanges. C'est là, la raison de la forme différente de la phalange unguéale examinée soit à l'état cartilagineux, soit à l'état osseux. Nous verrons plus tard comment de la tige cartilagineuse terminée en pointe, résulte la forme en fer à cheval de la phalangette chez les solipèdes.

Les faits que nous venons de décrire s'appliquent à tous les animaux que nous avons examinés ; chez l'homme et le singe, Louge et Mer (*loc. cit.*) l'ont découvert en premier lieu, mais en lui donnant, selon nous, une interprétation erronée. Nous les avons nous-même vérifiés chez les carnassiers (chien, chat), chez le lapin, le cochon d'Inde, le rat, ainsi que chez le porc, les ruminants et les solipèdes. Chez tous ces mammifères la phalangette osseuse résulte de la fusion de deux portions, l'une provenant de l'ossification enchondrale de la troisième phalange cartilagineuse, et l'autre, de la production de substance préosseuse à l'extrémité terminale de ce segment.

Un autre point à signaler, c'est que la calotte de substance préosseuse se produit avant l'ossification enchondrale de la troisième et de la deuxième phalange, tandis que, comme nous l'avons vu, l'apparition des phalanges cartilagineuses suit une marche inverse, la seconde se développant avant la troisième.

C'est de cette façon que se produit le point osseux au centre des pièces longues de la partie terminale des membres (antérieurs et postérieurs), dont l'extension donne lieu à la diaphyse, et suivant les cas, à une extrémité osseuse. On connaît ce point sous le nom de point d'ossification primitif, se faisant dans un cartilage non vasculaire.

Plus tard, une ou deux extrémités de ces segments cartilagineux, ainsi que les pièces carpiennes et tarsiennes s'ossifient également. Mais la marche en est différente à certains égards. Le cartilage commence par devenir vasculaire et c'est le long des vaisseaux sanguins qui le sillonnent que débutent les modifications physiques et chimiques annonçant la disparition du squelette primitif. On connaît ces points d'ossification sous le nom de *points complémentaires*. Ils apparaissent comme il suit : autour des vaisseaux ainsi produits, la substance fondamentale cartilagineuse prend une plus grande transparence, les chondroplastes s'agrandissent en tous sens, les cellules cartilagineuses se segmentent. Mais les cloisons de substance fondamentale qui limitent les chondroplastes, ont à peu près la même épaisseur partout et déterminent, en se rencontrant à angles plus ou moins aigus, des aréoles qui contiennent un plus ou moins grand nombre de cellules cartilagineuses en prolifération : on voit donc que, bien que les cellules cartilagineuses ne soient pas rangées en série, nous sommes au stade d'évolution que nous avons désigné sous le nom de *cartilage chondroïde*.

Les taches claires de l'état chondroïde apparaissent dans les épiphyses et dans les os courts, tous deux vasculaires au centre du cartilage. Elles se réunissent, se chargent de granules calcaires, par suite deviennent opaques, et passent ainsi à l'état *ostéoïde*. Mais tout au pourtour du point ostéoïde et à une certaine distance de ce dernier, on aperçoit un plus ou moins grand nombre de taches claires, à l'état chondroïde, qui annoncent que les modifications évolutives précédant l'ossification, s'étendent vers la périphérie.

Mais notons que ce n'est pas là un point d'ossification différent, mais simplement le début de l'envahissement du cartilage par l'ostéogénèse. C'est sans doute pour n'avoir point tenu compte de ces divers stades précédant l'ossification que Serres(1) Rambaud et Renaut (2) ont trouvé, à l'encontre de la plupart des auteurs et de ce que nous avons observé nous-même, plusieurs points d'ossification dans les épiphyses et dans les os courts, là où il n'en existe réellement qu'un seul.

Hâtons-nous cependant d'ajouter, que nous avons rencontré quelquefois et nous le signalerons à l'occasion, deux points d'ossification complémentaires bien nets dans certains segments, alors que les segments analogues n'en possédaient qu'un

(1) Serres. *Des lois de l'ostéogénie*, Comptes rendus 1819, et Observations sur le développement centripète de la colonne vertébrale, Comptes rendus, 1861.

(2) Rambaud et Renaut. *Sur l'origine et le développement des os*, Paris, 1864.

seul. Peut-être pourrons-nous donner plus loin la raison anatomique de ce fait.

## CHAPITRE II.

### Points d'ossification primitifs des extrémités antérieures et postérieures.

Chez l'homme, le moment où apparaissent les points d'ossification primitifs des os longs de l'extrémité antérieure et inférieure, a été déterminé avec précision par les anatomistes. Nous empruntons l'époque de leur apparition à Sappey : le point d'ossification se produit, dans la partie moyenne du segment, pour les quatre métacarpiens externes, dans la première moitié du troisième mois. Pour le premier segment du pouce, le point primitif ne se montre que dans la deuxième moitié du troisième. Les phalanges sont pourvues également à cette dernière époque de leur point d'ossification primitif.

Dans le tableau ci-joint se trouve indiqué l'état du squelette cartilagineux de l'extrémité antérieure chez un fœtus humain; il permet de suivre la marche de l'ossification primitive.

*Fœtus humain de $\frac{5^{cm},6}{6}$ de long.*

| | |
|---|---|
| Métacarpien long de...................... | $2^{mm},0$ |
| dont un point ostéoïde de $0^{mm},5$. | |
| 1re phalange longue de.................... | $1^{mm},3$ |
| dont un point chondroïde de $0^{mm},25$. | |
| 2e phalange longue de.................... | $0^{mm},75$ |
| à l'état de cartilage fœtal. | |
| 3e phalange longue de.................... | $0^{mm},75$ |
| à l'état de cartilage fœtal. | |

Pour l'extrémité postérieure, les doigts ont un développement un peu plus tardif que les segments correspondants de la main ; c'est au milieu du troisième mois de la vie intra-utérine que les quatre métatarsiens externes montrent leur point primitif.

Le premier segment du gros orteil et les phalanges sont également en retard sur les parties homologues de la main. Leur point d'ossification primitif naît seulement dans la première moitié du quatrième mois de la vie fœtale.

Le tableau ci-joint indique l'étendue des points d'ossification des métatarsiens et des phalanges chez le même fœtus humain de $\frac{5}{6}$ dont nous avons donné les points d'ossification primitifs à l'extrémité antérieure.

| | |
|---|---|
| 2e métatarsien long de.................... | 3mm,5 |
| dont un point d'ossification de 0mm,65 de long. | |
| 1re phalange des orteils, dont un point ostéoïde de.............................. | 0mm,25 |

Les autres phalanges sont à l'état cartilagineux.

| Gros orteil : | |
|---|---|
| 1er segment.............................. | 2mm,50 |
| dont un point d'ossification de 0mm,40. | |
| 2e segment (complément cartilagineux)...... | 1mm,00 |
| 3e segment ( — )...... | 1mm,10 |

Chez les mammifères dont les quatre membres servent à la station et à la locomotion, nous avons toujours constaté que l'ossification se fait simultanément aux membres antérieurs et aux membres postérieurs (comparer fig. 43, 53 et 54).

*Chat de 6cm de long.*

| Métacarpiens : | Longueur. |
|---|---|
| Longueur du point d'ossification, état ostéoïde......... | 0mm,7 |
| Extrémité supérieure........................ | 1mm,3 |
| — inférieure........................ | 1mm,5 |
| 1re phalange longue de............................ | 1mm,35 |
| dont un point central à l'état chondroïde de.......... | 0mm,30 |
| 2e phalange longue de............................ | 1mm,10 |
| dont un point central à l'état chondroïde de......... | 0mm,25 |
| 3e phalange longue de............................ | 1mm,10 |
| avec une calotte osseuse de........................ | 0mm,35 |

Le pouce est constitué par trois segments :

1er segment, long de 1mm,50, possède un point chondroïde de 0mm,40 de long.

2e segment long de 0mm,75 cartilagineux.

3e segment long de 0mm,25 cartilagineux.

*Fœtus de lapin de 6cm de long.*

| Métacarpiens : | |
|---|---|
| Point ostéoïde.................................. | 2mm,00 |
| Extrémité supérieure........................... | 1mm,50 |
| — inférieure........................... | 1mm,80 |
| 1re phalange : | |
| Point ostéoïde.................................. | 1mm,00 |
| Extrémité supérieure........................... | 0mm,80 |
| — inférieure........................... | 0mm,60 |

2e phalange :
Point ostéoïde.......................... $0^{mm},50$
Extrémité supérieure.......................... $0^{mm},50$
— inférieure.......................... $0^{mm},50$
3e phalange longue de.......................... $1^{mm},70$
dont l'extrémité antérieure osseuse sur une étendue de.......................... $1^{mm},20$

*Fœtus de rat long de* $3^{cm},5$.

4 métacarpiens externes longs de.......................... $2^{mm},25$
possèdent un point ostéoïde de $0^{mm},5$.
1re phalange longue de.......................... $0^{mm},75$
a un point chondroïde.
2e phalange longue de.......................... $0^{mm},40$
toute cartilagineuse.
3e phalange longue de.......................... $0^{mm},50$
présente à l'extrémité terminale une calotte de substance préosseuse, et le sommet de la tige cartilagineuse est à l'état ostéoïde.

*Fœtus de cabiai de* $4^{cm}$ *de long*. Patte postérieure.— Les trois métatarsiens sont longs de $2^{mm},82$ ; le milieu de la diaphyse est occupé par un point ostéoïde de $1^{mm},520$, entourée déjà d'une virole osseuse et contient une anse vasculaire.

L'extrémité cartilagineuse supérieure = $0^{mm},80$.

L'extrémité cartilagineuse inférieure = $0^{mm},90$.

La 1re phalange est longue de $1^{mm},25$ avec un point ostéoïde de $0^{mm},40$.

La 2e phalange est longue de $0^{mm},75$ avec un point chondroïde.

La 3e phalange est longue de $1^{mm},20$ avec une calotte de substance préosseuse entourant le point ostéoïde terminal de la tige cartilagineuse.

*Fœtus de porc de* $8^{cm}$ *de long*. — 2 métacarpiens du milieu ont une longueur de $5^{mm},25$,

dont $2^{mm}$ pour le point ostéoïde entouré d'une virole osseuse.
— $1^{mm},5$ pour l'extrémité supérieure cartilagineuse.
— $1^{mm},75$ — — inférieure cartilagineuse.

1re phalage des mêmes, longue de $2^{mm},25$,
dont $0^{mm},35$ pour le point ostéoïde,
— $1^{mm}$, pour l'extrémité supérieure cartilagineuse,
— $0^{mm},90$ — — inférieure cartilagineuse.

2ᵉ phalange longue de $1^{mm},75$ pourvue d'un point chondroïde central.

3ᵉ phalange longue de $2^{mm}$, dont $1^{mm}$ pour la calotte préosseuse limitant le point ostéoïde terminal de la tige cartilagineuse.

Les doigts latéraux, légèrement plus courts, ont leurs divers segments squelettiques dans un état de développement analogue.

*Fœtus de mouton de $10^{cm}$ de long.* — Les deux ergots présentent un seul nodule cartilagineux. Les doigts médians ont les métacarpiens ossifiés dans le tiers de leur partie moyenne.

La 1ʳᵉ phalange, longue de $2^{mm},40$ a un point ostéoïde de $0^{mm},2$.

La 2ᵉ phalange, longue de $1^{mm},20$, a un point chondroïde au centre.

La 3ᵉ phalange, longue de $1^{mm},75$, possède une calotte préosseuse de $0^{mm},50$ entourant le point ostéoïde de l'extrémité de la tige cartilagineuse.

*Fœtus de veau de $9^{cm}$ de long.* — Métacarpiens principaux, longs de $9^{mm}$ sont pourvus d'un point d'ossification long de $3^{mm}$.

1ʳᵉ phalange, longue de $3^{mm}$, a un point ostéoïde long de $1^{mm}$.

2ᵉ phalange, longue de $1^{mm},75$ possède un point chondroïde central.

3ᵉ phalange, longue de $3^{mm}$, présente une calotte de substance préosseuse de $1^{mm},25$, entourant le point ostéoïde de la phalangette cartilagineuse.

Les ergots sont munis de deux nodules cartilagineux non réunis encore par une surface articulaire.

*Fœtus de cheval de $9^{cm}$ de long.* — Métacarpien médian, long de $8^{mm}$, dont le point osseux central de $3^{mm}$, l'extrémité supérieure cartilagineuse de $2^{mm},50$ et l'extrémité inférieure cartilagineuse de $2^{mm},50$.

1ʳᵉ phalange, longue de $2^{mm},25$, avec un point chondroïde de $0^{mm},5$.

2ᵉ phalange, longue de $1^{mm},25$, à l'état de cartilage non modifié.

3ᵉ phalange, longue de $2^{mm},50$, avec une calotte préosseuse de $1^{mm},25$ entourant le point ostéoïde de la phalangette cartilagineuse.

Les métacarpiens latéraux ont également un point ostéoïde, dont l'extrémité inférieure n'arrive pas au niveau de ceux du métacarpien principal.

*Fœtus d'âne de* $8^{cm}$ *de long.* — État de développement analogue pour le squelette de l'extrémité : le métacarpien principal est ossifié dans le tiers de sa longueur, la première phalange a un point chondroïde ; la deuxième phalange est complètement cartilagineuse et la troisième présente également la calotte de substance préosseuse.

En résumé, chez tous les animaux que nous venons de passer en revue, la marche de l'ossification du corps des métacarpiens et métatarsiens et des deux premières phalanges, se fait à partir de l'extrémité carpienne ou tarsienne vers le bout des doigts. Pour la troisième phalange, nous connaissons le mode différent et la précocité d'ossification de son sommet, suivis plus tard de l'ossification du corps et de l'extrémité articulaire.

## CHAPITRE III.

### Ossification du carpe : 1° chez l'homme et le singe ; 2° chez les autres mammifères.

Les cartilages du carpe s'ossifient tardivement comme les épiphyses, c'est-à-dire le cartilage commence par devenir vasculaire, et c'est à la suite de la pénétration des vaisseaux sanguins qu'il devient chondroïde, se calcifie (état ostéoïde) et ensuite s'ossifie. Ces divers phénomènes commencent par le centre, c'est-à-dire que l'ossification procède du centre à la périphérie à l'encontre de ce qui se passe dans les points d'ossification primitifs des diaphyses des os longs.

Nous insistons particulièrement sur la succession des phénomènes qui sont identiquement les mêmes au fond. Nous verrons en effet que les auteurs sont loin d'être d'accord sur le nombre des points d'ossification, et ces opinions partagées nous paraissent tenir à la confusion des divers stades dans l'ossification enchondrale.

Nous avons souvent remarqué que le point ostéoïde ou même osseux occupant le centre du cartilage est entouré de plusieurs autres à l'état chondroïde. La raison en est, selon nous, dans la marche même de l'ossification, se faisant dans les cartilages vasculaires.

Elle ne procède pas, comme dans les cartilages non vasculaires, par l'extension graduelle du point chondroïde; c'est à une certaine distance du point d'ossification, le long des vaisseaux sanguins que débutent les modifications physiques et chimiques aboutissant à l'état chondroïde. Mais remarquons que ces points chondroïdes se réunissent au point central, avant de passer à l'état ostéoïde. Nous pensons donc n'avoir affaire qu'à un seul point d'ossification, tant que nous ne serons pas en présence de deux nodules à l'état ostéoïde ou osseux, séparés par du cartilage non modifié.

Ces réserves faites, passons à l'étude de l'ossification du carpe chez l'homme.

Sur un enfant de cinq ans, voici l'état de développement des cartilages du carpe : le scaphoïde, le semi-lunaire, le trapèze, le trapézoïde et le pisiforme sont à l'état de cartilages vasculaires.

Le grand os long de $2^{cm}$ au bord externe, large de $1^{cm},2$ est pourvu d'un point d'ossification long de $1^{cm},5$ et large de $0^{cm},8$.

L'unciforme long de $1^{cm},5$ et large de $1^{cm}$ a un point d'ossification de $5^{mm}$ de large et de $7^{mm}$ de long.

Le pyramidal, qui a un diamètre de $1^{cm}$, est muni d'un point d'ossification d'une dimension de $5^{mm}$.

Nous voyons donc que l'ossification commence par les cartilages du bord cubital, par les pièces squelettiques formant la charpente la plus solide de la main.

Un second examen pratiqué sur un enfant de six ans et demi nous a donné les résultats suivants : le scaphoïde, dont la plus grande longueur est de $2^{cm}$ et la plus grande épaisseur de $1^{cm},2$, a un point d'ossification de $0^{mm},5$. Le trapèze, qui a $13^{mm}$ de long et $9^{mm}$ de large, a un point d'ossification à section ovalaire de $4^{mm}$ à $5^{mm}$. Le trapézoïde, qui a une longueur de $6^{mm}$ et autant de largeur est pourvu d'un point d'ossification de $3^{mm}$. Le semi-lunaire, dont la plus grande largeur est de $11^{mm}$ et la plus grande épaisseur de $15^{mm}$, a un point d'ossification de $5^{mm}$.

Le pisiforme est vasculaire, mais son point d'ossification n'a pas encore paru.

Les autres cartilages du carpe, dont nous avons mesuré les points d'ossification sur l'enfant de cinq ans, sont à peu près complètement ossifiés sur l'enfant de six ans et demi, sauf une bordure cartilagineuse périphérique atteignant $2^{mm}$ à $3^{mm}$.

Aucun de ces cartilages ne nous a offert plus d'un point d'ossification, qui est toujours central. Nos observations concordent en tous points avec celles de *Béclard* (*Mémoire sur l'ostéose, etc. Paris,* 1813), de Cruveilhier (*Anat. descriptive*, 5e édit., 1871), de Sappey (loc. cit.), de Kölliker (loc. cit.). Si Serres (*Des lois de l'ostéogénie, Institut* 1829 *et de* 1838) admet trois points d'ossification pour le scaphoïde et deux pour le semi-lunaire, si Rambaud et Renaut (loc. cit.) en trouvent deux au scaphoïde et au semi-lunaire, il nous semble, comme nous l'avons déjà fait remarquer plus haut, que cela tient à la confusion des divers stades de l'ossification. C'est ainsi que nous nous expliquons que Rambaud et Renaut aient distingué les centres primitifs d'avec les points et les grains osseux accessoires, ceux-ci n'étant que le premier stade de l'ossification que nous avons désigné sous le nom d'état chondroïde.

En spécifiant les phases de l'ossification, on se rend compte des résultats contradictoires au premier abord, auxquels ces auteurs sont arrivés, tandis que, en réalité, leurs recherches ne font que confirmer les observations de la majorité des anatomistes.

Le carpe du jeune macaque que nous avons examiné à cet effet, nous a offert un point d'ossification unique dans chaque cartilage. Seulement l'ossification est beaucoup plus précoce que chez l'homme; du premier au deuxième mois, tous les cartilages étaient pourvus d'un centre d'ossification.

L'ossification a été le sujet de moins de recherches chez les autres mammifères que chez l'homme. Toussaint (loc. cit.) a examiné sous ce rapport un certain nombre d'animaux domestiques. Il a signalé l'époque variable de l'apparition des points d'ossification selon l'ordre auquels ils appartiennent.

Nous avons considéré à ce point de vue la plupart des mammifères qui nous occupent, et voici le résultat de nos observations.

Le chien et le chat à la naissance ne présentent aucun point d'ossification complémentaire dans les segments des extrémités. C'est vers la quatrième et la cinquième semaine qu'ils commencent à apparaître. Chez un chien d'un mois, le pisiforme est pourvu à sa base d'un point d'ossification complémentaire de 3$^{mm}$ de diamètre, le sommet est complètement cartilagineux. Les autres pièces du carpe sont vasculaires et il n'y a que le scaphoïdo-semi-lunaire-central qui présente un point ostéoïde unique à cette époque. C'est seulement au second mois que toutes les pièces en sont pourvues. Nous allons décrire en détail l'état du carpe chez un jeune chien âgé de deux mois.

Le scaphoïdo-semi-lunaire-central a une largeur de 2$^{cm}$,5 et une hauteur (diamètre antéro-postérieur) de 12$^{mm}$ pourvu de trois noyaux d'ossification : l'un externe large de 9$^{mm}$ (répondant au pyramidal) et en rapport en haut avec la moitié externe du radius ; l'autre interne, en rapport avec la facette articulaire interne du radius ; ce noyau d'ossification est large de 11$^{mm}$ ; le troisième point d'ossification est antérieur, occupe la région qui s'articule avec le grand os et le trapézoide ; ce point est haut de 4$^{mm}$ (diamètre antéro-postérieur) et large de 9$^{mm}$. Ces trois points d'ossification sont séparés et réunis par une bande cartilagineuse figurant un trépied, large de 1$^{mm}$ à 2$^{mm}$ à cette époque.

Le pyramidal, le trapèze, le trapézoïde, le grand os, l'unciforme sont pourvus chacun d'un seul point d'ossification, malgré l'assertion de Chauveau qui prétend que le pyramidal sur un chien de trois mois n'est encore que vasculaire. Le pisiforme a la forme d'un corps cylindrique haut de 16$^{mm}$ et large de 7$^{mm}$ à 8$^{mm}$. Il représente une tige à base aplatie articulée avec le pyramidal et à sommet mousse. Le corps et la base sont pourvus d'un point d'ossification de 9$^{mm}$ de haut et occupant toute l'épaisseur de l'os. Le sommet possède un second point d'ossification haut de 3$^{mm}$ comprenant toute sa largeur : ces deux points d'ossification sont séparés l'un de l'autre par une plaque synchondrale de 1$^{mm}$,5 d'épaisseur.

Les points d'ossification du pisiforme n'apparaissent pas en même temps ; le premier, occupant la base, naît dès le premier mois et est précédé de cartilage vasculaire, celui du sommet se montre vers le second mois. On a, jusqu'aujourd'hui, assimilé le pisiforme tout entier à l'apophyse achilléenne du calcanéum ;

par ce qui précède, on voit, d'après le mode d'ossification, que le pisiforme est tout simplement l'homologue du calcanéum au tarse. Cette donnée est confirmée par la texture du pisiforme dont le corps à l'état adulte présente une virole de substance compacte de 2mm d'épaisseur, entourant un canal central traversé par quelques lamelles osseuses et remplies de moelle rouge. En d'autres termes, le pisiforme, par son développement et sa texture, se rapproche d'un os long chez le chien.

En examinant le carpe d'un chat d'un mois, nous n'avons trouvé qu'un seul point d'ossification dans le scaphoïdo-semi-lunaire, et un autre dans l'unciforme et le cartilage du grand os. Le reste des pièces carpiennes n'était encore que vasculaire. Cependant Mivart (*The Cat*. London 1881) a décrit trois centres d'ossification pour le scaphoïde du chat. En effet, un chat de six semaines nous a présenté, dans le scaphoïdo-semi-lunaire, les trois points d'ossification affectant une disposition analogue à celle du même segment chez le chien.

Chez les rongeurs (lapin, rat), à la naissance, les cartilages du carpe sont vasculaires, mais aucun point d'ossification n'a paru. C'est de la naissance au second mois que ces cartilages s'ossifient. Sur un lapin de 18 jours, tous les cartilages du carpe, sauf le trapézoïde et le pisiforme sont pourvus d'un point d'ossification central. Sur un autre de 33 jours, la plupart des cartilages sont complètement ossifiés. Le scaphoïde et le semi-lunaire sont indépendants mais unis solidement l'un à l'autre. Tandis que l'unciforme a 6mm de large, le cartilage du grand os est très petit, ce qui semble expliquer l'opinion de Cuvier, qui a regardé l'os surnuméraire (os central) comme résultant du démembrement du grand os. Le central du carpe a un diamètre de 3mm, répond en arrière au scaphoïde et au semi-lunaire, et en avant s'intercale entre le grand os et le trapézoïde. Le trapèze et le trapézoïde n'ont ensemble qu'une largeur de 7mm. Le pisiforme est petit, ne possède qu'un seul point d'ossification et cependant aura à l'état adulte la texture d'un os long, formé de substance compacte et pourvu d'une cavité médullaire.

Le carpe d'un cochon d'Inde ayant 9cm de long huit jours environ avant la naissance, a chacun de ses cartilages pourvu d'un point d'ossification qui a envahi presque toute la pièce squelettique — le scaphoïdo-semi-lunaire en a deux. — A a naissance, l'ossification est à peu près achevée.

Cette précocité de l'ossification chez le cochon d'Inde, qui appartient au même ordre que le lapin et le rat, est très remarquable et cet animal nous sert, pour ainsi dire, de trait d'union entre les rongeurs d'une part, et les porcins, les ruminants et les solipèdes, d'autre part.

Le fœtus de porc de $27^{cm}$ de long, près de la naissance, a tous les cartilages du carpe munis d'un point d'ossification central, sauf le trapèze, qui n'est qu'un nodule cartilagineux d'un diamètre de $1^{mm}$ et le pisiforme long de $4^{mm}$ et large de $2^{mm}$. Ces deux cartilages sont cependant vasculaires.

Le mouton à la naissance présente un point d'ossification dans chaque cartilage de la rangée supérieure du carpe, le pisiforme y compris, qui est sans relation avec le carpe.

L'unciforme et le cartilage du grand os n'ont également qu'un seul point d'ossification. Le trapézoïde, long de $3^{mm}$ et large de $1^{mm}$ a un point d'ossification central de $1^{mm}$.

Chez le fœtus de cheval à la naissance, tous les cartilages du carpe sont en pleine ossification et comme l'indiquent Chauveau et Arloing, chacun s'ossifie par un seul point, malgré le grand volume de ces diverses pièces. Le cartilage du grand os, par exemple, atteint un diamètre transversal de $3^{cm},6$ et un diamètre antéro-postérieur de $3^{cm}$.

---

## CHAPITRE IV.

### Points d'ossification complémentaires des doigts.

Tel est l'état du squelette chez les divers fœtus de mammifères que nous avons eu l'occasion d'examiner, sous le rapport de l'ossification ; comme nous n'avons pas eu à notre disposition une série de fœtus de plus en plus âgés pour chaque groupe, nous avons pensé suppléer en partie à l'insuffisance des moyens par une mesure exacte de la longueur du point d'ossification dans chaque segment, ainsi que par l'indication précise du stade de l'ossification. On pourra facilement en déduire l'époque approximative de l'apparition même des premières modifications annonçant la substitution de l'os au squelette primitif.

On voit, d'après les tableaux que nous avons donnés plus haut, que les os longs des extrémités (métacarpiens, métatarsiens et phalanges) se développent par un point d'ossification primitif dans un cartilage non vasculaire tant pour l'homme que pour les mammifères que nous avons observés. Pendant la vie fœtale, ces points primitifs en s'étendant, produisent la diaphyse des os précédents, et souvent une ou deux épiphyses. Mais le plus souvent ils ne suffisent pas à l'ossification de tout le segment et alors il apparaît plus tard un ou plusieurs points d'ossification complémentaires qui, comme nous l'avons indiqué p. 75, sont précédés partout de la vascularité de la portion du cartilage dans lequel ils se produisent.

L'étude des points d'ossification complémentaires pour les métatarsiens, les métacarpiens et les phalanges chez l'homme, a occupé un grand nombre d'observateurs et cependant il existe encore quelques points controversés. C'est ainsi que Sappey et la plupart des anatomistes n'ont trouvé qu'un seul point complémentaire produisant l'épiphyse inférieure des quatre métacarpiens et métatarsiens externes, le point primitif formant par son extension graduelle le corps de l'os et son extrémité supérieure. De même les phalanges, ainsi que les trois segments du pouce se développent par un point primitif qui produit le corps de l'os et l'extrémité inférieure, et par un point complémentaire pour l'extrémité supérieure. Rambaud et Renaut (*Origine et développement des os*, 1864,) décrivent deux ou plusieurs points d'ossification complémentaires pour les épiphyses des phalanges, qui se réunissent plus tard. Schwegel avançait même (*Entwicklungsgesch der Knochen des Stammes und der Extremität. Wiener Sitzunsberich*, 1858, t. XXX, p. 337) que toutes les phalanges et tous les métacarpiens sont pourvus de points complémentaires aux deux extrémités.

Nous avons pratiqué plusieurs examens de squelette des extrémités d'enfant de cinq à six ans, et nos résultats sont parfaitement d'accord avec les données de Sappey qui a multiplié ses recherches de telle façon que ses observations méritent toute confiance.

Le point complémentaire des quatre métacarpiens externes se montre, d'après M. Sappey, de cinq à six ans et se soude chez la plupart des individus de seize à dix-huit ans.

Le point complémentaire des phalanges de la main naît de six à sept ans et se soude au corps de seize à dix-sept.

Quant à l'extrémité postérieure, le point complémentaire se montre, à quatre ans, pour les quatre métatarsiens externes et se soude de seize ans à dix-sept ans, et de trois ans et demi à quatre pour les phalanges des orteils pour se souder de quinze à dix-sept ans.

Telles sont l'époque de l'apparition, la soudure et l'endroit du développement des points complémentaires chez l'homme.

La marche de l'ossification chez les mammifères n'a pas été l'objet d'une étude aussi suivie que chez l'homme. Ni les points primitifs, ni les points complémentaires n'ont été déterminés avec la même précision ; on ne connaît même, pour la plupart des segments de l'extrémité, ni leur nombre ni l'époque de leur apparition, ni leur soudure.

On sait cependant depuis longtemps, que l'époque de l'apparition des points complémentaires varie notablement d'un animal à l'autre. Sanson (cité par Chauveau et Arloing, p. 21, *loc. cit.*), a cru voir une relation étroite entre l'évolution des os et celle des dents.

M. Toussaint, dont nous n'avons pu connaître les observations que par ce qu'en disent Chauveau et Arloing, a fait, pour nos animaux domestiques, l'étude la plus complète de l'ossification, quoique à un autre point de vue que nous. Il envisage l'ensemble du squelette et il arrive à la conclusion que la soudure des épiphyses ne coïncide pas avec l'éruption dentaire.

Le jeune macaque nous a offert pour l'extrémité antérieure et postérieure la même disposition, ainsi qu'un développement analogue des points d'ossification complémentaires pour les quatre métacarpiens ou métatarsiens externes, de même que pour les phalanges de ces rayons digitifères. Insistons sur le point complémentaire de la phalangette, qui existe comme chez l'homme; chez le singe que nous avons examiné, nous n'en avons trouvé qu'un seul pour la troisième phalange des quatre derniers métacarpiens et métatarsiens : il avait un diamètre transversal de $1^{mm}$, une hauteur de $0^{mm},40$ et était séparé du corps de l'os par une plaque synchondrale de $0^{mm},180$.

*Chien de 2 mois.* — Le métacarpien de l'index est long de $4^{cm},2$, le point d'ossification complémentaire à l'extrémité inférieure est long de $5^{mm}$; la plaque synchondrale a $0^{mm},8$.

1re phalange. — Longue de $17^{mm}$. Le point d'ossification à l'extrémité supérieure est long de $2^{mm}$, séparé du corps par une plaque synchondrale de $0^{mm},5$.

2e phalange, longue de $10^{mm}$, le point d'ossification complémentaire à l'extrémité supérieure de $1^{mm},5$ de haut, séparé du corps par une plaque synchrondrale de $1^{mm},4$ d'épaisseur.

3e phalange, longue de $14^{mm}$ à la face postérieure, de $11^{mm}$ à la face antérieure. Elle n'est pourvue que du point d'ossification primitif, qui s'est étendu sur l'extrémité supérieure de telle sorte que le cartilage articulaire n'a plus qu'une épaisseur de $1^{mm}$ au milieu; de $2^{mm}$ à la pointe postérieure.

Le chat âgé d'un mois n'a pas encore les points d'ossification secondaires des métacarpiens et des métatarsiens ni des phalanges.

Sur un chat de deux mois, ils sont bien développés. Les métatarsiens sont longs de $3^{cm},3$, les points d'ossification complémentaires occupant l'extrémité inférieure ont une hauteur de $3^{mm},5$ avec une plaque synchondrale de $0^{mm},5$ d'épaisseur.

La 1re phalange est longue de $11^{mm}$. Le point d'ossification secondaire à l'extrémité supérieure est haut de $0^{mm},6$ et comprend toute l'épaisseur du segment; la plaque synchondrale est de $0^{mm},25$ de haut.

2e phalange, longue de $9^{mm}$, le point d'ossification secondaire à l'extrémité supérieure est haut de $0^{mm},5$.

3e phalange, longue de $7^{mm}$; il n'y a qu'un seul point d'ossification, qui est le primitif. Le cartilage articulaire n'a plus qu'une épaisseur de $0^{mm},30$.

Le lapin de 18 jours a le métacarpe, le métatarse et les phalanges dans l'état d'ossification suivant :

Le 2e métatarsien, par exemple, a une longueur de $18^{mm}$; un seul point d'ossification complémentaire long de $2^{mm}$ occupant l'extrémité inférieure et séparé du corps de l'os par une plaque synchondrale de $1^{mm}$ de haut.

La 1re phalange, longue de $8^{mm}$, possède à son extrémité supérieure un point d'ossification complémentaire de $1^{mm}$ séparée par une plaque synchondrale de $0^{mm},5$ du corps de l'os.

La 2ᵉ phalange longue de $5^{mm}$ a également son extrémité supérieure occupée par un point complémentaire de $0^{mm},5$ avec une plaque synchondrale de $0^{mm},5$.

La 3ᵉ, longue de $7^{mm}$, n'a que le point d'ossification primitif arrivant jusqu'à $0^{mm},5$ près de la cavité articulaire.

Chez le cochon d'Inde de $9^{mm}$ de long, 8 jours avant la naissance, le métacarpe et les phalanges sont pourvus de leurs points d'ossification secondaires.

Métacarpien, $7^{mm}$ de long, $5^{mm}$ pour le corps et l'extrémité supérieure;

$2^{mm}$ pour l'extrémité inférieure pourvue d'un point d'ossification secondaire de $1^{mm}$.

1ʳᵉ phalange, longue de $4^{mm},5$, dont $1^{mm}$ pour l'épiphyse supérieure pourvue d'un point d'ossification de $0^{mm},50$, ostéoïde.

2ᵉ phalange, longue de $2^{mm}$; point ostéoïde de l'extrémité supérieure ovalaire haut de $0^{mm},30$ et plaque synchondrale de $0^{mm},20$.

3ᵉ phalange, longue de $4^{mm}$ complètement ossifiée par l'extension du point d'ossification primitif, sauf le cartilage articulaire épais, au milieu de $0^{mm},10$, et, sur le prolongement antérieur et postérieur, de $0^{mm},25$.

Chez le fœtus de porc de $27^{cm}$ de long, les os longs des extrémités antérieures et postérieures sont pourvus de leurs points d'ossification complémentaires, en même nombre et dans les mêmes rapports que chez les animaux que nous venons de passer en revue.

Les deux métacarpiens médians, ainsi que les phalanges qui les suivent étant plus volumineux que les latéraux, possèdent des points d'ossification plus étendus.

Les premières phalanges, par exemple, ont les points d'ossification complémentaires à l'état ostéoïde, d'un diamètre transversal de $1^{mm},75$ et d'une hauteur de $0^{mm},50$ pour les doigts médians, de $0^{mm},50$ de large et de $0^{mm},10$ de haut pour les doigts latéraux. Les deuxièmes phalanges n'ont à l'extrémité supérieure que des points chondroïdes séparés du corps de l'os par une épaisseur de $0^{mm},30$ à $0^{mm},4$ de cartilage non modifié.

La 3e phalange ne possède que le point d'ossification primitif.

Chez le mouton à la naissance, long de 52cm, la patte postérieure a une longueur de 14cm à partir de l'articulation tarso-métatarsienne.

L'os canon résultant de la fusion des deux métacarpiens médians, a une longueur de 9cm ossifié sur toute sa longueur. Le cartilage articulaire supérieur a une épaisseur de 3mm; l'extrémité supérieure s'est formée par l'extension du point d'ossification primitif.

L'épiphyse inférieure s'est formée par un point d'ossification complémentaire, elle est longue de 1cm,5 et large de 1cm,2, séparée encore par un cartilage synchondral de 1mm,5 d'épaisseur, le cartilage articulaire inférieur a une largeur de 2mm. Le cartilage synchondral ne figure pas une plaque droite, mais il est sinueux et sa face inférieure a une double convexité en avant et en arrière, et, sur la ligne médiane présente une concavité regardant en bas. La surface supérieure a une configuration inverse.

La première phalange a une longueur de 21mm; son extrémité supérieure présente un point d'ossification secondaire large de 12mm et long de 3mm. Il présente la même figure sinueuse d'avant en arrière, la concavité du milieu de la surface supérieure et la convexité opposée descendant plus bas qu'à la périphérie.

La 2e phalange a une longueur de 13mm. Le point d'ossification complémentaire occupant l'extrémité supérieure a une épaisseur de 3mm et une largeur de 9mm, la plaque synchondrale a une épaisseur de 1mm, avec la même forme excavée au centre, la convexité tournée en bas vers la diaphyse.

La 3e phalange a la figure d'un triangle à bord supérieur long de 15mm presque droit à bord inférieur long de 2cm; elle offre un prolongement en arrière du côté de l'os sésamoïde. Il n'y a pas de plaque synchondrale, ce qui indique que la phalange unguéale s'est ossifiée par le point d'ossification primitif. Le cartilage articulaire a une épaisseur de 1mm,5 en avant et au milieu, et sur le prolongement inférieur et postérieur de la face inférieure, l'épaissseur du cartilage est encore de 3mm, mais sans trace de point d'ossification secondaire.

Sur un veau d'un mois, les points d'ossification sont au même nombre que chez le mouton à la naissance. Les cartilages synchondraux se présentent encore sous forme de lignes transparentes entre les diaphyses et les épiphyses. La 3e phalange manque, comme sur le mouton, de point d'ossification complémentaire.

*Poulain de trois semaines. — Pied postérieur.*

| | |
|---|---|
| Longueur du calcanéum au bout du pied......... | 50cm,00 |
| Métatarse.................................... | 25cm,50 |
| 1re phalange.................................. | 6cm,00 |
| 2e phalange................................... | 3cm,00 |
| 3e phalange................................... | 4cm,20 |
| Du talon au métatarse........................ | 10cm,50 |
| Point d'ossification complémentaire inférieur du métatarsien principal.............................. | 2cm,70 |
| Plaque synchondrale.......................... | 0cm,20 |
| Cartilage articulaire........................ | 0cm,30 |
| La convexité de la plaque synchondrale est inférieure : | |
| Cartilage articulaire supérieur (du métatarsien principal) épais de.............................. | 0cm,60 |
| contenant trois points d'ossification de 4mm d'épaisseur et d'une étendue antéro-postérieure de....... | 4cm,5 |

1re phalange. — Point d'ossification complémentaire supérieur de 4mm de haut. — Point d'ossification inférieur de 5mm de haut, plaque synchondrale de 1mm.

2e phalange. — Point d'ossification complémentaire supérieur de 3mm d'épaisseur, plaque synchondrale de 1mm. — Point d'ossification complémentaire inférieur de 2mm, il reste un point de cartilage synchondral au milieu d'une étendue de quelques millimètres.

3e phalange. — Sur le côté, cartilage articulaire épais de 5mm, au milieu, de 2mm.

Le métatarsien semble posséder à son extrémité supérieure plusieurs points d'ossification complémentaires, cependant la plaque synchondrale épaisse de 2mm, est traversée partout par les vaisseaux sanguins allant du corps au point d'ossification supérieur. Aux phalanges aussi, la plaque synchondrale de 1mm d'épaisseur est traversée par les vaisseaux sanguins.

La 2e phalange du cheval à la naissance a une longueur de 2cm,5, un diamètre antéro-postérieur de 2cm et un diamètre latéral d'égale longueur ; elle est pourvue de trois points d'ossification complémentaires le primitif occupant le corps a une longueur de 1cm ; le supérieur de 3mm, l'inférieur de 2mm, séparés du primitif par des plaques synchondrales de 1mm, la supérieure occupant encore toute l'étendue antéro-postérieure, l'inférieure n'existant plus qu'au milieu de la phalange, le reste ayant été envahi par l'ossification.

La figure 55 représente le siège des points complémentaires tels qu'ils se produisent sur les métacarpiens, les métatarsiens et les trois phalanges chez tous les mammifères, sauf les solipèdes, la troisième phalange de l'homme et du singe exceptée, la phalangette des solipèdes y comprise.

---

## CHAPITRE V.

### Ossification du tarse.

Chez l'homme, les cartilages du tarse offrent une évolution plus rapide que ceux du carpe. C'est à un an que se montre le point d'ossification du grand os; du douzième au quinzième mois, celui de l'os crochu; celui du pyramidal de deux ans et demi à trois ans; celui du semi-lunaire de quatre à cinq ans; celui du trapèze à cinq ans; celui du scaphoïde à cinq ans et demi; celui du trapézoïde à six ans; celui du pisiforme enfin, de huit à dix ans (Sappey). Pour le tarse, par contre, le calcanéum présente, vers le centre de son corps, un point d'ossification déjà au milieu du sixième mois de la vie intra-utérine (Cruveilhier, Sappey). Nous avons aperçu un point ostéoïde de 1 cm d'étendue au milieu du calcanéum d'un fœtus de $\frac{17}{25}$ de long. Outre ce point d'ossification primitif, le calcanéum, de huit à dix ans, est pourvu vers le milieu de son extrémité postérieure d'un point complémentaire. Cette épiphyse se soude vers seize ans. L'astragale possède également son point d'ossification du cinquième au sixième mois (suivant Cruveilhier, ou à la naissance seulement selon Sappey).

Celui du cuboïde se montre à six mois; celui du troisième cunéiforme à un an; celui du second à trois ans. Ceux du premier cunéiforme et du scaphoïde naissent de trois à quatre ans.

Comme résultat général, on voit donc que l'ossification des cartilages du tarse est près de sa fin, quand elle vient de débuter seulement sur certains cartilages du carpe.

Chez le fœtus de gibbon de six mois les pièces tarsiennes sont plus avancées que les cartilages carpiens qui ne sont que vasculaires; toutes sont pourvues d'un seul point d'ossification. C'est le deuxième cunéiforme qui possède le plus petit à l'état chondroïde seulement. En outre, le calcanéum long de $1^{cm}$ n'a qu'un seul point d'ossification dans sa partie moyenne; la portion achilléenne est cartilagineuse. Un singe macaque plus âgé (quelques mois après sa naissance), montre un point d'ossification secondaire dans la partie achilléenne avec une plaque synchondrale épaisse de $1^{mm},5$.

Chez le chien et le chat, l'ossification se fait également à la même époque, pas plus rapidement aux membres postérieurs qu'aux membres antérieurs; chez l'un et l'autre, de un à deux mois. Sur le chien et le chat d'un mois, il n'y a que le calnéum et l'astragale qui soient pourvus de leur point d'ossification; le cuboïde, le naviculaire et le cunéiforme ne sont encore que vasculaires. Le calcanéum, à un mois, ne possède que le point d'ossification du corps chez le chat et le chien; à deux mois, chez les deux, il y a un point d'ossification secondaire avec une plaque synchondrale à la partie achilléenne.

Chez le lapin de cinq à six jours, l'ossification n'est pas plus avancée au tarse qu'au carpe.

Le lapin de 33 jours possède un point d'ossification secondaire d'une étendue de $2^{mm}$ à la partie achilléenne du calcanéum. Celui-ci, long de $1^{cm},5$, épais de $6^{mm}$, est pourvu d'une cavité médullaire de $2^{mm}$ d'épaisseur remplie de moelle rouge et d'une longueur de $5^{mm}$; l'épiphyse postérieure a $5^{mm}$ de long, et l'extrémité antérieure, 5 également. La virole osseuse entourant la cavité médullaire est formée de substance compacte.

Chez un lapin adulte, le calcanéum, long de $2^{cm},5$, a un canal médullaire long de $1^{cm}$, rempli de moelle rouge et est limité à chaque extrémité par une épiphyse spongieuse. La saillie achilléenne dépasse en arrière le tibia de $1^{cm}$. Le corps de l'os est formé de substance osseuse compacte avec des canaux de Havers.

Chez le chien, le calcanéum commence à présenter une cavité médullaire, comme chez le lapin, avant son ossification complète. Sur le chien adulte, le calcanéum, long de $3^{cm}$ en moyenne, et épais de $1^{cm}$, est pourvu d'une cavité médullaire longue de $1^{cm}$, entourée de substance osseuse compacte et offrant un calibre de $3^{mm}$.

En résumé, le calcanéum a chez le lapin et le chien le développement et la texture d'un os long.

Nous rapprochons ces faits du phénomène suivant, rapporté par Cruveilhier. En parlant de la texture des os tarsiens (*loc. cit.*), qui tous sont formés de tissu spongieux entouré d'une couche de tissu compacte, il ajoute en note :

« J'ai remarqué que, dans certains cas de tumeur blanche de « l'articulation tibio-tarsienne, le calcanéum présentait dans « son intérieur une cavité analogue à la cavité médullaire des « os longs. Cette disposition doit être considérée comme un « fait tout à fait anormal. *Cette cavité serait normale suivant « quelques auteurs et se formerait dans un âge avancé, comme « la cavité centrale du col du fémur.* »

Nous avons examiné à cet effet le calcanéum de plusieurs sujets humains de cinquante à soixante ans, mais nous avons trouvé cet os toujours formé de substance spongieuse. De nouvelles recherches sont nécessaires pour élucider la question chez l'homme.

Chez le cochon d'Inde de $9^{cm}$ de long, huit jours environ avant la naissance, le tarse a toutes ses parties envahies par l'ossification, sauf un mince bord cartilagineux. Le calcanéum possède déjà son point épiphysaire d'une étendue de $1^{mm}$ avec cartilage synchondral de $1^{mm}$.

Chez le cochon d'Inde à la naissance, les cartilages tarsiens sont ossifiés comme les cartilages carpiens au membre antérieur et le calcanéum est pourvu de son point d'ossification secondaire à la partie achilléenne, mais la plaque synchondrale a encore une épaisseur de $0^{mm},6$.

Le porc de $27^{cm}$ de long a les cartilages du tarse pourvus chacun d'un point d'ossification comme ceux du membre antérieur, mais l'extrémité achilléenne du calcanéum est complètement cartilagineuse sur une étendue de $4^{mm}$.

Un fœtus de mouton de $38^{cm}$ de long, couvert de poils, a le calcanéum pourvu de ses deux points d'ossification, l'épiphysaire d'un diamètre de $2^{mm}$ avec une plaque synchondrale de $1^{mm},5$. L'astragale, le cuboïde et le naviculaire sont presque complètement ossifiés ; ces deux derniers sont séparés par un pont de substance cartilagineuse de $1^{mm},5$ d'épaisseur. — Plus tard, le cuboïde et le naviculaire se fusionnent en une pièce unique.

L'ossification a paru dans le grand cunéiforme long de 5$^{mm}$ ; je ne vois pas encore de point d'ossification dans l'autre cunéiforme. Un fœtus de veau de 40$^{cm}$, sans poils, a les cartilages du tarse vasculaires, sauf le calcanéum dont le corps est envahi par un point d'ossification de 1$^{cm}$ de long et l'astragale qui a un point ostéoïde, au centre, de 0$^{mm}$,5.

Un chevreau de trois semaines présente les mêmes points d'ossification complémentaires que le bœuf et le mouton. A cet âge, il persiste une plaque synchondrale de 1$^{mm}$ d'épaisseur entre les épiphyses et les diaphyses des divers segments.

Le carpe et le tarse sont ossifiés, sauf une mince bordure cartilagineuse de 1$^{mm}$ sur chaque pièce osseuse.

Le calcanéum, long de 4$^{cm}$ et épais de 1$^{cm}$, offre une particularité que nous avons signalée chez les carnassiers et les rongeurs : elle consiste en la présence d'une petite cavité médullaire longue de 1$^{cm}$, dont la surface interne est lisse et qui est remplie de moelle rouge.

Le fœtus de cheval à la naissance, a le tarse presque complètement ossifié. Toutes les pièces tarsiennes ne montrent qu'un seul point d'ossification, si ce n'est le calcanéum qui en possède deux dont le postérieur, occupant l'extrémité achilléenne, a une longueur de 2$^{cm}$ et une hauteur de 5$^{mm}$. Tandis que les points d'ossification ont envahi presque en entier toutes les autres pièces tarsiennes, celui du petit cunéiforme n'occupe encore que sa moitié supérieure.

## CHAPITRE VI.

### Pouce des membres antérieurs et postérieurs : 1° Homme; 2° Singe; 3° Carnassiers; 4° Rongeurs.

Jusqu'ici nous n'avons considéré que les rayons digitifères pourvus de quatre segments, un métacarpien ou métatarsien, suivi de trois phalanges chez les mammifères tels que l'homme, le singe, les carnassiers, le lapin, le rat; dans ces animaux, ce sont les quatre métacarpiens et les quatre métatarsiens externes. Chez le porc, il y en a quatre également, deux plus forts, les deux médians, et deux moins développés, les doigts latéraux et postérieurs. Chez les ruminants (bœuf, mouton) il en existe deux, quoique les métacarpiens et les métatarsiens se soudent plus tard en une pièce unique, l'*os canon*. Chez les solipèdes, on n'observe plus qu'un seul rayon digitifère complet.

Mais outre ces doigts, qui offrent tous une constitution identique, qui se développent segment par segment, d'une façon analogue, nous avons déjà vu qu'il existe chez ces divers ordres des doigts connus sous le nom de *pouce* et d'*ergot*. Nous allons maintenant examiner de quelle manière les points d'ossification complémentaires y apparaissent, leur nombre et leur disposition.

Chez l'homme, le pouce du membre antérieur, le gros orteil du membre postérieur, possèdent trois segments cartilagineux, dont nous connaissons le développement des points d'ossification primitifs. Quant aux points complémentaires, Meckel (*Traité d'Anatomie comparée, trad. fran.*, t. IV, p. 192) est le premier auteur, que nous sachions, ayant noté que le segment supérieur est pourvu d'un point d'ossification à sa base, comme les phalanges, et non à sa tête articulaire comme les métacarpiens. Tous les anatomistes qui l'ont suivi n'ont fait que confirmer ce résultat.

Ce point épiphysaire se montre, pour le pouce, à la fin de la septième année, et se soude de seize à dix-huit ans; et pour le gros orteil, à quatre ans, et se soude de seize à dix-sept ans.

Les deux autres segments, moyen et externe, s'ossifient à la même époque et d'une manière analogue à la phalangine et à la phalangette des autres doigts.

Chez le jeune macaque, les trois segments du pouce et du gros orteil ont un développement de tous points identique à celui de l'homme. En outre, nous avons observé au premier segment du gros orteil une particularité très intéressante : son extrémité supérieure haute de $1^{mm}$ au milieu, et de $2^{mm}$ sur les côtés, était pourvue de deux points d'ossification complémentaires, à l'état ostéoïde, l'un ayant un diamètre de $0^{mm},75$ et l'autre de $0^{mm},40$, séparés l'un de l'autre par un intervalle de $1^{mm}$ de cartilage vasculaire. Une plaque synchondrale épaisse de $0^{mm},5$ existait entre eux et le corps de l'os.

Le premier segment du pouce n'était muni que d'un seul point d'ossification complémentaire, ainsi que les deux phalanges suivantes au membre antérieur et au membre postérieur.

Pour les carnassiers et les rongeurs, nous allons passer successivement en revue le membre antérieur, puis le membre postérieur, à cause du développement plus ou moins complet et différent du pouce dans l'un et dans l'autre.

Chez le chien de 2 mois, le pouce du membre antérieur est formé de trois segments : le supérieur, articulé avec le trapèze est long de $2^{cm}$ et est pourvu d'un point d'ossification pour le corps et l'extrémité inférieure, et d'un autre point pour l'extrémité supérieure ; ce dernier a $3^{mm}$ de haut et est séparé de l'autre par une plaque synchondrale de $0^{mm},5$ (voir fig. 21).

La deuxième phalange du pouce a une longueur de $9^{mm}$ sur sa face antérieure, et de $12^{mm}$ sur sa face postérieure, ce qui tient au prolongement de cette face sur le condyle de la première phalange. Mêmes points d'ossification que pour la première phalange : un pour le corps et l'extrémité inférieure, et un supérieur pour la base.

La troisième phalange est triangulaire à sommet antérieur, longue de $5^{mm}$ à la face antérieure, et de $6^{mm}$ à la face postérieure. Elle ne possède qu'un seul point d'ossification pour le corps et l'extrémité supérieure.

Chez le chat de 2 mois, le premier segment du pouce est long de $8^{mm}$ et offre deux points d'ossification analogues à ceux que nous avons constatés chez le chien. Les deux segments suivants s'ossifient comme chez ce dernier (fig. 21).

Chez le lapin de 18 jours les phénomènes sont tout autres. Tandis que l'index a une longueur de $2^{cm},6$, dont $11^{mm}$ pour le métacarpien, le pouce est long de $1^{cm}$, son premier segment ne dépasse pas $2^{mm},5$ et est pourvu du *seul* point d'ossification primitif, qui s'étend en haut jusqu'à $0^{mm},25$ de la base, et jusqu'à $0^{mm},1$ du sommet de l'os. Nous avons vérifié sur le lapin âgé de trente-trois jours que jamais ce segment ne montre un point d'ossification complémentaire (fig. 20).

Le deuxième segment du pouce chez le lapin de 18 jours est long de $2^{mm}$ et possède à sa base un point d'ossification complémentaire haut de $0^{mm},6$ séparé par une plaque synchondrale du point d'ossification primitif.

Le troisième segment long de $5^{mm},5$ s'ossifie comme les phalangettes des autres doigts par l'extension du point d'ossification primitif.

Nous ignorons comment les choses se passent chez le rat pour l'ossification des segments du pouce, les sujets de l'âge voulu nous ayant manqué ; il est probable que les phénomènes sont analogues à ceux que nous venons de décrire chez le lapin. Le pouce chez l'adulte n'a en effet qu'une longueur de 4mm de long et possède trois segments osseux, tandis que l'indicateur a une longueur de 12mm dont 6 pour le métacarpien.

Les segments du pouce ont chacun une longueur :

Le premier, de 1mm.
Le second, de 2mm.
Le troisième, de 1mm.

*Chien à la naissance. — Pouce postérieur.*

3 segments :

1er segment s'articule avec le premier cunéiforme :

| | |
|---|---|
| Extrémité articulaire supérieure longue de......... | 3mm,00 |
| Point d'ossification long de...................... | 1mm,85 |
| Extrémité articulaire inférieure longue de.......... | 1mm,10 |
| 2e segment : | |
| Extrémité articulaire supérieure longue de......... | 0mm,75 |
| Point d'ossification long de...................... | 0mm,75 |
| Extrémité articulaire inférieure longue de.......... | 0mm,5 |
| 3e phalange longue de.............................. | 3mm,00 |
| Complétément ossifiée sauf l'extrémité articulaire sur une longueur de............................ | 0mm,5 |

Sur un chien d'un mois provenant de la même portée que le précédent, *la patte postérieure* a un pouce formé de trois segments : le premier a une longueur de 2mm dont la portion interne, occupée par le point d'ossification, a 1mm d'étendue, la portion externe cartilagineuse articulée avec le deuxième segment long de 4mm dont le corps est osseux sur une étendue de 2mm; le troisième segment ou phalange unguéale est long de 6mm dont 5 pour la pointe et le corps à l'état osseux ; et et 1mm pour l'extrémité articulaire cartilagineuse. Le pouce n'est relié au tarse que par les tendons fléchisseurs et extenseurs du doigt entouré de tissu cellulaire. Cette distance est de 7mm. Le premier cunéiforme a une longueur de 4mm; même position que dans tous les tarses à la partie interne du deuxième cunéiforme et à la face interne du premier métatarsien. Donc, de la naissance au premier mois, la diaphyse du premier s'est divisée en deux par résorption de la partie moyenne : la portion inférieure représente seule le premier segment du pouce, la portion supérieure, longue de 3$^{mm}$ fait corps avec le premier cunéiforme et, là où il y avait articulation nette à la naissance avec le premier cunéiforme, il existe une ligne blanchâtre indiquant que l'articulation est en train de disparaître par soudure.

Quant aux chiens qui n'avaient extérieurement aucune trace de pouce à la patte postérieure, j'en ai disséqué à la naissance et à l'état adulte, et j'ai trouvé des cas différents : les deux cunéiformes externes avaient leurs rapports normaux avec le premier et le deuxième métatarsien; aussi bien chez les fœtus que chez l'adulte. Le premier cunéiforme, tantôt était petit, placé à la partie interne et postérieure du deuxième cunéiforme, et alors il n'était suivi d'aucune pièce osseuse, tantôt il avait sa place normale en dedans de l'extrémité articulaire supérieure du premier métatarsien ; dans ce cas il était suivi par une pièce osseuse, longue de 6$^{mm}$ et large de 5$^{mm}$, et articulé avec le premier cunéiforme. Sur un chat adulte j'ai trouvé le même fait : le premier cunéiforme ayant sa place normale, long de 6$^{mm}$ et large de 2$^{mm}$, situé en dedans du deuxième cunéiforme et de l'extrémité articulaire du premier métatarsien. L'extrémité inférieure du premier cunéiforme s'articulait avec un osselet long de 5$^{mm}$, large de 2$^{mm}$, terminé en pointe le long de la face interne du premier métatarsien.

Chez le chien, le pouce postérieur peut se développer complètement, c'est-à-dire présenter trois segments analogues à ceux du pouce antérieur, ou bien son premier segment s'atrophie par le milieu, l'extrémité supérieure se soude au premier cunéiforme, et son extrémité inférieure se fusionne avec le deuxième segment. Un troisième cas nous est offert par certains chiens, par les chats et par un tigre que j'ai eu l'occasion d'examiner; il ne reste qu'un cartilage et plus tard un osselet long de 3$^{mm}$ à 7$^{mm}$, qui est situé le long du bord interne du premier métatarsien et s'articule en haut avec le premier cunéiforme.

Le rat adulte possède, au membre postérieur, un pouce long de 8$^{mm}$, formé de trois segments, tandis que l'indicateur du même animal a une longueur de 22$^{mm}$. Nous n'auons pas pu observer son développement faute de matériaux.

Le cochon d'Inde n'a que trois doigts parfaits à la patte postérieure ; ni sur les embryons, ni sur les fœtus, ni sur l'adulte, nous n'avons jamais constaté l'existence, soit en dehors, soit en dedans du segment représentant le premier ou le cinquième doigt. Chez le lapin il y a quatre doigts parfaits chez l'adulte, le premier cunéiforme, qui existe chez le fœtus à l'état indépendant et qui s'ossifie par un point distinct, adhère dès cette époque d'une façon très intime à la face interne de l'extrémité supérieure du premier métatarsien et se fusionne complètement avec cet os. Nous n'avons jamais pu constater l'existence d'un segment quelconque du pouce, quoique Huxley (*Éléments d'anat. comp.*, p. 651, *trad. fran.*) semble regarder l'apophyse qui part de la base de notre premier métatarsien comme un rudiment de pouce chez cet animal.

Le porc ne présente, à l'état normal, que quatre doigts qui se développent comme des rayons digitifères complets ; chacun est composé d'un métacarpien ou d'un métatarsien, suivi de trois phalanges.

---

## CHAPITRE VII.

### Doigts rudimentaires chez les porcins, les ruminants et les solipèdes.

Ici nous avons à examiner la destination des doigts latéraux des porcins, des ruminants et des solipèdes. Eu égard à leur faible développement ou à l'absence de plusieurs segments, on les désigne ordinairement sous le nom d'*organes rudimentaires* ou *atrophiés*.

Ce n'est pas ici le lieu de passer en revue toutes les explications qu'on a inventées pour justifier la présence des organes rudimentaires. L'existence de ces organes a été invoquée par Geoffroy Saint-Hilaire comme une démonstration de l'*unité de plan*. Aujourd'hui, on les considère comme un preuve des plus frappantes de la vérité de la doctrine généalogique. « Ce sont « des parties de l'organisme qui, organisées pour un but donné, « sont néanmoins sans fonction. » (Hæckel, *Histoire de la création naturelle*. Trad. française, p. 254.) Testut (*Les Anomalies musculaires et la théorie de l'évolution*. « Revue scientifique », 22 mars 1884) n'est pas moins affirmatif :

« La théorie de la descendance nous apprend que les organes

« rudimentaires sont des parties du corps qui, dans le cours « des siècles, sont graduellement devenues hors de service. Ces « organes avaient des fonctions déterminées chez nos ancêtres « animaux, mais chez nous ils sont absolument sans valeur « physiologique. De nouvelles adaptations les ont rendus inu- « tiles, mais ils n'en ont pas moins été transmis de génération « en génération et ont ainsi rétrogradé lentement. »

Nous avons déterminé les conditions d'apparition des organes rudimentaires; nous avons signalé les phénomènes d'arrêt de développement de certaines de leurs parties, l'atrophie consécutive de certains segments et la persistance de certaines pièces pendant toute la durée de l'existence. Les faits sont-ils d'accord avec la théorie précédente qui en fait des organes sans usage, n'existant qu'à titre de souvenir, de bagage inutile? Sans engager de polémique, bornons-nous à citer les auteurs suivants qui, à nos yeux, font preuve d'une observation profonde, nous donnant une idée plus juste de la réalité des choses que n'importe quelle considération théorique. J. Girard (*Traité du pied*, 1828, p. 351), après avoir décrit chez le porc les quatre doigts d'une longueur inégale et parfaitement semblables aux onglons des didactyles, ajoute :

« Les deux doigts du milieu servent constamment à l'appui; « les deux latéraux, dont l'un est externe et l'autre postérieur, « constituent deux appendices détachés, susceptibles de s'éloi- « gner des deux principaux onglons, et de donner par là même « plus de surface au pied du porc qui aime à vivre dans les « lieux boueux et humides. Tant que l'animal chemine sur des « terrains fermes et résistants, il prend son appui sur les deux « doigts du milieu; dès qu'il est dans les endroits mouvants, « peu consistants, les onglons latéraux lui deviennent d'un « grand secours : en s'écartant des antérieurs, ils donnent plus « d'assurance au pied, l'empêchent d'enfoncer plus facilement « et concourent à le débarrasser s'il se trouve embourbé. »

Quant aux ergots des ruminants, manquant de métacarpiens et de métatarsiens à l'état adulte, et réduits à deux petites phalanges sans relation avec l'os canon, ils pourraient sembler plus inutiles encore que les doigts latéraux des porcins. Tel n'est pas cependant notre avis. La conformation des extrémités est en rapport avec les mœurs et l'habitat de l'animal; c'est une vérité qui paraît banale, mais qui n'en est pas moins importante, toute théorie à part.

Voici, d'après Neville Goodmann (*Note on a three-toed Cow, Journal of Anotomy and Physiology*, vol. II, 1867), les avantages de la forme du pied chez le bœuf et le mouton :

« Les ruminants, dit-il, sont les congénères du bison et du « buffle ; ils fréquentent les rives basses et boueuses des rivières « et des marais, foulant des pieds la terre molle. Par consé- « quent, leurs extrémités ne doivent pas être rembourrées et « arrondies comme celles du chameau. Les métatarsiens et les « métacarpiens, quoique forts et solides, doivent être aussi « comprimés que possible. Autrement, il leur serait difficile « de retirer leurs pieds de la boue. Ces derniers n'ont pas besoin « d'être d'une pièce comme ceux du cheval, mais fendus de « façon qu'en enfonçant dans la terre molle sous le poids de « l'animal, les onglons s'écartent pour former une base de « sustentation de plus en plus large, qui les empêche d'enfon- « cer davantage. »

Nous ajoutons que les ergots, quoique d'un volume bien moindre, quoique peu solidement attachés, concourent efficacement, à notre avis, à élargir de beaucoup la base de sustentation. Bien que d'un usage non habituel, ces organes rudimentaires deviennent d'une utilité incontestable dès que l'animal se meut sur un terrain humide et peu consistant.

D'ailleurs nous avons vu en Laponie, et chacun peut le constater sur les spécimens donnés par M. le Professeur Pouchet au Jardin des Plantes, à quel point les ergots sont utiles au renne. Ces organes, au squelette rudimentaire, chez lui comme chez le bœuf et le mouton, élargissent tellement sa base de sustentation, que l'animal peut s'aventurer en toute sécurité et se mouvoir avec la plus grande agilité sur les couches de neige les plus épaisses et les plus molles.

Chez les solipèdes, le métacarpe et le métatarse se composent, dans les conditions normales, d'une pièce principale et de deux segments rudimentaires. Nous savons que ces derniers arrivent jusqu'au quart inférieur de l'os canon. Nous savons en outre que leur extrémité articulaire supérieure est en relation constante avec le carpe et le tarse ; chez le fœtus de cheval de 70$^{cm}$ de long, le diamètre de leur surface articulaire est pour chacun de

5 à 7$^{mm}$ ou 10 à 12$^{mm}$ pour les deux, tandis que le diamètre antéro-postérieur du métacarpien principal est de 15$^{mm}$ et son diamètre latéral de 2$^{cc}$,7. Ils supportent ainsi le poids du corps dans une certaine mesure.

Quant au volume de leurs diaphyses, voici les résultats des mensurations pratiquées sur un fœtus d'âne de 8$^{cm}$ et sur un cheval adulte. Chez le premier, la diaphyse du métacarpien principal a un diamètre antéro-postérieur de 0$^{mm}$,600 et un diamètre latéral de 1$^{mm}$. Les rudimentaires sont de volume égal, ont une forme arrondie et un diamètre de 0$^{mm}$,240. A cette époque, le volume de l'un des métacarpiens rudimentaires est à celui du métacarpien principal comme 1 est à 6.

Dans le jeune âge, ils sont unis au métacarpien principal par des ligaments interosseux très puissants, et pendant toute l'existence ils s'articulent avec lui, à leur extrémité supérieure, par une facette diarthrodiale. Plus tard, ils se fusionnent dans leur plus grande longueur avec le métacarpien principal ; mais, néanmoins, leur volume n'est pas à négliger dans l'appréciation de la résistance de l'os canon.

Chez le cheval adulte, le diamètre du métacarpien principal étant représenté, vers le tiers moyen, par 1, celui de chacun des métacarpiens accessoires le serait par 0,3 et au tiers supérieur le même rapport serait comme 1 est à 0,4 ; ce qui donne, en additionnant les diamètres des deux métacarpiens accessoires :

Le métacarpien principal est aux accessoires :

| | |
|---|---|
| Au 1/3 moyen comme............... | 1 est à 0,6 |
| Au 1/3 supérieur comme............. | 1 est à 0,8 |

Ces chiffres ont leur importance, à ne considérer que l'augmentation de masse de l'os canon ; mais il y a plus. Les métacarpiens et les métatarsiens rudimentaires constituent pour le métacarpien et le métatarsien principal une armature qui, au point de vue mécanique, en augmente notablement la résistance à la flexion latérale. Peut-être joueraient-ils également un certain rôle protecteur pour les vaisseaux du métacarpe et du métatarse dans leur trajet sur une région aussi exposée que l'est le canon.

Nous pensons donc que les organes rudimentaires précités ne

sont pas seulement là pour relier le monde organique présent au passé, pour nous servir de point de repère dans nos spéculations théoriques. Ils ont leurs attributs infiniment moindres, il est vrai, que les organes analogues dans d'autres groupes ; et dans le cas de monstruosité que les lois d'évolution nous permettent d'expliquer aussi aisément que les considérations relatives à l'atavisme, il serait du plus haut intérêt de comparer, au point de vue de l'appropriation des parties, les individus porteurs de deux ou plusieurs doigts complets avec les mammifères tels qu'ils sont constitués actuellement.

---

## CHAPITRE VIII.

### Marche de l'ossification dans les segments des extrémités.

#### § 1er. — Lieu d'apparition des points d'ossification primitifs.

Nous avons vu que les pièces cartilagineuses des extrémités apparaissent avec une régularité parfaite de haut en bas de la base du membre vers le bout terminal. Nous avons constaté qu'il n'en est pas de même dans le développement des points d'ossification primitifs, dans le nombre et le siège des points complémentaires, etc. Cette succession de phénomènes évolutifs a-t-elle réellement lieu sans aucun ordre ou est-il possible, par une étude comprenant tous les stades de développement, de se rendre compte des conditions générales de l'ossification et des faits qui s'y rattachent intimement?

Tel est le problème que nous nous sommes posé et que nous tâcherons d'aborder dans les paragraphes qui suivront. N'ayant rien à ajouter aux détails donnés plus haut sur le début de la vascularisation et de l'ossification dans les pièces carpiennes et tarsiennes, nous nous contenterons d'indiquer que l'une et l'autre précèdent, en général, comme cela ressortira de ce que nous allons voir, la pénétration des vaisseaux dans les extrémités cartilagineuses des rayons digitaux faisant suite au carpe et au tarse.

A quel niveau du segment cartilagineux l'anse vasculaire primitive pénètre-t-elle? Ce point se trouve-t-il situé à la même distance des extrémités du segment cartilagineux, puis osseux : 1° à l'apparition du point primitif et des points complémentaires ; 2° chez l'adulte.

Chez le fœtus humain de $\frac{7^{cm}}{10}$, l'orteil du milieu présente, sur le métatarsien, un point ostéoïde distant de $1^{mm},75$ de l'extrémité : 1° à l'apparition du point primitif ; 2° au moment de la production des points complémentaires ; 3° chez l'adulte.

De même le métatarsien externe d'un fœtus de $\frac{9^{cm}}{12}$ offre un point osseux situé à une distance de $2^{mm}$ de l'extrémité postérieure et à une distance égale de l'extrémité antérieure.

Chez le fœtus de chien de $6^{cm}$ de long, le métacarpien du doigt externe nous montre un point ostéoïde éloigné de $1^{mm},5$ de l'extrémité carpienne et de $1^{mm},5$ également de l'extrémité phalangienne. Pour les autres doigts, cette distance est de $2^{mm}$. Quant aux premières phalanges, longues de $1^{mm},50$, le point ostéoïde, haut de $0^{mm},15$, se trouve situé au milieu de la longueur du segment.

Chez le fœtus de rat de $4^{cm}$ de long, les métacarpiens longs de $2^{mm}$ possèdent à leur centre un point ostéoïde de $0^{mm},5$, et les premières phalanges, longues de $1^{mm}$ au même niveau, un point chondroïde de $0^{mm},15$.

Chez le fœtus de porc de $7^{cm}$, les métacarpiens principaux ont déjà une extrémité cartilagineuse supérieure de $1^{mm},50$, et une inférieure de $1^{mm},75$. Il est vrai que le point osseux primitif atteint déjà $1^{mm}$. Les métacarpiens latéraux ont de même une extrémité supérieure de $1^{mm},15$ et une inférieure de $1^{mm},25$.

Les premières phalanges ont un point ostéoïde éloigné des deux extrémités de $0^{mm},70$.

Chez le fœtus de porc de $8^{cm}$ de long, l'écart est encore plus prononcé : le point osseux est distant de $1^{mm},5$ de l'extrémité métacarpienne supérieure et de $2^{mm}$ de l'extrémité inférieure du métacarpe. Mais pour la première phalange, la distance du point ostéoïde, long de $0^{mm},25$, est de $0^{mm},74$ de chaque extrémité.

Sur le fœtus de veau de $7^{cm}$, le métacarpe possède déjà un point osseux primitif de $3^{mm}$, éloigné de l'extrémité supérieure de $1^{mm},6$ et de l'inférieure de $2^{mm}$. Sur la patte postérieure, la longueur du point osseux étant de $4^{mm}$, l'extrémité cartilagineuse supérieure atteint $2^{mm}$ et l'inférieure $3^{mm}$.

Sur le fœtus de mouton de $10^{cm}$ de long, les premières phalanges possèdent un point ostéoïde central éloigné de 1$^{mm}$ de chaque extrémité.

Chez le fœtus de cheval de 9$^{cm}$ de long, le point osseux primitif du métatarsien principal est haut de 2$^{mm}$, distant de l'extrémité phalangienne de 2$^{mm}$,70, et, de 2$^{mm}$,50 de l'extrémité tarsienne. La première phalange possède un point chondroïde, au centre, à 1$^{mm}$ de chaque extrémité.

Sur le fœtus de 13$^{cm}$ de long, le métacarpien principal est pourvu d'un point osseux primitif haut de 6$^{mm}$, éloigné de l'extrémité phalangienne de 4$^{mm}$ et de l'extrémité carpienne de 3$^{mm}$. La première phalange a un point osseux de 1$^{mm}$ de long, distant de 1$^{mm}$,25 de l'extrémité distale et de 1$^{mm}$,25 de l'extrémité proximale.

Le fœtus de 24$^{cm}$ offre, sur le métacarpien principal, un point osseux de 15$^{mm}$, une extrémité cartilagineuse supérieure de 4$^{mm}$ et une inférieure de 6$^{mm}$. (Comparer fig. 43, 52, 53, 54.)

Les observations précédentes, prises sur des fœtus d'âge varié et d'espèces diverses, nous permettent d'en conclure les propositions suivantes :

1° Les segments cartilagineux des extrémités (métacarpe, métatarse, 1$^{re}$ et 2$^{e}$ phalanges) commencent à s'ossifier en un point central situé à égale distance des deux extrémités. Comme il est probable que la première anse vasculaire formera plus tard l'artère nourricière, le trou nourricier est, au début, également distant des deux extrémités.

2° Au fur et à mesure qu'on s'éloigne de cette période initiale, l'ossification s'étend plus rapidement dans un sens que dans l'autre, ou bien l'allongement d'une des extrémités cartilagineuses est plus énergique que celui de l'autre extrémité. Peut-être les deux phénomènes se produisent-ils simultanément. C'est surtout l'extrémité pourvue plus tard d'un point complémentaire qui s'accroît davantage en longueur.

Comme nous le savons, c'est au niveau du point ostéoïde que la première anse capillaire pénétrera dans le segment; c'est donc là que débutera la production de la substance osseuse proprement dite. Nous pouvons donc conclure de la position des points chondroïdes et ostéoïdes, à l'endroit précis où le premier vaisseau entrera dans le segment. *Ce sera constamment au milieu de la longueur des métacarpiens, des métatarsiens et des deux premières phalanges.* Nous avons eu le rare bonheur d'examiner un fœtus de cabiai de $4^{cm}$ de long, sur lequel nous avons pu assister à l'entrée du premier vaisseau dans un métatarsien : sur cette préparation, le vaisseau pénétrait perpendiculairement à l'axe du métatarsien et envoyait, obliquement, et de chaque côté, une branche longue de $0^{mm},25$ vers les extrémités proximale et distale du segment. Le point osseux et ostéoïde avait une longueur de $0^{mm},80$, occupait la partie moyenne du métatarsien et était suivi de part et d'autre d'une extrémité cartilagineuse variant de $1^{mm}$ à $1^{mm},5$ suivant le métatarsien examiné. Mais signalons encore que les deux extrémités cartilagineuses avaient au début la même longueur dans le même segment.

Les premières phalanges ne possédaient encore qu'un point chondroïde au centre.

Tous les auteurs, et Krause en particulier (*Handbuch der Menschlichen Anatomie*, 2e volume, 1879, p. 14), supposent qu'au début l'artère nourricière pénètre perpendiculairement dans le segment osseux. Comme nous l'avons relaté plus haut, nous avons eu la chance d'obtenir des préparations chez le fœtus de cochon d'Inde de $4^{cm}$ de long, où l'artère se montre pénétrant nettement dans une direction perpendiculaire aux métatarsiens. Il est probable que le vaisseau nourricier de tous les segments osseux prend cette direction au début. Nous avons constaté en outre que les branches naissant de ce tronc ont à l'origine une longueur et une distribution semblables vers le haut et vers le bas du segment. Plus tard, le trou nourricier (*foramen nutritium*) et le vaisseau nourricier principal ont généralement une direction oblique par rapport à l'axe du segment et le canal qui le contiendra, visible même sur les pièces sèches, se dirigera, soit vers l'extrémité supérieure, soit vers l'extrémité inférieure de l'os. A l'extrémité profonde du canal, les deux branches qui résultent de la division de l'artère principale prennent une direction différente : l'une se réfléchit pour prendre une direction opposée à celle de l'autre division qui continue le trajet du tronc artériel principal. Ce sont les premiers vaisseaux se développant dans l'os long, bien avant les vaisseaux des extrémités et formant un système vasculaire indépendant avant la soudure des épiphyses (1).

(1) Voir Ch. Robin (*Art. Os. Dict.*, Encyclop., p. 153).

### § 2. — Accroissement du point d'ossification primitif et des extrémités cartilagineuses des segments.

Quels sont les phénomènes de développement qui accompagnent l'ossification du point primitif jusqu'à l'apparition des points complémentaires? L'artère nourricière pénétrant d'abord au milieu du segment, comment se fait-il que plus tard le trou nourricier se trouve situé plus haut ou plus bas? Quelle est la direction qu'affecte l'artère nourricière?

Chez un enfant de dix-huit mois, le métacarpien de l'annulaire présente un trou nourricier s'ouvrant perpendiculairement sur la face interne. Il est situé à $9^{mm}$ du niveau supérieur de l'extrémité cartilagineuse inférieure, haute de $4^{mm}$, et à $5^{mm}$ du niveau inférieur de l'extrémité cartilagineuse carpienne, haute de $2^{mm}$. La première phalange présente son trou nourricier dirigé en bas, sur le bord externe de la face palmaire. Le trou est distant de $4^{mm},5$, de l'extrémité cartilagineuse inférieure (1), haute de $1^{mm},5$ et non vasculaire encore ; il est éloigné de $7^{mm}$ du cartilage supérieur vasculaire, haut de $2^{mm},5$. La deuxième phalange a son trou nourricier situé sur la face palmaire sur laquelle il s'ouvre perpendiculairement. Il est distant de $3^{mm},5$ de l'extrémité cartilagineuse inférieure, haute de $1^{mm}$, et de $5^{mm}$ du cartilage supérieur, haut de $2^{mm}$.

Ajoutons cette particularité : la portion ossifiée du corps du segment se termine, pour les métacarpiens par une surface convexe à l'extrémité supérieure (proximale) ; pour les deux premières phalanges par une surface semblable à l'extrémité inférieure (distale), tandis que l'extrémité inférieure de la portion osseuse du métacarpien présente une surface plane, de même que l'extrémité supérieure de la diaphyse des trois phalanges.

Les rapports d'étendue des extrémités cartilagineuses continuent à être relativement les mêmes chez l'enfant de cinq ans et de 6 ans et demi, ainsi que la forme des extrémités osseuses.

*Enfant de 5 ans.*

| | | | |
|---|---|---|---|
| Métacarpien (doigt du milieu). | Extrémité | supérieure... | $1^{mm},50$ |
| — | — | inférieure... | 7 ,00 |
| 1re phalange. | Extrémité | supérieure................. | $4^{mm},00$ |
| — | — | inférieure................ | $1^{mm},00$ |
| 2e phalange. | — | supérieure................ | $2^{mm},00$ |
| — | — | inférieure................ | $0^{mm},50$ |

(1) Quand je parle de l'extrémité cartilagineuse inférieure ou supérieure, j'entends indiquer la portion qui limite la partie ossifiée à chaque bout.

*Enfant de 6 ans et demi.*

| | |
|---|---|
| Métacarpien (doigt du milieu). Extrémité supérieure... | 2mm,00 |
| — — inférieure (à partir du cartilage synchondral)................... | 10mm,00 |
| 1re phalange. Extrémité supérieure................. | 4mm,00 |
| — — inférieure................... | 1mm,00 |
| 2e phalange. — supérieure................. | 3mm,00 |
| — — inférieure................... | 0mm,80 |

Les canaux nourriciers chez l'enfant de cinq ans et de six ans et demi, se dirigent en haut pour les métacarpiens et les métatarsiens, et en bas pour les deux premières phalanges. Chez le dernier en particulier, le trou nourricier du métacarpien (médius) se trouve distant de 1cm,50 de l'extrémité cartilagineuse supérieure et de 1cm,80 du cartilage synchondral. Pour la première phalange, le trou nourricier est éloigné de 1cm du cartilage inférieur et de 1cm,7 du cartilage synchondral. Pour la deuxième phalange, il se trouve distant de 5mm du cartilage inférieur et de 1cm du cartilage synchondral.

Nous ajoutons que pour les divers métacarpiens et métatarsiens, ainsi que pour les phalanges, la situation des trous nourriciers est variable chez l'homme, et nous verrons qu'il en est de même chez divers mammifères : c'est ainsi qu'habituellement chez l'homme adulte, le trou nourricier du métacarpien de l'index est situé un peu au-dessus du tiers supérieur de la face palmaire ; celui du médius se trouve au tiers supérieur de la face interne ; celui de l'annulaire au milieu de la longueur du métacarpien, à l'angle de réunion de la face interne et de la face palmaire, enfin celui du petit doigt au dessous du milieu de la face interne.

Pour le premier segment du pouce, le trou nourricier est au milieu du segment sur la face palmaire; pour la première phalange de l'index, au tiers inférieur et sur le bord externe de la face palmaire; pour la première phalange du médius et de l'annulaire au tiers inférieur et sur le bord interne de la face palmaire; enfin pour celle du petit doigt, il est situé au même niveau et sur le bord externe.

Sur l'enfant de six ans et demi, le trou nourricier est situé sur la face palmaire du premier segment du pouce, à une distance de 1cm,50 de l'extrémité carpienne, ainsi que de l'extrémité phalangienne. Il se dirige vers cette dernière.

Sur le second segment du pouce, long de $2^{cm},2$, le trou nourricier a une direction perpendiculaire à la face palmaire sur laquelle il se trouve à $13^{mm}$ de l'extrémité proximale et à $9^{mm}$ de l'extrémité distale.

Sur le dernier segment, il existe un trou nourricier à la face palmaire à $3^{mm}$ en avant de la plaque synchondrale. Il se dirige vers l'extrémité unguéale. En outre on aperçoit à la loupe plusieurs trous vasculaires à la jonction du corps de l'os et de la boucle en fer à cheval.

Chez le fœtus de Gibbon de six mois, le trou nourricier des métacarpiens est situé à $2^{mm}$ de l'extrémité carpienne et à $11^{mm}$ de la plaque synchondrale inférieure. Le canal nourricier est perpendiculaire à la face palmaire, quoique légèrement oblique vers l'extrémité phalangienne. Pour la première et la deuxième phalange, le trou nourricier se dirige vers l'extrémité distale dont il est éloigné de $6^{mm}$ (première phalange) et de $4^{mm}$ (deuxième phalange); tandis qu'il est distant de $6^{mm}$ du cartilage synchondral de la première phalange et de $5^{mm}$ de celui de la deuxième phalange.

La hauteur de l'extrémité cartilagineuse supérieure vasculaire des métacarpiens est de $2^{mm}$ et celle de l'extrémité inférieure de $3^{mm},5$.

Les mêmes extrémités de la 1re phalange ont :

| | |
|---|---|
| La supérieure | $1^{mm},80$ |
| L'inférieure | $1^{mm},00$ |

Celles de 2e la phalange ont :

| | |
|---|---|
| La supérieure | $1^{mm},50$ |
| L'inférieure | $0^{mm},60$ |

Chez un chien âgé d'un mois, le métatarsien (troisième doigt externe), présente un trou nourricier sur sa face interne, à direction oblique en haut. Il est situé à $9^{mm}$ de l'extrémité cartilagineuse supérieure, haute de $2^{mm}$ et à $8^{mm}$ de l'extrémité cartilagineuse inférieure, qui est distante de $4^{mm},5$ de l'extrémité articulaire phalangienne. Outre le trou nourricier principal, il existe à $2^{mm}$ plus haut, deux orifices vasculaires plus petits et à direction perpendiculaire à la face antérieure et à la face interne.

Le trou nourricier de la première phalange est situé sur sa face externe et se dirige en bas, il est distant de $3^{mm}$ de l'extrémité cartilagineuse inférieure, haute de $1^{mm}$ ; et, de $3^{mm},5$ de l'extrémité cartilagineuse supérieure haute de $3^{mm}$.

Chez un chien de deux mois, le canal nourricier s'ouvrant sur la face externe des métacarpiens (index et médius) se dirige obliquement en haut et le trou nourricier est éloigné de $2^{cm}$ de l'extrémité cartilagineuse supérieure, haute de $3^{mm}$; et de $1^{cm},40$ de l'extrémité cartilagineuse inférieure, haute de $5^{mm}$.

Sur les doigts plus externes, le trou nourricier se rapproche de l'extrémité carpienne ; c'est ainsi que sur le doigt le plus externe, où il y en a deux situés à peu près au même niveau, l'un sur la face interne et l'autre au bord antérieur, ils sont distants de l'extrémité phalangienne de $2^{cm}$, et du cartilage synchondral de $7^{mm}$, tandis qu'ils sont éloignés de l'extrémité carpienne de $1^{cm}$ seulement et de son cartilage de $8^{mm}$.

Les premières phalanges des quatre doigts externes sont pourvues chacune d'un trou nourricier, situé également sur la face externe et à direction oblique en bas vers l'extrémité digitale. Il est distant de $5^{mm}$ de l'extrémité cartilagineuse inférieure, haute de $3^{mm}$ ; et de $6^{mm}$ de l'extrémité cartilagineuse supérieure, haute de $6^{mm}$.

Les phalangines présentent deux trous nourriciers à direction perpendiculaire à la face interne, sur lesquels ils sont situés à $5^{mm}$ de l'extrémité articulaire inférieure et à $8^{mm}$ de l'extrémité articulaire supérieure. L'extrémité cartilagineuse supérieure est du double plus haute que l'inférieure.

Quant au pouce, la position et la direction des canaux nourriciers sont les mêmes que dans l'espèce humaine. Le premier segment du pouce, long de $1^{mm},8$ est pourvu d'un trou nourricier à direction oblique vers l'extrémité digitale, il est situé à $7^{mm}$ de l'extrémité articulaire inférieure et à $11^{mm}$ de l'extrémité articulaire carpienne.

Les deux autres segments reproduisent la disposition décrite sur les phalangines et les phalangettes des quatre doigts externes.

Le membre postérieur affecte un arrangement semblable à celui de la patte antérieure, quant à la position et à la direction des canaux nourriciers.

Chez un lapin de trente-trois jours, le deuxième doigt du pied de la patte postérieure, long de $27^{mm}$, présente, sur sa face plantaire, un trou nourricier se dirigeant vers l'extrémité tarsienne. Il est éloigné de cette dernière de $7^{mm}$ et du cartilage synchondral inférieur de $15^{mm}$.

La première phalange, longue de 12$^{mm}$, présente le trou nourricier sur la face interne et le canal qui lui fait suite se dirige vers l'extrémité distale. Il est distant de 4$^{mm}$ de celle-ci, de 6$^{mm}$ de l'extrémité métatarsienne et de 4$^{mm}$ du cartilage synchondral.

La deuxième phalange, longue de 8$^{mm}$, offre le trou nourricier sur sa face antérieure, près de son bord interne. Il est éloigné de 3$^{mm}$ de l'extrémité articulaire inférieure et de 5$^{mm}$, de l'extrémité articulaire supérieure; sa direction est perpendiculaire au segment osseux.

La phalange unguéale longue de 5$^{mm}$ présente plusieurs orifices vasculaires, près de la pointe et de chaque côté de l'extrémité articulaire, un trou vasculaire; l'un sur la face interne et l'autre sur la face externe de la phalangette.

Chez le fœtus de porc de 27$^{cm}$ de long, les métacarpiens principaux sont longs de 2$^{cm}$, le trou nourricier, situé sur la face postérieure, conduit dans un canal dirigé en haut; il est situé à 3$^{mm}$,50 de l'extrémité cartilagineuse supérieure, haute de 2$^{mm}$; et à 8$^{mm}$,50 du cartilage synchondral. L'extrémité cartilagineuse phalangienne du métacarpien est haute de 5$^{mm}$ et contient un point complémentaire de 2$^{mm}$.

La première phalange, longue de 8$^{mm}$, présente son trou nourricier sur la face interne dans laquelle il s'ouvre perpendiculairement. Il est distant de 2$^{mm}$,5 de la plaque synchondrale, à partir de laquelle l'extrémité supérieure a 2$^{mm}$,5, et présente déjà son point complémentaire. La distance du trou nourricier à l'extrémité cartilagineuse inférieure, haute de 1$^{mm}$, est de 2$^{mm}$.

La deuxième phalange, longue de 5$^{mm}$,6, présente deux trous nourriciers s'ouvrant perpendiculairement sur la face interne. Ils se trouvent au même niveau, l'un devant l'autre, à 0$^{mm}$,6 de la plaque synchondrale et à 2$^{mm}$ du cartilage inférieur. L'extrémité cartilagineuse supérieure, avec son point complémentaire, est haute de 2$^{mm}$ et l'extrémité inférieure de 1$^{mm}$.

Sur un veau de trois semaines, l'os canon est long de 16$^{cm}$ et les deux métacarpiens qui le forment sont soudés, sauf l'extrémité supérieure et inférieure. A 8$^{cm}$ de l'extrémité carpienne, chaque métacarpien présente, sur sa face postérieure, un trou nourricier de 0$^{mm}$,6 en bec de flûte, se dirigeant vers le carpe et situé près de la ligne de suture des deux os, chacun à une distance de $3^{mm}$ de cette dernière. Le trou nourricier est distant de $5^{cm}$ de la plaque synchondrale.

La première phalange présente sur sa face postérieure trois trous vasculaires dirigés en bas, distants de $17^{mm}$ de la plaque synchondrale à $3^{mm}$ du bord cartilagineux articulaire inférieur et à $12^{mm}$ de la partie inférieure osseuse de cette même extrémité.

La deuxième phalange a plusieurs trous vasculaires sur la face plantaire, ainsi que sur la face interne, les uns situés vers l'extrémité inférieure, les autres près de la plaque synchondrale.

Chez le fœtus de mouton de $24^{cm}$, chaque métacarpien est pourvu sur la face postérieure d'un trou nourricier qui s'ouvre près de la ligne de suture dans le canal se dirigeant vers le carpe. Ils sont situés au même niveau, à une distance de $1^{cm},7$ de l'extrémité cartilagineuse supérieure haute de $3^{mm}$; et à une distance de $13^{mm}$ de l'extrémité cartilagineuse inférieure haute de $5^{mm}$. La première phalange présente, sur sa face postérieure, un trou nourricier s'ouvrant perpendiculairement dans le tissu osseux; il est éloigné de $4^{mm}$ de l'extrémité cartilagineuse supérieure haute de $3^{mm}$ et de $2^{mm}$ de l'extrémité cartilagineuse inférieure haute de $2^{mm}$. Sur la deuxième phalange, le point osseux primitif occupe une longueur de $3^{mm}$; l'extrémité cartilagineuse supérieure est haute de $1^{mm},5$ et l'inférieure de $0^{mm},8$.

Le métatarse du même fœtus présente ses deux canaux nourriciers dirigés en haut sur la *face antérieure* : les trous sont éloignés de $12^{mm}$ de l'extrémité cartilagineuse supérieure, haute de $3^{mm}$, et de $17^{mm}$ du cartilage inférieur haut de $6^{mm}$.

De même un fœtus de mouton de $28^{cm}$ de long a ses trous nourriciers situés sur la face antérieure de chaque métatarsien; mais à des niveaux inégaux. Le métatarsien externe le présente à une distance de $18^{mm}$ du niveau inférieur du cartilage supérieur haut de $3^{mm}$ et l'interne à une distance de $16^{mm}$ de la même extrémité haute de $3^{mm}$. Par contre, le trou du métatarsien externe est distant de $2^{cm},10$ du niveau supérieur du cartilage inférieur, haut de $7^{mm}$, et celui du métatarsien interne est à $2^{cm},30$ de l'extrémité cartilagineuse inférieure, haute de $7^{mm}$ également.

Un fœtus de mouton de $52^{cm}$ de long nous a offert des dispositions semblables, et, sur l'os canon postérieur, les deux trous nourriciers étaient également situés sur la face *antérieure* des métatarsiens, tandis que les phalanges les avaient sur la face postérieure comme chez le veau. Le membre postérieur de ce dernier présentait les trous nourriciers sur la face postérieure de l'os canon, comme nous l'avons vu pour l'extrémité antérieure.

Sur le métatarsien principal du fœtus de cheval de $24^{cm}$ de long, le trou nourricier s'ouvre, sur la face postérieure, à une distance de $5^{mm}$ de l'extrémité cartilagineuse supérieure, haute de $5^{mm}$. Celle-ci est vasculaire et ses vaisseaux communiquent déjà avec ceux de la diaphyse. Le trou nourricier est éloigné, d'autre part, de $13^{mm}$ de l'extrémité cartilagineuse inférieure, haute de $6^{mm}$ et vasculaire dans sa moitié distale. La première phalange, longue de $7^{mm}$, possède un point d'ossification primitif haut de $2^{mm},5$ et situé à égale distance des deux extrémités.

Chez le fœtus de cheval de $38^{cm}$, le trou nourricier s'ouvre perpendiculairement sur la face postérieure du métatarsien. Il est situé à $2^{cm},50$ de l'extrémité cartilagineuse inférieure, haute de $9^{mm}$ et à $8^{mm}$ de l'extrémité cartilagineuse supérieure, haute de $6^{mm}$. La première phalange est longue de $8^{mm}$; le point d'ossification primitif est de $4^{mm}$. L'extrémité cartilagineuse supérieure est haute de $3^{mm}$, l'inférieure de $4^{mm}$.

Chez le fœtus de cheval de $70^{cm}$, le métacarpien principal présente son trou nourricier dirigé en bas à une distance de $3^{cm}$ de l'extrémité cartilagineuse supérieure, haute de $1^{cm}$ et à une distance de $4^{cm},8$ de l'extrémité cartilagineuse inférieure, haute de $2^{cm}$. Les rapports sont les mêmes pour le métatarsien ; le trou nourricier est éloigné de $2^{cm},5$ du niveau inférieur de l'extrémité cartilagineuse tarsienne, haute de $11^{mm}$, et de $7^{cm}$ du niveau supérieur de l'extrémité inférieure, haute de $2^{cm}$. La première phalange présente deux trous nourriciers à direction perpendiculaire : l'un, sur la face antérieure, distant de $4^{mm}$ de l'extrémité cartilagineuse supérieure haute de $1^{cm}$, et de $9^{mm}$ de l'extrémité cartilagineuse inférieure haute de $7^{mm}$; l'autre, situé sur la face postérieure, est éloigné de $10^{mm}$ de l'extrémité cartilagineuse supérieure et de $3^{mm}$ de l'extrémité cartilagineuse inférieure.

Le point d'ossification primitif n'a pas encore paru sur la deuxième phalange.

Les métatarsiens accessoires du même fœtus sont longs de $8^{cm}$

et présentent leurs trous nourriciers à la même hauteur que le métatarsien principal. L'artériole qui y pénètre m'a semblé se détacher du même tronc qui fournit l'artère nourricière à ce dernier. Le trou nourricier pénètre dans les métatarsiens accessoires sur le bord postérieur, à l'angle formé par la face externe et la face interne, et à l'encontre du canal nourricier du métatarsien principal, celui des deux accessoires se dirige en haut vers l'extrémité tarsienne. Les trous nourriciers sont éloignés de $3^{cm}$ du niveau inférieur de l'extrémité cartilagineuse supérieure, haute de $7^{mm}$ et de $4^{cm}$ de la pointe inférieure complètement ossifiée.

Chez un poulain de trois semaines, le métatarsien est long de $25^{cm},50$ et possède un trou nourricier d'un diamètre de $4^{mm}$, situé sur la face postérieure à une distance de $8^{cm},50$ de l'extrémité tarsienne, et de $7^{cm},50$ du cartilage synchondral supérieur; de $17^{cm}$ de l'extrémité phalangienne, et de $14^{cm}$ du cartilage synchondral inférieur.

La direction du canal nourricier est particulière chez les solipèdes, tandis que chez tous les autres mammifères en général, sauf le singe, *il est tourné vers l'extrémité tarsienne ou carpienne*, chez les solipèdes, *il se dirige vers l'extrémité phalangienne de l'os canon.* Ajoutons que le trou nourricier est unique chez les solipèdes, et non double comme chez les ruminants où l'os canon résulte de la soudure de deux métacarpiens ou métatarsiens.

La première phalange est longue de $6^{cm}$; son trou nourricier, d'un diamètre de $2^{mm}$, s'ouvre perpendiculairement sur la face postérieure et se dirige ainsi vers le canal médullaire. Il est éloigné de $4^{cm}$ de l'extrémité métacarpienne et de $3^{cm}$ du cartilage synchondral supérieur; de $2^{cm}$ de l'extrémité articulaire inférieure et de $1^{cm},5$ du cartilage synchondral inférieur.

La deuxième phalange, de forme cuboïde (le diamètre longitudinal étant de $4^{cm},5$ sur la face postérieure, de $3^{cm}$ sur la face antérieure, le diamètre latéral étant de $4^{cm}$ et l'antéro-postérieur de $2^{cm}$), offre trois trous nourriciers : deux sont situés au milieu de la face latérale externe et ont un diamètre de $0^{mm},8$ à $1^{mm}$, le troisième se trouve au milieu de la face latérale interne et a un diamètre de $0^{mm},5$.

Chez le Dauw, près de la naissance, le métatarsien principal, long de $9^{cm}$, est pourvu d'un trou nourricier unique, d'un diamètre de $1^{mm}$, et le canal qui lui fait suite se dirige vers l'extrémité phalangienne. Il est situé à $2^{cm},60$ de l'extrémité carpienne, haute de $6^{mm}$, sur la face postérieure du métatarsien. Il est distant de $5^{cm},50$ de l'extrémité inférieure haute de $1^{cm},12$. Le trou nourricier unique de la première phalange est situé sur le bord interne de la face antérieure, à $1^{cm}$ de l'extrémité articulaire inférieure et à $1^{cm}$ de l'extrémité métatarsienne. Sa direction, ainsi que celle du canal nourricier, est perpendiculaire à la face antérieure.

La deuxième phalange (diamètre longitudinal, $1^{cm}$ ; diamètre latéral, $1^{cm},50$ ; diamètre antéro-postérieur, $8^{mm}$) a un point d'ossification primitif de $4^{mm}$ de haut, de $6^{mm}$ de diamètre dans le sens antéro-postérieur. Le point d'ossification a commencé au milieu de la face postérieure où pénètre une artériole de $0^{mm},5$, et le tissu osseux est séparé de la face antérieure par une lame cartilagineuse de $1^{mm}$ d'épaisseur.

Pour résumer les points principaux qui ressortent de cette étude des faits, nous voyons :

1° Que le canal nourricier se dirige chez la plupart des mammifères vers l'extrémité carpienne et tarsienne (homme, carnassiers, rongeurs, porc, ruminants) ; vers l'extrémité distale, par contre, chez les solipèdes et probablement chez le singe. Comme nous n'avons eu à notre disposition qu'un fœtus et un singe très jeunes, où le trou nourricier était très petit, nous avons dû introduire une soie dans le canal nourricier, et c'est ainsi que nous avons constaté que cette dernière se dirigeait vers l'extrémité distale. Peut-être ce moyen de contrôle n'est-il pas suffisant.

2° Que le canal nourricier se dirige vers l'extrémité distale pour les deux premières phalanges, et que chez quelques espèces, il est perpendiculaire à l'axe de ces segments.

La connaissance de ces faits nous mène à l'examen des théories qu'on a émises sur la direction des canaux nourriciers et sur l'influence que cette direction exercerait sur l'apparition des points complémentaires.

§ 3. — **Le développement explique-t-il la direction du canal nourricier?**

Humphry (*Medico-chirurgical transactions ;* London, 1861, vol. XLIV) et Ollier (*Société de Biologie de Paris*, 2e série, 1872) ont prouvé par l'expérimentation que l'humérus, le péroné et le tibia s'allongent surtout par leurs extrémités supérieures, tandis que le fémur, le cubitus et le radius s'accroissent plus rapidement à leurs extrémités inférieures.

Krause (*loc. cit.*, p. 15), se fondant sur ces faits, a émis la théorie suivante pour expliquer la direction différente que prend l'artère nourricière selon le segment osseux que l'on examine. Il admet théoriquement une direction perpendiculaire de l'anse vasculaire par rapport au segment osseux; nous avons pu constater la vérité de cette supposition. « Si les os grandissent « trop lentement, dit-il, les vaisseaux nourriciers se dirigent « vers l'extrémité proximale ou interne ; s'ils s'accroissent « surtout vers l'extérieur (extrémité distale), les vaisseaux « nourriciers se dirigent en dehors (côté distal). Ceci expli- « querait l'allongement moindre de l'extrémité proximale des « métacarpiens et des métatarsiens. Sur les phalanges, ce serait « le contraire. . . . . . . . . . . . . . . . .

« Le fait général consisterait en ce que les troncs fournissant « les artères nourricières seraient fixés définitivement dans les « tissus mous environnants. Pendant que les tissus muscu- « laires, les tendons, la peau et la plupart des segments osseux « s'accroissent vers l'extérieur (du côté distal), les vaisseaux « sont entraînés dans le même sens ; mais quand un segment « osseux reste en retard dans sa croissance, les vaisseaux qui « sont fixés dans les tissus mous ne laissent pas que de devenir « récurrents, c'est-à-dire se dirigent vers l'extrémité proxi- « male. »

Nous avons vu que chez le fœtus de porc de $7^{cm}$ et de $8^{cm}$, chez celui de veau de $7^{cm}$ de long, cette théorie expliquerait la direction du canal nourricier vers l'extrémité proximale, puisque l'allongement du métatarsien ou du métacarpien est plus marqué en haut qu'en bas. Chez le fœtus de cheval de $9^{cm}$ et $13^{cm}$, nous avons vu également l'extrémité distale de ces segments plus prononcée que leur extrémité proximale, et cependant *le canal nourricier se dirige constamment vers l'extrémité distale*, Mais ces derniers faits n'étant pas en nombre suffisant et ne se rapportant qu'à des sujets très jeunes, nous allons résumer les observations que nous avons données plus haut en détail et qui ont trait à toute la durée du développement jusqu'à l'ossification.

Pour plus de clarté, nous mettons, sous forme de fractions, les distances du trou nourricier aux extrémités articulaires ; le numérateur représentera la distance du trou nourricier à l'extrémité articulaire supérieure, et le dénominateur l'autre bout :

*Enfant de 18 mois.*

| Métacarpien. $\frac{7^{mm}}{13}$ | 1re phalange. $\frac{9^{mm},5}{6}$ | 2e phalange. $\frac{7^{mm}}{4,5}$ |
|---|---|---|

*Enfant de 6 ans et demi.*

| Métarcapien. $\frac{17^{mm}}{28}$ | 1re phalange. $\frac{21^{mm}}{11}$ | 2e phalange. $\frac{13^{mm}}{5,80}$ |
|---|---|---|

*Fœtus de Gibbon.*

| Métacarpien. $\frac{4^{mm}}{14,5}$ | 1re phalange. $\frac{7^{mm},8}{7}$ | 2e phalange. $\frac{6^{mm},5}{4,6}$ |
|---|---|---|

*Chien âgé d'un mois.*

| Métatarsien....... $\frac{11^{mm}}{12,5}$ | 1re phalange....... $\frac{6^{mm},5}{4}$ |
|---|---|

*Fœtus de porc de 27cm.*

| Métacarpien. $\frac{5^{mm},5}{13,5}$ | 1re phalange. $\frac{5^{mm}}{3}$ | 2e phalange. $\frac{2^{mm},6}{3}$ |
|---|---|---|

*Fœtus de mouton de 24cm.*

| Métacarpien....... $\frac{20^{mm}}{18}$ | 1re phalange...... $\frac{7^{mm}}{4}$ |
|---|---|

Métatarsien du même........................ $\frac{15^{mm}}{23}$

*Fœtus de cheval.*

Fœtus de 24cm. Métatarsien.................. $\frac{10^{mm}}{19}$

38cm. Métatarsien.................. $\frac{14^{mm}}{34}$

— 70cm. Métacarpien.................. $\frac{40^{mm}}{68}$

*Dauw près de la naissance.*

Métatarsien................................. $\frac{32^{mm}}{67}$

L'inspection de ce tableau nous montre que la théorie de

Krause s'applique aux métacarpiens et aux métatarsiens, ainsi qu'aux deux premières phalanges chez l'enfant, le chien, le porc. Mais tandis qu'elle est également vraie pour les phalanges du singe, du mouton, elle est en défaut pour le métacarpien du mouton de 24$^{cm}$, et nous ajoutons celui de 28$^{cm}$, ainsi que pour le métacarpe et le métatarse des solipèdes. Quoique chez ces derniers la direction de l'artère nourricière soit l'opposé de ce qui existe chez la plupart des autres mammifères, l'extrémité inférieure de ces segments subit un allongement plus considérable que l'extrémité supérieure. Donc, l'accroissement de l'une des extrémités plus notable que l'autre ne détermine pas plus la direction que celle-ci ne règle l'accroissement (comparer fig. 21).

### § 4. — Direction du canal nourricier et son influence sur l'ossification.

Par l'exposé des points d'ossification tant primitifs que complémentaires, de l'époque de leur apparition, de leur nombre, les uns et les autres variables selon le groupe animal et selon le segment osseux, on voit combien la marche de l'ossification est irrégulière. « Quelques auteurs, dit Sappey (loc. cit., p. 107) n'ont « pas désespéré cependant de découvrir la loi qui tient l'ossifica- « tion sous sa dépendance et qui en règle la marche. — Les uns « ont invoqué la précocité des fonctions... — D'autres avaient « cru remarquer que l'ossification est d'autant plus prompte que « les os sont plus rapprochés du centre circulatoire...

Déjà en 1834, A. Bérard (*Mémoire de l'Académie des sciences*), a essayé de déterminer chez l'homme, « le rapport qui existe entre « la direction des conduits nourriciers des os longs et l'ordre sui- « vant lequel les épiphyses se soudent avec le corps de l'os ». Les conclusions de ce travail peuvent se résumer dans les propositions suivantes :

1° Dans un os long qui se développe par trois points principaux d'ossification, un pour le corps, un pour chaque extrémité, c'est l'extrémité vers laquelle se dirige le conduit nourricier qui se soude la première avec le corps de l'os.

2° Dans un os long qui se développe par deux points d'ossification, un pour le corps conjointement avec une des extrémités, un pour l'autre extrémité, c'est l'extrémité vers laquelle se dirige le conduit nourricier qui s'ossifie conjointement avec le corps.

3° La rapidité de la marche de l'ossification à partir du centre d'un os long vers les extrémités, plus prononcée dans un sens que dans l'autre, est le résultat de la vitesse plus considérable du cours du sang dans la branche directe de l'artère nourricière que dans la branche réfléchie ».

Bérard regarde les deux premières propositions comme incontestables; quant à la troisième, il la qualifie d'hypothétique et il ajoute qu'il se proposait de la vérifier par l'observation; mais nous ne sachions pas qu'il ait publié le résultat de ses recherches sur ce sujet.

Dans l'étude du développement des extrémités terminales chez les mammifères, nous n'avons que les segments de l'os canon et des deux premières phalanges chez les solipèdes offrant trois points d'ossification (1). Ici encore nous avons à éliminer les phalanges, puisque la direction des canaux nourriciers est perpendiculaire aux surfaces osseuses. Quant au métacarpien et au métatarsien principal, sur lesquels le canal nourricier se dirige vers l'extrémité distale, nous avons noté que le point complémentaire supérieur est pourvu de vaisseaux communiquant pleinement avec le système vasculaire de la diaphyse, alors que l'extrémité inférieure est encore séparée de la diaphyse par un cartilage synchondral non vasculaire. La conclusion de Bérard n'explique donc pas la précocité de la soudure de l'épiphyse supérieure métacarpienne et métatarsienne chez les solipèdes.

De même la seconde proposition est contraire aux faits observés chez les singes et les solipèdes concernant l'influence du sens du courant sur la position des points complémentaires. Remarquons que chez beaucoup de mammifères la direction des canaux nourriciers de la première phalange et principalement de la seconde, est perpendiculaire, ne s'inclinant pas plutôt vers l'une des extrémités que vers l'autre, et cependant nous voyons le point d'ossification siéger avec une constance remarquable à l'extrémité supérieure de ces segments.

Rendons justice aux relations établies par Bérard entre la direction des vaisseaux sanguins et le siège des points complémen-

(1) *Vachetta et Fogliata* ont, les premiers, annoncé que les segments des doigts (métacarpien, métatarsien et deux premières phalanges) chez les solipèdes, sont pourvus de trois noyaux d'ossification (*Stud. anatom. sulle falangi del cavallo. Pisa,* 1875).

taires; pour l'homme et un grand nombre de mammifères, les rapports sont exacts. Mais puisque nous avons rencontré des exceptions, nous ne nous contenterons pas de mettre les lois en défaut, mais nous tâcherons d'étudier les conditions plus générales de l'ossification.

En premier lieu, voyons si l'ossification s'étend plutôt dans un sens que dans l'autre. — En d'autres termes, la branche directe de l'artère nourricière donne-t-elle lieu à une ossification plus rapide que la branche réfléchie?

A cet effet, nous avons mesuré sur les fœtus de diverses espèces et à différents âges, la distance du point central où l'ossification a débuté (trou nourricier) aux deux bouts de la diaphyse.

Nous indiquerons dans le tableau suivant les hauteurs des bouts osseux à partir du trou nourricier, le numérateur représentant la longueur de la partie osseuse située au-dessus du trou nourricier et le dénominateur celle de la portion inférieure.

*Enfant âgé de 18 mois.*

Métacarpien. $\frac{5^{mm}}{9}$ | 1re phalange. $\frac{7^{mm}}{4,5}$ | 2e phalange. $\frac{5^{mm}}{3,5}$

*Enfant de 6 ans et demi.*

Métacarpien. $\frac{1^{cm},50}{1,80}$ | 1re phalange. $\frac{1^{cm},7}{1,0}$ | 2e phalange. $\frac{1^{cm},0}{5^{mm}}$

*Fœtus de Gibbon.*

Métacarpien. $\frac{2^{mm},0}{11,0}$ | 1re phalange. $\frac{6^{mm}}{6}$ | 2e phalange. $\frac{5^{mm}}{4}$

*Chien âgé d'un mois.*

Métatarsien......... $\frac{9^{mm}}{8}$ | 1re phalange........ $\frac{3^{mm},5}{3}$

*Chien de 2 mois.*

Métacarpien. Index......... $\frac{2^{cm}}{1,40}$ | 1re phalange............... $\frac{6^{mm}}{5}$

— Doigts externes. $\frac{7^{mm}}{8}$

*Lapin de 33 jours.*

Métatarse. $\frac{7^{mm},0}{15,0}$ | 1re phalange. $\frac{6^{mm}}{4}$ | 2e phalange. $\frac{5^{mm}}{3}$

*Fœtus de porc de 27cm de long.*

Métacarpien. $\frac{3^{mm},5}{8,5}$ | 1re phalange. $\frac{2^{mm},5}{2,0}$ | 2e phalange. $\frac{2^{mm}}{0,6}$

*Veau de 3 semaines.*

| | | | |
|---|---|---|---|
| Métacarpien........ | $\frac{8^{cm}}{5}$ | 1re phalange....... | $\frac{17^{mm}}{12}$ |

*Fœtus de mouton de $24^{cm}$.*

| | | | |
|---|---|---|---|
| Métacarpien......... | $\frac{17^{mm}}{13}$ | 1re phalange........ | $\frac{4^{mm}}{2}$ |
| Métatarsien......... | $\frac{12^{mm}}{17}$ | | |

*Fœtus de mouton de $28^{cm}$.*

| | |
|---|---|
| Métatarsien principal externe..................... | $\frac{18^{mm}}{21}$ |
| — interne..................... | $\frac{16^{mm}}{23}$ |

*Fœtus de Dauw.*

| | |
|---|---|
| Métatarsien................................. | $\frac{2^{cm},6}{5,50}$ |

*Fœtus de cheval.*

| | |
|---|---|
| De $24^{cm}$. Métatarsien.......................... | $\frac{5^{mm},0}{13}$ |
| De $38^{cm}$. — .......................... | $\frac{8^{mm},0}{25,0}$ |
| De $70^{cm}$. Métacarpien.......................... | $\frac{3^{cm},0}{4,8}$ |
| Poulain.................................. | $\frac{7^{cm},50}{14,0}$ |

Dans l'espèce humaine, l'ossification est plus rapide dans le sens de la branche réfléchie de l'artère nourricière, aussi bien pour les métacarpiens et les métatarsiens que pour les phalanges et les phalangines, en d'autres termes, du côté de l'extrémité où sera plus tard le point d'ossification complémentaire. C'est l'inverse de ce qu'a avancé Bérard et le fait se vérifie durant tout le temps de l'ossification à partir de l'enfant très jeune jusqu'au moment de l'établissement des points complémentaires.

Chez le gibbon, l'ossification est plus rapide dans le sens de l'artère nourricière (branche directe); il est vrai que sa direction sur les métacarpiens est inverse de ce qu'elle est chez l'homme; pour les phalanges, c'est l'opposé. Mais dans l'un et l'autre cas, l'ossification est plus rapide du côté où sera le point complémentaire.

Chez le chien, le canal nourricier du métacarpe et du métatarse se dirige du côté où l'ossification se fait le plus rapidement. Donc chez cet animal, l'extension du point primitif se fait plus vite du côté opposé à l'extrémité qui sera pourvue d'un point complémentaire. Pour les deux premières phalanges, c'est le contraire, c'est-à-dire la même chose que chez l'homme et le singe (phalanges). Chez le lapin, la marche de l'ossification est la même que chez l'homme.

Chez le porc, l'ossification se fait moins rapidement du côté de la branche directe pour le métacarpien et la première phalange; c'est le contraire pour la deuxième phalange.

Chez le fœtus de mouton de 24cm, le point primitif des métacarpiens et des phalanges s'étend plus rapidement dans le sens de la branche directe. Pour les métatarsiens du même fœtus, ainsi que pour celui de 28cm, c'est dans le sens contraire.

Chez le veau, l'ossification se fait plus rapidement du côté de la branche directe pour le métatarsien, c'est-à-dire à l'extrémité opposée où sera le point complémentaire. C'est le contraire pour les phalanges.

Chez le Dauw, c'est du côté de la branche directe que l'ossifition se fait le plus énergiquement. Comme la première et la deuxième phalanges ont leurs trous nourriciers au centre, l'ossification se fait avec une puissance égale dans les deux sens. Cette proposition est également vraie pour les métacarpiens, les métatarsiens, les phalanges et les phalangines des fœtus de chevaux. Chez les solipèdes, la distance du trou nourricier est donc plus grande du côté de l'extrémité des métacarpiens et des métatarsiens, qui sera pourvue du point complémentaire le plus étendu, quoique l'autre extrémité ait également un point complémentaire plus tard.

Nous concluons de ces faits que la proposition de Bérard, qui suppose que la vitesse du courant sanguin est plus grande dans la branche directe que dans la branche réfléchie et que l'ossification s'étend plus énergiquement dans le premier sens que dans l'autre, nous concluons, disons-nous, que cette hypothèse est tantôt d'accord avec les faits, tantôt elle est absolument infirmée par l'observation. Il y a plus : parfois et dans la même espèce, l'ossification du point primitif est d'abord plus rapide du côté où sera le point complémentaire et plus tard l'extension du point osseux se fera plus énergiquement vers l'extrémité manquant toujours de ce point. Ce fait, joint à l'observation du niveau différent où siègent les trous nourriciers des deux métatarsiens de mouton et sur lequel on observe des diaphyses de longueur égale et des extrémités cartilagineuses supérieures et inférieures de hauteur semblable, montre que la distance du trou nourricier, en un mot, le lieu d'entrée du sang dans le diaphyse n'a qu'une influence secondaire sur l'extension de l'ossification dans un sens plutôt que dans l'autre. En outre, en tenant compte des nombreuses artérioles, que le périoste fournit à la diaphyse outre l'artère ou les artères nourricières principales et qui contribuent puissamment à la nutrition du segment, on est amené à cette conclusion que le rôle de l'artère nourricière n'est pas aussi considérable que certains auteurs l'ont admis d'une façon complètement hypothétique. Il est vrai que ces différences s'expliqueraient en admettant un calibre plus considérable tantôt de la branche directe, tantôt de la branche réfléchie. Mais, pour vérifier cette supposition, il s'agirait de faire une série de recherches très délicates en pratiquant des injections sur des embryons et des fœtus de divers mammifères.

Quoiqu'il en soit, dans un os long qui se développe par deux points d'ossification, l'un pour le corps et pour l'une des extrémités, l'autre pour l'autre extrémité, c'est l'extrémité s'ossifiant par extension du point primitif, qui achève son ossification, alors que la plaque synchondrale marque encore nettement la limite entre la diaphyse et l'épiphyse.

Un fait remarquable, c'est que la surface qui termine les extrémités du point primitif a toujours une forme plane quand elle regarde l'extrémité où sera plus tard le point complémentaire, tandis que sa forme est courbe, la convexité tournée vers l'extrémité articulaire, quand celle-ci devra s'ossifier conjointement avec le corps. Ceci est vrai non seulement pour les os longs des extrémités possédant un seul point complémentaire, mais encore pour l'os canon des solipèdes et leurs deux premières phalanges : ces segments étant pourvus plus tard chacun d'un point complémentaire à chaque extrémité, la surface terminale des deux extrémités du point primitif présente une forme plane durant tout le cours du développement.

### § 5. — Cause anatomique de l'apparition du point d'ossification complémentaire.

Comme ce n'est ni la direction de l'artère nourricière, ni l'extension plus rapide du point d'ossification primitif vers l'une ou l'autre extrémité, qui peut expliquer l'apparition des points d'ossification complémentaires dans l'une de celles-ci, il convient d'examiner les conditions générales de développement des extrémités cartilagineuses.

Nous savons qu'au début de la production du point primitif, l'extrémité supérieure (proximale) et l'extrémité inférieure (distale) des métacarpiens, des métatarsiens et des deux premières phalanges sont de longueur égale, l'une et l'autre formée de cartilage non vasculaire. Nous nous sommes demandé : 1° quelle est l'extrémité cartilagineuse qui s'allonge le plus ; est-ce celle qui sera pourvue d'un point complémentaire ou l'autre ? 2° l'extrémité s'ossifiant conjointement avec la diaphyse sera-t-elle pourvue de vaisseaux sanguins plus tôt ou plus tard que l'extrémité pourvue d'un point complémentaire ?

Pour élucider la première question, nous avons mesuré, sur des fœtus de divers âges, la hauteur des extrémités cartilagineuses et nous représenterons ces longueurs par une fraction où le numérateur indiquera la hauteur de l'extrémité cartilagineuse supérieure, et le dénominateur, celle de l'extrémité inférieure.

*Enfant à la naissance.*

| | | | |
|---|---|---|---|
| Métacarpien (médius)... | $\frac{S}{I} = \frac{3^{mm}}{5}$ | Métatarsien (2e orteil). | $\frac{S}{I} = \frac{3^{mm},5}{5}$ |
| 1re phalange.......... | $\frac{S}{I} = \frac{3^{mm}}{2}$ | 1re phalange........ | $\frac{S}{I} = \frac{2^{mm},0}{1,2}$ |
| 2e phalange.......... | $\frac{S}{I} = \frac{2^{mm}}{1}$ | 2e phalange........ | $\frac{S}{I} = \frac{1^{mm},3}{1}$ |

*Enfant de 18 mois.*

| | | | |
|---|---|---|---|
| Métacarpien (annulaire et médius). | $\frac{\text{Extrémité cartilagineuse supérieure...}}{\text{Extrémité cartilagineuse inférieure...}} = \frac{2^{mm},0}{4}$ | | |
| 1re phalange (annulaire). | $\frac{S}{I} = \frac{2^{mm},5}{1,5}$ | 1re phalange (médius) .. | $\frac{S}{I} = \frac{3^{mm},0}{2}$ |
| 2e phalange........... | $\frac{S}{I} = \frac{2^{mm},0}{1}$ | 2e phalange........... | $\frac{S}{I} = \frac{2^{mm},0}{1}$ |

| *Enfant de 5 ans.* | | *Enfant de 6 ans et demi.* | |
|---|---|---|---|
| Métacarpien (médius). | $\frac{S}{I} = \frac{1^{mm},5}{7}$ | Métacarpien (médius). | $\frac{S}{I} = \frac{2^{mm},0}{10}$ |
| 1re phalange........ | $\frac{S}{I} = \frac{4^{mm},0}{1}$ | 1re phalange........ | $\frac{S}{I} = \frac{4^{mm},0}{1}$ |
| 2e phalange........ | $\frac{S}{I} = \frac{2^{mm},0}{0,50}$ | 2e phalange........ | $\frac{S}{I} = \frac{3^{mm},0}{0,80}$ |

*Fœtus de Gibbon de 6 mois.*

Métacarpien.......................... $\frac{S}{I} = \frac{2^{mm},0}{3,5}$

1re phalange.......................... $\frac{S}{I} = \frac{1^{mm},80}{1}$

2e phalange.......................... $\frac{S}{I} = \frac{1^{mm},50}{0,60}$

*Fœtus de chien de 14cm de long.*

Métacarpien....... $\frac{S}{I} = \frac{1^{mm},8}{2,5}$

1re phalange...... $\frac{S}{I} = \frac{1^{mm},50}{1}$

2e phalange, même longueur, ou 0mm,5 pour l'extrémité sup. et inf.

*Jeunes chiens à la naissance.*

Métacarpien...... $\frac{S}{I} = \frac{2^{mm},0}{3,5}$

1re phalange...... $\frac{S}{I} = \frac{1^{mm},75}{1,00}$

2e phalange...... $\frac{S}{I} = \frac{0^{mm},75}{0,60}$

*Chien âgé d'un mois.*

Métatarsien....... $\frac{S}{I} = \frac{2^{mm},00}{4,50}$

1re phalange...... $\frac{S}{I} = \frac{3^{mm},00}{1}$

2e phalange...... $\frac{S}{I} = \frac{1^{mm},25}{0,70}$

*Chien âgé de 2 mois.*

Métatarsien....... $\frac{S}{I} = \frac{3^{mm},00}{5}$

1re phalange...... $\frac{S}{I} = \frac{6^{mm},00}{3}$

2e phalange...... $\frac{S}{I} = \frac{2^{mm},00}{1}$

*Tigre à la naissance.*

Métacarpien (médius) $\frac{S}{I} = \frac{2^{mm},5}{4}$

1re phalange....... $\frac{S}{I} = \frac{2^{mm},00}{1,20}$

2e phalange........ $\frac{S}{I} = \frac{1^{mm},50}{1,00}$

Segments du pouce :

1er segment...... $\frac{S}{I} = \frac{2^{mm},50}{1,50}$

2e segment....... $\frac{S}{I} = \frac{2^{mm},00}{1,50}$

*Fœtus de lapin de 7cm de long.*

Métacarpien........ $\frac{S}{I} = \frac{1^{mm},0}{1,25}$

1re phalange....... $\frac{S}{I} = \frac{0^{mm},6}{0,5}$

2e phalange....... $\frac{S}{I} = \frac{0^{mm},5}{0,5}$

*Fœtus de lapin à terme.*

Métatarsien........ $\frac{S}{I} = \frac{1^{mm},5}{2}$

1re phalange....... $\frac{S}{I} = \frac{1^{mm},8}{1}$

2e phalange....... $\frac{S}{I} = \frac{0^{mm},7}{0,5}$

*Lapin âgé de 33 jours.*

Chez le lapin de 33 jours, l'extension du point primitif est achevée jusqu'auprès de l'extrémité supérieure des métacarpiens et des métatarsiens, ainsi qu'aux extrémités inférieures de la 1re et de la 2e phalange des quatre doigts externes. L'épiphyse inférieure des métacarpiens et des métatarsiens haute de 3mm ainsi que l'épiphyse supérieure de la 1re et de la 2e phalange, haute de 2mm, sont séparés par un cartilage synchondral de 1mm environ de la diaphyse correspondante.

*Fœtus de porc de 14cm de long.*

Métatarsiens principaux. $\frac{S}{I} = \frac{2^{m},00^{m}}{3}$

*Fœtus de porc de 16cm de long.*

Métatarsiens principaux. $\frac{S}{I} = \frac{2^{mm},5}{3,5}$

1re phalange.......... $\frac{S}{I} = \frac{2^{mm},5}{1}$

2e phalange.......... $\frac{S}{I} = \frac{1^{mm},0}{0,6}$

*Fœtus de porc de 20cm de long.*

Métacarpiens principaux. $\frac{S}{I} = \frac{1^{mm},60}{2,40}$

1re phalange.......... $\frac{S}{I} = \frac{1^{mm},40}{0,5}$

2e phalange........... $\frac{S}{I} = \frac{0^{mm},75}{0,4}$

*Fœtus de porc de 27cm de long.*

Métacarpiens principaux. $\frac{S}{I} = \frac{2^{mm},0}{5}$

1re phalange.......... $\frac{S}{I} = \frac{2^{mm},5}{1}$

2e phalange........... $\frac{S}{I} = \frac{2^{mm},0}{1}$

*Fœtus de veau de 9cm de long.*

Métacarpien........................ $\frac{S}{I} = \frac{2^{mm},6}{5}$

1re phalange........................ $\frac{S}{I} = \frac{2^{mm},10}{1}$

*Fœtus de mouton de 24cm de long.*

Métacarpiens principaux. $\frac{S}{I} = \frac{3^{mm},0}{5}$

1re phalange.......... $\frac{S}{I} = \frac{3^{mm},0}{2}$

2e phalange........... $\frac{S}{I} = \frac{1^{mm},5}{0,8}$

*Fœtus de mouton de 28cm de long.*

Métatarsiens principaux. $\frac{S}{I} = \frac{3^{mm},0}{7}$

1re phalange.......... $\frac{S}{I} = \frac{3^{mm},0}{2}$

2e phalange........... $\frac{S}{I} = \frac{2^{mm},0}{1}$

*Fœtus de cheval de 9cm de long.*

Métatarsien principal. $\frac{S}{I} = \frac{2^{mm},50}{2,70}$

1re phalange, cartilagineuse.
2e phalange, cartilagineuse.

*Fœtus de cheval de 13cm de long.*

Métatarsien principal. $\frac{S}{I} = \frac{3^{mm},00}{4}$

1re phalange....... $\frac{S}{I} = \frac{1^{mm},25}{1,25}$

2e phalange, cartilagineuse.

*Fœtus de cheval de 24cm de long.*

Métacarpien principal. $\frac{S}{I} = \frac{5^{mm},0}{6}$

1re phalange........ $\frac{S}{I} = \frac{4^{mm},5}{4,5}$

2e phalange, cartilagineuse.

*Fœtus de cheval de 38cm de long.*

Métatarsien principal. $\frac{S}{I} = \frac{6^{mm},0}{9}$

1re phalange........ $\frac{S}{I} = \frac{3^{mm},0}{4}$

2e phalange, cartilagineuse.

*Fœtus de cheval de 70cm de long.*

Métacarpien.......... $\frac{S}{I} = \frac{1^{cm},0}{2}$

1re phalange......... $\frac{S}{I} = \frac{1^{cm},0}{7^{mm}}$

2e phalange, longue de 1cm, présente un point primitif haut de 4mm situé au centre.

*Fœtus de Dauw.*

Métatarsien principal.. $\frac{S}{I} = \frac{6^{mm},0}{1^{cm},12}$

1re phalange........ $\frac{S}{I} = \frac{4^{mm}}{5}$

2e phalange......... $\frac{S}{I} = \frac{3^{mm},0}{3}$

Sur le pied postérieur, la 2e phalange du fœtus de cheval de $70^{cm}$ est longue de $1^{cm}$ et présente également un point osseux primitif, haut de $4^{mm}$.

L'examen des mensurations précédentes met hors de doute les points suivants :

1° Le tissu cartilagineux, manquant au début de vaisseaux, non seulement se nourrit énergiquement, c'est-à-dire emprunte de proche en proche, et cela à une distance de plusieurs millimètres, les principes immédiats qu'il assimile et restitue les principes désassimilés, mais encore il s'accroît considérablement en augmentant de diamètre dans tous les sens, surtout en longueur.

2° L'extrémité cartilagineuse qui possédera un point complémentaire est, chez tous les animaux examinés, autant pour les métacarpiens et les métatarsiens que pour les deux premières phalanges, le siège d'un allongement plus grand que l'extrémité cartilagineuse qui s'ossifiera conjointement avec la diaphyse.

De même on remarquera que chez les solipèdes, l'extrémité distale du métacarpien et du métatarsien principal se développe plus en longueur que l'extrémité proximale; la première possédant un point complémentaire plus étendu et se soudant avec la diaphyse plus tard que la seconde. Pour les deux premières phalanges, les conditions sont chez ces animaux à peu près les mêmes pour les deux bouts.

Quant à la marche de la vascularisation des extrémités cartilagineuses, voici ce que nous avons observé concernant l'époque où les vaisseaux pénètrent dans l'une ou l'autre extrémité de chaque segment, et le moment où ils se mettent en rapport avec ceux de la diaphyse. On sait que les orifices d'entrée (*foraminula nutritia*) de ces vaisseaux sont très nombreux, visibles à l'œil nu sur les pièces sèches, quoique d'un diamètre plus petit que celui de l'artère ou des artères nourricières de la diaphyse.

Chez l'enfant à la naissance, ni l'extrémité supérieure, ni l'inférieure des métatarsiens et des métacarpiens ne sont vasculaires encore, quoique les pièces carpiennes et tarsiennes soient la plupart sillonnées de vaisseaux. Chez l'enfant de dix-huit mois, les extrémités supérieure et inférieure des métacarpiens et des métatarsiens sont vascularisées, ainsi que l'extrémité cartilagineuse supérieure des premières phalanges, tandis que les parties cartilagineuses situées au-dessous, ne le sont pas encore et ne le deviendront que vers deux à trois ans.

Chez le chien à la naissance, l'extrémité carpienne des métacarpiens est vascularisée comme l'extrémité cartilagineuse phalangienne. En outre, on voit des prolongements vasculaires de quelques centièmes de millimètre pénétrer dans le cartilage de l'extrémité supérieure et inférieure des premières phalanges, mais sans arriver au centre de l'extrémité cartilagineuse.

Chez le chien âgé d'un mois, les deux premières phalanges ont leurs extrémités supérieures et inférieures pourvues de vaisseaux.

Chez le chat à la naissance, la vascularisation s'étend aux premières phalanges.

Chez un tigre à la naissance, les deux extrémités cartilagineuses des métacarpiens et des métatarsiens, ainsi que celles des premières et des deuxièmes phalanges sont vasculaires. Les vaisseaux sont plus abondants dans l'extrémité distale des métacarpiens et dans l'extrémité proximale des phalanges.

Le lapin à la naissance, ne présente encore que des extrémités cartilagineuses non vasculaires sur les segments des doigts, sauf aux métacarpiens et aux métatarsiens où les vaisseaux commencent à pénétrer à l'extrémité carpienne ou tarsienne et à l'extrémité phalangienne.

Chez un fœtus de porc de $14^{cm}$, les vaisseaux entrent dans les cartilages du carpe et du tarse, ainsi que dans les extrémités supérieure et inférieure des métatarsiens et des métacarpiens. Sur les phalanges, elles ne sont pas encore vasculaires. Sur un fœtus de $16^{cm}$, les phalanges des métacarpiens principaux commencent à devenir également vasculaires, tandis que celles des métacarpiens latéraux ne le sont pas encore.

Sur le fœtus de porc de $20^{cm}$ de long, nous assistons, sur les phalanges des ergots, au début de la vascularisation. La tête articulaire des métacarpiens est formée de cartilage vascularisé, sauf une bande non vasculaire qui le sépare de la diaphyse. La première phalange a une extrémité cartilagineuse métacarpienne de $1^{mm},40$ de haut, vasculaire sur une hauteur de $0^{mm},8$ et non vasculaire dans la bande intermédiaire entre elle et le corps de l'os. L'extrémité inférieure, haute de $0^{mm},5$ au milieu, n'est pas vasculaire au centre, tandis qu'à la périphérie où le cartilage est haut de

$1^{mm}$, les vaisseaux venant des tissus avoisinants traversent le périchondre et arrivent dans le cartilage. La deuxième phalange possède une extrémité supérieure, haute de $0^{mm},75$, dont $0^{mm},5$ sont vasculaires, tandis que la portion avoisinant la diaphyse manque de vaisseaux. L'extrémité inférieure de la phalangine manque de vaisseaux, tandis que l'extrémité articulaire de la phalangette est vasculaire sur la moitié supérieure de son étendue, qui est de $1^{mm}$.

Sur le fœtus de porc de $27^{cm}$, on peut constater, au moment de la production des points complémentaires, que la plaque synchondrale n'est pas traversée par les vaisseaux, tandis qu'à l'extrémité des premières et des deuxièmes phalanges, où il ne se produira pas de point complémentaire, les vaisseaux provenant de la portion ossifiée de la diaphyse et se distribuant principalement au centre de l'extrémité cartilagineuse sont en pleine communication avec les vaisseaux qui ont pénétré à travers le périchondre de l'extrémité articulaire. Ces derniers se sont distribués surtout à la périphérie de l'extrémité cartilagineuse.

Le fœtus de veau de $9^{cm}$ de long n'a pas encore de vaisseaux dans les extrémités articulaires des doigts.

Chez un veau de $16^{cm}$ de long, l'extrémité cartilagineuse supérieure des métacarpiens principaux est vasculaire sur une étendue de $2^{mm}$ et séparée de la portion osseuse par une bande cartilagineuse non vasculaire de $0^{mm},6$. L'extrémité inférieure des mêmes est vasculaire sur une longueur de $4^{mm}$ et non vasculaire du côté de la diaphyse sur une étendue de $1^{mm}$. De même l'extrémité métacarpienne des premières phalanges est vasculaire sur une longueur de $1^{mm},5$ et non vasculaire sur une étendue de $0^{mm},6$. Les extrémités cartilagineuses inférieures ne sont pas encore pourvues de vaisseaux.

Chez un fœtus de mouton de $10^{cm}$, nous voyons une anse capillaire pénétrer aussi bien dans l'extrémité supérieure que dans l'inférieure du métatarsien. Sur celui de $12^{cm}$, elles sont très vasculaires ; mais les phalanges n'ont pas encore de vaisseaux dans leurs extrémités.

Chez un fœtus de mouton de $18^{cm}$ de long, les extrémités cartilagineuses des métacarpiens et des métatarsiens, ainsi que celles des premières phalanges sont vasculaires, tandis que celles des deuxièmes phalanges et celle de la troisième phalange ne contiennent pas encore de vaisseaux. Chez le fœtus de mouton de 20$^{cm}$ de long, les phalanges commencent à montrer des vaisseaux dans toutes les extrémités articulaires, la troisième phalange y comprise.

Chez le fœtus de cheval de 18$^{cm}$ de long, on assiste, sur les extrémités des métacarpiens et des métatarsiens, à la pénétration, dans le cartilage, des vaisseaux venant des tissus avoisinant le périchondre. Les extrémités supérieures et inférieures de la première et de la deuxième phalange ne sont pas vasculaires encore.

Le fœtus de 22$^{cm}$ présente déjà des vaisseaux dans ces mêmes extrémités, ainsi que dans celle de la troisième phalange.

Sur ce dernier fœtus, sur celui de 24$^{cm}$ également, ainsi que sur celui de 38$^{cm}$ de long, nous avons observé un fait d'une importance très grande. Comme nous l'avons signalé déjà, ce n'est que beaucoup plus tard, quand le fœtus du cheval atteindra 55 à 60$^{cm}$ de long, que la deuxième phalange présentera un point d'ossification central dans le corps de ce segment. Sur les fœtus de 22 à 38$^{cm}$ de long, les extrémités de la deuxième phalange sont sillonnées de nombreux vaisseaux venant du périchondre, tandis que *la partie moyenne du même segment est constituée par du cartilage non vasulaire*. Sur le fœtus de 38$^{cm}$, la portion moyenne non vasculaire est encore haute de 2$^{mm}$. Ajoutons que le petit cartilage sésamoïde est déjà vasculaire sur le fœtus de 22$^{cm}$. Nous eussions désiré suivre l'extension des vaisseaux convergeant des deux extrémités vers la partie centrale, mais les fœtus de la taille de 40 à 60$^{cm}$ nous ont manqué. Cependant, voici l'état de la deuxième phalange sur un fœtus de 65$^{cm}$ : elle est haute de 13$^{mm}$, son extrémité cartilagineuse supérieure mesure 4$^{mm}$ de haut et l'inférieure 4$^{mm}$ également. Son diamètre antéro-postérieur est de 12$^{mm}$. Le centre est occupé par un nodule osseux et ostéoïde de 5$^{mm}$ de haut et d'un diamètre antéro-postérieur de 7$^{mm}$. Il est séparé de la face postérieure de la phalangine par une bandelette cartilagineuse de 0$^{mm}$,5 et de la face antérieure, par une bande cartilagineuse de 4$^{mm}$,5. Les parties ostéoïdes sont vasculaires et leurs vaisseaux communiquent sur toute la périphérie avec ceux des deux extrémités.

L'observation précédente, faite sur la phalangine de ces divers fœtus de solipèdes, nous montre, qu'à partir d'une certaine époque les cartilages du squelette fœtal qui doit disparaître deviennent vasculaires, que le point osseux primitif de la diaphyse ait paru ou non. Dans ce dernier cas, les vaisseaux envahissent non seulement les extrémités, mais tout le segment cartilagineux. Comme le cartilage est vasculaire au moment de la production du point osseux primitif, l'ossification marche du centre vers la périphérie comme dans les pièces du carpe et du tarse, et non d'un point périphérique vers le centre comme dans les diaphyses des os longs.

L'étude de l'entrée des vaisseaux sanguins dans les extrémités cartilagineuses nous conduit à ce résultat général : à partir d'une certaine époque, variable selon le groupe animal, les vaisseaux pénètrent dans le cartilage du squelette fœtal, en suivant une marche analogue à l'apparition des segments cartilagineux, de la base du membre vers le bout terminal. Les extrémités non pourvues, plus tard, de point complémentaire sont sillonnées de vaisseaux comme les autres. La seule différence à signaler, c'est que les extrémités manquant plus tard de point complémentaire anastomosent leur vaisseaux de bonne heure avec ceux de la diaphyse, tandis qu'un cartilage synchondral non vasculaire sépare, jusqu'au moment de la soudure, l'épiphyse de la diaphyse.

### § 6. — Conditions de l'ossification définitive de la phalangette.

Nous avons vu précédemment que le point primitif de la phalangette, chez les divers mammifères, nous a présenté une précocité d'apparition et un mode d'ossification bien différents des autres phalanges. Nous avons signalé, en outre, qu'au point de vue de l'ossification de l'extrémité articulaire, les mammifères examinés se divisent en deux groupes bien distincts : les uns, comme l'homme et le singe, qui possédent un point complémentaire, même quelquefois deux, dans la phalangette ; les autres, au contraire, qui manquent de point complémentaire. L'extrémité cartilagineuse s'ossifie conjointement avec le corps même chez les solipèdes et ce fait est d'autant plus étrange chez ces derniers animaux, qu'ils possèdent dans les métacarpiens, les métatarsiens et les deux premières phalanges un point d'ossification en plus de ce qu'on observe chez tous les autres mammifères.

Quelles sont les raisons anatomiques et physiologiques de ce développement si différent? La direction de l'artère nourricière est-elle dès le début différente chez les uns et les autres, ou bien existe-t-il au moment de l'ossification de l'extrémité cartilagineuse des conditions morphologiques dissemblables?

Pour répondre à ces questions, nous avons procédé à l'examen de la première anse capillaire qui pénètre dans la phalangette, à son point d'entrée, à sa direction, et ensuite nous avons comparé chez les divers mammifères les relations de la partie ossifiée et de l'extrémité cartilagineuse. Les résultats auxquels nous sommes arrivé sont les suivants :

Chez l'homme, le siège des trous nourriciers dans la phalangette est un fait connu et signalé depuis longtemps. « C'est à « la face inférieure du point de jonction de la portion cordi- « forme de cette demi-diaphyse que se produisent et qu'existent « sur l'adulte le ou les trous nourriciers de la phalangette et « non sur les côtés et vers le milieu de la longueur de la dia- « physe comme pour les phalanges et les phalangines. (Ch. Ro- « bin, art. Os, p. 42.) »

Voici maintenant ce que nous avons observé sous ce rapport, chez les autres mammifères : chez le fœtus de chat de $6^{cm}$ de long, la phalangette a une longueur de $1^{mm},25$, la portion externe ou distale à l'état ostéoïde est longue de $0^{mm},4$, coiffée par une lamelle préosseuse de $0^{mm},060$ d'épaisseur. Les vaisseaux ne pénètrent pas encore dans la portion ostéoïde. Chez le fœtus de chat de $8^{cm}$ de long, la phalangette a une longueur de $1^{mm},50$, à partir de la calotte de substance préosseuse : la portion antérieure longue de $0^{cm},5$ est à l'état ostéoïde, et la portion postérieure et articulaire est cartilagineuse. Les vaisseaux pénètrent par trois endroits dans la pointe de la phalangette, et cela en traversant partout la lame de substance préosseuse qui coiffe le sommet : à la pointe, à la partie antérieure de la face plantaire et de la face dorsale ou antérieure. Les vaisseaux ne s'étendent encore que sur une longueur de $0^{mm},120$ à partir du sommet du point ostéoïde.

Sur le fœtus de cochon d'Inde de $4^{cm}$ de long, la phalangette des pattes postérieures atteint une longueur de $1^{mm},20$, dont la portion externe est à l'état ostéoïde sur une longueur de $0^{mm},4$. Le premier capillaire qui pénètre dans cette portion ostéoïde part d'un vaisseau qui longe la face plantaire de la phalangette. Il se dirige perpendiculairement à cette dernière et pénètre dans la phalangette à une distance de $0^{mm},125$ de la pointe, c'est-à-dire de la lamelle de substance préosseuse du sommet.

Les phalangettes des doigts médians du fœtus de porc de $7^{cm}$, sont longues de $1^{mm},50$. Leur sommet est ostéoïde sur une étendue de $0^{mm},50$, mais aucun vaisseau n'y pénètre encore. Celles d'un fœtus de $15^{cm}$ ont une longueur de $3^{mm}$, et sont vasculaires sur une étendue antérieure ou externe de $1^{mm},50$.

Les phalangettes d'un fœtus de mouton de $10^{cm}$ de long n'ont encore qu'un point chondroïde au sommet, tandis que celles d'un fœtus de veau de $9^{cm}$, longues de $3^{mm}$, possèdent un sommet osseux et ostéoïde haut de $1^{mm},5$, vasculaire sur une étendue de $0^{mm},7$. Les vaisseaux pénètrent dans le segment par le sommet, la face plantaire et la face dorsale jusqu'à une distance de $1^{mm}$ à partir de la pointe.

Chez le fœtus d'âne de $8^{cm}$ de long, on voit deux vaisseaux d'un diamètre de $0^{mm},06$ longer les parties latérales de la face antérieure de la phalangette. Ils occupent une position symétrique de chaque côté de la ligne médiane et fournissent des capillaires à la pointe osseuse sur une longueur de $0^{mm},5$.

Ces faits prouvent que chez tous ces mammifères, la diaphyse de la phalangette commence à se vasculariser au sommet, à la jonction de la calotte de substance préosseuse comme c'est le cas chez l'homme. De là la vascularisation et l'ossification s'étendent du côté de l'extrémité articulaire de la phalangette.

Ces phénomènes initiaux de développement étant bien établis, après avoir constaté qu'ils sont les mêmes chez tous les animaux que nous avons observés, nous nous sommes demandé quelles conditions d'évolution déterminent tantôt l'apparition d'un point complémentaire dans l'extrémité articulaire, tantôt l'ossification directe de cette portion par l'extension du point d'ossification primitif de la phalangette.

Chez un enfant de trois ans, la dernière phalange du pouce a une extrémité externe ossifiée sur une longueur de $1^{cm}$ ; l'extrémité supérieure cartilagineuse n'est que de $2^{mm}$. Celle-ci contient déjà un point ostéoïde de $1^{mm}$ de haut et de $2^{mm}$ de large. Les phalangettes des autres doigts montrent également un point chondroïde complémentaire, mais le rapport du corps de l'os et de l'extrémité cartilagineuse reste le même. Un enfant de cinq ans présente sur la phalangette du médius une partie ossifiée longue de $1^{cm}$, une extrémité cartilagineuse de $2^{mm}$ contenant un point ostéoïde de $0^{mm},5$ à $1^{mm}$. Même rapport pour les autres doigts.

L'apparition du point complémentaire de la phalangette se fait donc plus tôt que ne l'indique Sappey, qui fixe leur apparition de six à sept ans.

Chez le fœtus de gibbon de six mois, la phalangette du médius des membres antérieurs a un corps ossifié dans une longueur de $6^{mm}$ et une extrémité cartilagineuse de $1^{mm},5$. Même rapport pour les autres doigts, sauf une longueur plus faible de $0^{mm},5$ à $1^{mm}$ pour la portion ossifiée.

Pour le membre postérieur, les faits sont identiques.

Chez un macaque âgé de quelques mois, l'avant-dernier orteil offre une partie ossifiée longue de $4^{mm}$ et une extrémité cartilagineuse de $0^{mm},65$.

Chez un chien âgé d'un mois, la troisième phalange des doigts antérieurs offre une tigelle ossifiée longue de $4^{mm}$ et une extrémité cartilagineuse de $1^{mm},4$ pour le médius, de $1^{mm},2$ pour les autres doigts. Pour celle du médius, nous avons constaté une particularité remarquable : au centre de l'extrémité cartilagineuse se trouve un point calcifié (ostéoïde) séparé de la partie osseuse par une bande cartilagineuse de $0^{mm},4$. Sur un chien de deux mois, la longueur de la partie ossifiée est de $8^{mm}$, et la portion cartilagineuse n'est plus que de $1^{mm}$ au centre et de $3^{mm}$ sur la tubérosité cartilagineuse postérieure dans laquelle pénètrent les vaisseaux de la partie ossifiée.

Sur un chat à la naissance, la phalangette présente une portion ossifiée longue de $1^{mm},5$ et une extrémité cartilagineuse non vasculaire encore de $1^{mm}$ à la périphérie et de $0^{mm},7$ au centre. Chez un chat âgé de deux mois, le corps de l'os a $2^{mm}$ et l'extrémité cartilagineuse $0^{mm},4$.

Chez un tigre à la naissance, la troisième phalange est ossifiée sur une longueur de $5^{mm}$; le cartilage de l'extrémité articulaire est déjà vasculaire et atteint du côté dorsal $1^{mm},5$ et du côté plantaire $3^{mm}$ de hauteur.

Chez un fœtus de lapin de $7^{cm}$ de long, les troisièmes phalanges ont une extrémité ossifiée de $1^{mm}$ et une extrémité cartilagineuse haute de 0mm,5. Chez le lapin à la naissance, le corps ossifié de la phalangette est long de 0mm,75 et l'extrémité cartilagineuse de 0mm,6. Sur celui de dix-huit jours, la partie ossifiée est de 4mm et l'extrémité cartilagineuse de 0mm,5 au centre et de 1mm sur le prolongement postérieur.

Sur un fœtus de porc de 16cm, la phalangette de l'onglon présente une portion ossifiée longue de 3mm et une extrémité cartilagineuse vasculaire haute de 1mm,5 au centre et de 2mm sur la tubérosité postérieure. Celle de l'ergot de porc de 20cm a un corps ossifié long de 1mm,75 et une extrémité cartilagineuse de 0mm,75. L'onglon du fœtus du porc de 27cm offre une portion ossifiée de 5mm et une extrémité cartilagineuse de 2mm.

Chez le fœtus de mouton de 28cm de long, la troisième phalange de l'onglon a un corps ossifié long de 6mm et une extrémité cartilagineuse de 2mm au centre et un prolongement postérieur de 3mm. Sur celui de 34cm, de long, la portion ossifiée est de 8mm et l'extrémité cartilagineuse en avant de 2mm, au centre de 1mm et sur le prolongement postérieur de 4mm ; on aperçoit outre les trous vasculaires de la pointe, deux trous vasculaires de 0mm,4 sur la face interne et autant sur la face externe. Ils sont situés à une distance de 1mm de la partie cartilagineuse et la direction des canaux dans lesquels ils s'ouvrent est oblique en avant et en bas. Toutes les portions de l'extrémité cartilagineuse sont vasculaires et les vaisseaux communiquent avec ceux de la diaphyse. Chez le fœtus de veau de 52cm, les trous situés sur la face interne et externe ont un diamètre de 0mm,5 à 1mm ; la phalange unguéale est ossifiée, sauf le cartilage articulaire, et la tubérosité postérieure est encore cartilagineuse sur une hauteur de 2mm.

Chez le fœtus de bœuf, les phalanges unguéales se développent d'une façon identique à ce que nous venons de voir chez le mouton. Les orifices vasculaires d'un veau de trois semaines sont situés en même nombre sur la face interne et externe de la phalangette, mais leur diamètre atteint jusqu'à 3mm.

Chez le Dauw près de la naissance, la phalange unguéale n'est encore ossifiée qu'à l'extrémité terminale dans une longueur de 6mm et c'est à la pointe que les vaisseaux pénètrent dans le segment.

Chez le fœtus de cheval de 9cm de long, la pointe de la phalange est ossifiée sur une longueur de 1$^{mm}$. La tigelle et l'extrémité articulaire atteignent une hauteur de 1$^{mm}$,4. Les phalangettes du fœtus de 18$^{cm}$ de long sont ossifiées sur une longueur de 2$^{mm}$,70 et ont une extrémité cartilagineuse de 1$^{mm}$,75. Chez un fœtus de 38$^{cm}$, la partie osseuse atteint 5$^{mm}$, la partie cartilagineuse est haute de 3$^{mm}$, dont une portion supérieure vasculaire longue de 2$^{mm}$.

Chez le fœtus de 70$^{cm}$ de long, la phalangette est haute de 2$^{cm}$,50 et ossifiée à la pointe et dans la diaphyse sur une étendue de 17$^{mm}$. De chaque côté de la ligne médiane, on aperçoit à 3$^{mm}$ du niveau inférieur de la partie cartilagineuse et sur la face antérieure deux orifices larges de 2$^{mm}$ appelés les *trous préplantaires*. De même, on voit déjà sur la face plantaire le *trou sous-plantaire* de chaque côté de la ligne médiane. Ces derniers sons également situés vers la limite supérieure de la portion osseuse. L'extrémité cartilagineuse est vasculaire et ses vaisseaux communiquent déjà avec ceux de la diaphyse.

Chez le poulain de trois semaines, la troisième phalange est longue de 4$^{cm}$ sur la face antérieure et de 4$^{cm}$,50 sur la face postérieure : le diamètre latéral de la face articulaire est de 5$^{cm}$. Elle possède sur la face antérieure, de chaque côté à 1$^{cm}$ de son bord inférieur, et à 2$^{cm}$ de l'extrémité terminale, les deux trous vasculaires larges de 1$^{mm}$ dans lesquels pénètre l'*artère unguéale préplantaire*, au fond de la scissure préplantaire.

La face plantaire est pourvue également, à 1$^{cm}$,2 de la face articulaire, et de chaque côté de la ligne médiane d'un trou sous-plantaire, dans lequel s'enfonce l'artère unguéale plantaire formant *l'anastomose semi-lunaire* avec celle du côté opposé « d'où « les rameaux ascendants s'irradient dans la trame spongieuse « de la troisième phalange et viennent comme autant de ra- « cines chevelues s'échapper par les nombreuses ouvertures de « sa face antérieure. (H. Bouley.) »

L'extrémité unguéale est, en outre, percée d'un nombre d'orifices vasculaires plus petits à l'endroit où nous avons vu pénétrer les premiers vaisseaux.

En résumé, les observations précédentes montrent qu'au moment de la vascularisation de l'extrémité cartilagineuse et ensuite de son ossification, le rapport de la portion cartilagineuse à la portion ossifiée est bien différent chez l'homme et le singe d'un côté, chez les autres mammifères de l'autre. En prenant pour unité la hauteur de la portion cartilagineuse, on voit que celle-ci est à la diaphyse comme il suit :

| | | | |
|---|---|---|---|
| Enfant de trois ans.......... | $\frac{1}{5}$ | Fœtus de porc de 16cm....... | $\frac{1}{2}$ |
| — de cinq ans.......... | $\frac{1}{5}$ | — — 20cm....... | $\frac{1}{2,33}$ |
| Fœtus de gibbon............. | $\frac{1}{4}$ | — — 27cm....... | $\frac{1}{2,5}$ |
| Jeune macaque.............. | $\frac{1}{5,11}$ | — mouton de 28cm....... | $\frac{1}{3}$ |
| Chien d'un mois............. | $\frac{1}{3,33}$ | — — 34cm....... | $\frac{1}{4}$ |
| Chat à la naissance.......... | $\frac{1}{2,14}$ | — cheval de 9cm....... | $\frac{1}{0,71}$ |
| Tigre à la naissance.......... | $\frac{1}{3,33}$ | — — 18cm....... | $\frac{1}{1,6}$ |
| Fœtus de lapin.............. | $\frac{1}{2}$ | — — 38cm....... | $\frac{1}{1,7}$ |
| Lapin à la naissance......... | $\frac{1}{1,25}$ | — — 70cm....... | $\frac{1}{2,12}$ |

Chez tous ces animaux, l'extrémité cartilagineuse étant vasculaire au moment de son ossification, il n'y a donc que la longueur de la portion ossifiée qui soit plus considérable chez l'homme et le singe que chez les autres mammifères. Chez les premiers, la diaphyse est d'une telle étendue que les vaisseaux nourriciers venant principalement du sommet, ne semblent pouvoir suffire à l'ossification de l'extrémité articulaire. Chez les autres, au contraire, le point primitif est peu étendu, la distance de l'entrée des vaisseaux nourriciers est moindre, de façon que le sang arrive facilement au bout supérieur de la diaphyse et que l'extension de l'ossification est rapide du côté du cartilage vasculaire. A ce fait, il convient d'ajouter que chez les ruminants et les solipèdes plusieurs gros troncs vasculaires viennent pénétrer dans la portion supérieure de la diaphyse ossifiée et fournir un renfort de matériaux nutritifs. C'est ainsi que s'explique probablement l'ossification de la portion cartilagineuse articulaire par simple extension du point primitif chez tous les mammifères, sauf l'homme et le singe.

Nous pouvons invoquer un autre argument en faveur de cette explication : chez l'homme et le singe, le système vasculaire de l'extrémité cartilagineuse de la phalangette reste indépendant de celui de la diaphyse jusqu'à la disparition du cartilage synchondral; chez les autres mammifères, au contraire, les vaisseaux qui y ont pénétré à travers le périchondre s'anastomosent de bonne heure avec ceux de la diaphyse. C'est ainsi qu'on peut se rendre compte comment, chez ces derniers animaux, l'ossification continue à avancer rapidement à partir du point primitif, de telle façon que chez le chien de deux mois, chez le fœtus de porc de 27cm, chez celui du mouton de 34cm, le rapport des deux portions commence à se rapprocher de ce qu'on observe chez l'homme, alors seulement que l'épaisseur du cartilage articulaire est trop faible pour donner lieu à un point d'ossification complémentaire. En d'autres termes, en ce moment-là, la phalangette est près de la fin de son ossification complète. (Comparer fig. 20, 21, 23.)

Signalons en terminant cette étude de la marche de l'ossification, deux faits d'une importance secondaire que nous avons trouvés d'une façon constante :

1° Chez les animaux pentadactyles, la direction et la situation du conduit nourricier du premier segment du pouce sont les mêmes que pour les premières phalanges; ce résultat concorde avec les faits de développement du même segment cartilagineux et de la marche de son ossification.

2° Chez les solipèdes, contrairement à ce qui se passe chez les ruminants (*deux* trous nourriciers à l'os canon et *deux* points d'ossification primitifs) l'existence constante d'un trou nourricier *unique* dans l'os canon et d'un point primitif *unique* dans ce segment, ainsi que dans les trois phalanges, vient à l'appui des autres faits de développement et milite en faveur de l'opinion que le doigt unique des solipèdes ne représente réellement qu'un seul rayon digital. Il n'est donc pas le résultat de la soudure de deux métacarpiens ou métatarsiens. Il en est de même pour les segments suivants. Les métacarpiens et les métatarsiens latéraux sont seuls les représentants de deux doigts incomplètement développés.

# CHAPITRE IX.

## Théories du squelette des extrémités.

Connaissant les faits de développement que nous offre l'évolution des pièces cartilagineuses et osseuses chez les divers animaux que nous avons considérés, nous sommes dès à présent à même de voir de quelle façon ils s'accordent avec les théories qu'on a émises sur l'extrémité terminale des mammifères. C'est fondé sur les lois du développement, sur la forme des pièces squelettiques et leurs analogies que nous nous permettrons de donner notre opinion sur cette question, suivant l'exemple et le précepte d'Aristote (*Histoire des animaux*, traduction de Barthélemy Saint-Hilaire. Paris, 1883, t. I. Préface, p. cxv). Selon Aristote, en effet, « on ne doit vouloir expliquer « les faits qu'après leur observation préliminaire. La science « est tenue de constater d'abord la réalité : et ce n'est qu'en« suite qu'elle peut se demander pourquoi et en vue de quelle « fin les choses sont telles qu'elles sont. Vingt fois, Aristote est « revenu avec insistance sur ce principe indispensable ; il l'a « perpétuellement opposé aux théories prématurées et témé« raires des philosophes, ses devanciers, qui se sont presque « toujours perdus en se flattant vainement de pouvoir remonter « à l'origine des choses. Au lieu de faire des tentatives inutiles « pour savoir ce qui a été, ils auraient dû s'enquérir de ce qui « est actuellement. »

Aristote s'est borné, comme nous l'avons vu, à constater le nombre de doigts qui terminent les extrémités des mammifères ; Buffon, Cuvier et les observateurs qui les ont suivis se sont contentés également de l'étude des faits. Plus tard seulement, on a émis des hypothèses qui peuvent se résumer dans les deux théories que nous avons exposées : l'unité de plan dans la création ou bien la descendance d'une souche commune.

Joly et Lavocat (1) concluent de leurs études que, non seulement chez les animaux pentadactyles, mais chez tous les mam-

(1) Joly et Lavocat. *Étude d'anatomie philosophique sur la main de l'homme*. Toulouse, 1852.

mifères (didactyles ou monodactyles), chacune des rangées du carpe est formée de cinq os, suivis de cinq métacarpiens ou métatarsiens, puis de cinq doigts.

Chauveau et Arloing ont adopté les conclusions de Joly et de Lavocat, et, dans leur traité devenu classique de l'*Anatomie comparée des animaux domestiques*, ils ont ramené tous ces animaux au type ou archétype pentadactyle.

D'un autre côté, les transformistes et Gegenbaur en particulier (*loc. cit.*), en partant de sa forme primitive (*archipterygium*) arrivent par une autre voie à des résultats identiques en tous points pour expliquer les mammifères *transformés* actuels.

Examinons d'abord la théorie au point de vue des mammifères évidemment pentadactyles, l'homme et le singe.

Comme il n'y a que huit os au carpe chez l'homme, ils ont supposé, pour parfaire les cinq rayons digitaux complets, que le scaphoïde, ainsi que l'os crochu, résultent chacun de la soudure ou fusion de deux pièces carpiennes primitives.

On peut admettre que le scaphoïde résulte de la soudure de deux pièces cartilagineuses primitives, puisque le central se soude à cet os, là où il ne persiste pas. Regardons un moment le pisiforme comme un os carpien, pour compléter le nombre cinq de la rangée carpienne supérieure; il reste la rangée inférieure, formée de quatre pièces cartilagineuses. MM. Joly et Lavocat supposent que le cinquième segment carpien s'est soudé avec l'os crochu. Or, jamais nous n'avons pu observer l'origine double de l'unciforme en examinant les cartilages du carpe dès leur apparition ; pas plus que deux points d'ossification dans ce segment, et nous ne sachions pas qu'on ait jamais constaté pareil fait.

Nous faisons remarquer néanmoins que le pisiforme, au lieu d'être un véritable os carpien, est regardé aujourd'hui par la majorité des anatomistes comme un os hors de rang, un sésamoïde développé dans le tendon du cubital antérieur. En relation avec le pyramidal de la rangée supérieure du carpe chez les animaux pourvus de cinq doigts, il est situé chez les solipèdes au-dessus et en arrière du carpe; il se trouve, chez eux, en rapport avec le semi-lunaire et le radius et sert principalement de surface de glissement au tendon d'un muscle fléchisseur. Chez les ruminants, il est sans relation aucune avec le carpe. En outre, son développement par deux points d'ossification chez le chien, sa structure chez le lapin adulte rappelle le fait si souvent cité des chrysochlores (Gervais, *loc. cit.*), animaux fouisseurs de l'Afrique, chez lesquels le pisiforme devient un os long, atteignant les dimensions des os ordinaires de l'avant-bras et s'articulant à la fois avec le carpe et le condyle externe de l'humérus.

Ces réserves faites, les quatre rayons digitifères chez l'homme, le singe, les carnassiers, les rongeurs, sont composés, au membre antérieur, chacun d'un métacarpien suivi de trois phalanges. Il y a similitude de développement entre ces segments, tant pour l'apparition du nodule cartilagineux primitif chez l'embryon, que pour les rapports des points d'ossification primitifs et complémentaires. Rappelons toutefois que la troisième phalange offre chez l'homme et le singe une différence d'évolution que nous avons fait ressortir plus haut.

Soit qu'on se place au point de vue de l'archétype imaginé par Joly et Lavocat et leurs imitateurs, soit que l'on considère la forme primitive pentadactyle de Gegenbaur (archipterygium), on n'observe jamais ni chez l'embryon, ni chez le fœtus, ni chez l'adulte, deux rangées carpiennes complètes de cinq pièces chacune; mais chez tous ces mammifères pentadactyles, le carpe est suivi de quatre rayons digitifères de développement et de composition identiques.

Passons maintenant à l'examen du rayon interne ou pouce.

Le pouce, selon les auteurs précédents, formé seulement de trois segments, aurait cette constitution grâce à la coalescence du métacarpien pollicial avec la première phalange de ce rayon.

En d'autres termes, le premier segment serait constitué par un métacarpien rudimentaire et par la première phalange du pouce. Chacun posséderait un point osseux distinct, se soudant plus tard.

Joly et Lavocat (1) voient dans la soudure de la première phalange polliciale avec le véritable métacarpien, dont la forme est épiphysaire, un exemple de la *loi des balancements organiques*. Mais pourquoi alors envisager la première phalange des autres doigts comme un seul segment, son développement étant de

(1) Académie des Sciences, 8 juin 1857.

tous points identique à celui du premier segment du pouce? C'est tout simplement substituer des vues de l'esprit à des faits d'anatomie générale observés et annoncés plus de vingt ans auparavant par des savants tels que Meckel (voir plus loin).

Que nous enseignent les lois du développement? Nous avons vu que chez les embryons très jeunes, le tubercule qui représente le pouce apparaît en même temps que les phalanges, après que les métacarpiens externes ont déjà pris leur forme; que plus tard chez l'homme, les carnassiers et les rongeurs, le point d'ossification primitif du premier segment du pouce en est au même stade que celui des premières phalanges des quatre doigts externes. Ensuite, le point d'ossification complémentaire du premier segment apparaît à sa base et non à l'extrémité inférieure.

Sa forme, en dernier lieu, à l'état adulte, est plutôt celle d'une première phalange que d'un métacarpien. Chez l'homme, en particulier, il n'a aucun trait commun avec les métacarpiens et participe des caractères des premières phalanges. Sappey fait même remarquer (*loc. cit.*, p. 391) « qu'au devant de la « face articulaire inférieure existent deux petites saillies qui « sont les analogues des condyles des phalanges. »

Il nous semble que ces raisons sont plus que suffisantes pour faire du premier segment du pouce une première phalange. Déjà Galien (*Galeni opera omnia,* éd. Kühn, 1821, t. II, p. 771) a considéré, à l'encontre d'Aristote et de Celse, que le premier métacarpien ne représentait que la première phalange du pouce. Cuvier, quoique admettant en général la dénomination de premier métacarpien dans ses descriptions, semble avoir été frappé de cette analogie de forme quand il écrit (*Anatomie comparée,* 2e édition, t. I, p. 424) : « Quant à la deuxième rangée des os « du poignet, deux sont articulés avec le scaphoïde. Ce sont le « trapèze qui *supporte la première phalange du pouce;* il a une « éminence saillante en dedans de la main; et le trapézoïde, « lequel s'articule l'os métacarpien de l'index. » Nous donnons le passage tout entier pour montrer la pensée de l'auteur.

Meckel, que nous avons déjà eu l'occasion de citer à propos du point d'ossification complémentaire dont il a signalé la position, aussi bien chez l'homme que chez les mammifères, dit que « les os en question font, d'une manière remarquable, le

« passage des os métacarpiens et métatarsiens aux phalanges « des orteils ; passage qui est aussi indiqué quelquefois, pen- « dant toute la durée de la vie, par leur volume considérable, « par leur forme et leurs mouvements plus libres. »

Rambaud et Renaut (*loc. cit.*) regardent également, d'après le développement, le premier segment du pouce comme une première phalange. Fort de l'opinion de ces auteurs et de l'évidence des faits, nous pouvons considérer le pouce comme un rayon digitifère pourvu de trois phalanges et manquant, chez les animaux que nous avons examinés, constamment d'un segment qui est le métacarpien. Bien plus, chez les rongeurs, tels que le lapin, où le pouce est peu développé, la première phalange subit un arrêt de développement, marqué par l'absence de son point d'ossification complémentaire, le point d'ossification primitif suffisant par son extension à constituer tout le segment. Chez le cochon d'Inde il n'y a plus, à l'état fœtal, qu'un seul segment, et chez l'adulte un osselet suivi de deux nodules cartilagineux sans cavité articulaire intermédiaire.

Il ressort de tous ces faits que chez les animaux pentadactyles les plus parfaits il existe, au membre antérieur, quatre rayons digitifères faisant suite au carpe et composés d'un métacarpien suivi de trois phalanges, et un cinquième rayon interne constitué uniquement par trois phalanges. Il y a cinq doigts parfaits, si l'on réduit la composition du doigt à trois phalanges ; mais on n'observe, dans les conditions normales, que quatre métacarpiens faisant suite directement à l'axe du membre. Le pouce est surajouté, et c'est, en effet, lui qui manquera le premier dès que l'animal ne se servira plus de son membre antérieur que comme organe de locomotion.

Nos conclusions semblent confirmées par l'aveu suivant de Joly et Lavocat, qui disent, en réponse à une critique de M. Gervais (*Mém. de l'Académie de Toulouse,* 1853) : « Nous n'avons jamais affirmé l'existence réelle de *cinq doigts* chez tous les mammifères, mais nous avons prétendu démontrer leur existence *virtuelle chez tous,* et seulement chez eux. »

Les considérations que nous venons d'exposer à propos du membre antérieur nous dispensent de passer en revue tous les faits de développement et de structure prouvant que la partie terminale du membre postérieur n'est pas non plus formée de cinq doigts parfaits dans le sens défini par MM. Joly et Lavocat. Nous nous bornerons à indiquer en quelques mots que les faits de développement ne concordent guère avec les analogies qu'on a cru pouvoir établir entre le membre antérieur et le membre postérieur. Vic d'Azyr, de Blainville, Flourens, Joly et Lavocat, Martins, ont étendu l'étude de la comparaison des extrémités à tous leurs segments. Les analogies sont plus ou moins évidentes pour les métacarpiens et les métatarsiens ainsi que pour les phalanges. Elles sont plus obscures pour le carpe et le tarse.

Pour la première rangée, par exemple, Joly et Lavocat, puis Sappey, considèrent, en vertu du principe des connexions, le scaphoïde comme répondant au scaphoïde du pied :

| | | |
|---|---|---|
| Le semi-lunaire................. | | A l'astragale. |
| Le pyramidal.... | Ensemble.... | Au calcanéum. |
| Le pisiforme..... | | |

Pour la seconde rangée :

| | | |
|---|---|---|
| Le trapèze..................... | au | 1er cunéiforme. |
| Le trapézoïde.................. | — | 2e cunéiforme. |
| Le grand os.................... | — | 3e cunéiforme. |
| L'unciforme.................... | — | Cuboïde. |

On est cependant loin d'être d'accord sur ces analogies ; de Blainville, par exemple, regardait l'astragale comme représentant le scaphoïde de la main ; Gervais (*loc. cit.*) pense qu'il répond peut-être au scaphoïde et au semi-lunaire à la fois; cependant, comme il le fait remarquer, on n'a pas encore reconnu les deux noyaux d'ossification dont il serait alors composé. En outre, de Blainville assimilait le naviculaire au pyramidal de la main et le calcanéum au semi-lunaire et au pisiforme.

En faisant appel à la loi du développement et en passant sous silence l'opinion des anatomistes qui considèrent le pisiforme comme un os hors de rang, un os sésamoïde appartenant au tendon du cubital antérieur, voyez combien est sujette à caution la conception précédente, qui assimile le calcanéum à la fusion du pisiforme et du pyramidal, ces deux derniers soudés au pied et libres à la main.

« Il résulte de ces considérations, dit Gervais (*loc. cit.*), que, si l'astragale répond au scaphoïde et la partie protarsienne du calcanéum au pyramidal, le semi-lunaire reste sans analogue au tarse, à moins que l'astragale ne réponde à la fois au semi-lunaire et au scaphoïde. »

L'astragale, nous l'avons vu, et le naviculaire sont représentés chez l'embryon et le fœtus par un seul cartilage, et plus tard chacun d'eux ne montrera qu'un seul point d'ossification. Chez le chien, l'analogie de développement et de texture du pisiforme avec le calcanéum; la texture du pisiforme et du calcanéum, qui est celle d'un os long chez le lapin; tels sont les deux faits que la théorie des connexions a omis et qui empêcheront peut-être les théoriciens futurs d'assimiler le pisiforme à la partie achilléenne du calcanéum.

Pourquoi vouloir expliquer tout cela par la loi de répétition « qui serait le principe de la composition animale? » On ne saurait trop méditer ces paroles de Cuvier (*loc. cit.*, p. 342) :

« Ici, comme dans toutes ses autres productions, la nature « s'est bornée à employer des moyens semblables pour ce que « ses buts avaient de semblable, et elle n'a point hésité à les « varier toutes les fois que ses buts avaient quelque chose de « différent et conformément à ces différences. . . . . .

« Il ne s'agit nullement, dans les ressemblances des extrémi- « tés, d'une vaine loi de répétition que leurs différences réfutent « suffisamment; c'est par cette facilité à généraliser sans exa- « men des propositions, qui ne sont vraies que dans un cercle « étroit, que l'on est arrivé à l'établir. Ces ressemblances et ces « différences sont également déterminées, non par la loi de ré- « pétition, mais par la grande et universelle loi des concor- « dances physiologiques et de la convenance des moyens avec « le but. »

Qu'on veuille se rappeler la constitution du tarse chez le rat, d'un côté, chez le cochon d'Inde de l'autre, le premier ayant cinq rayons digitifères et le second trois seulement; que l'on considère, chez l'un et l'autre, le nombre de pièces tarsiennes, plus grand que chez l'homme, le singe et les carnassiers, et l'on avouera qu'il y a au fond de cette disposition autre chose qu'un souvenir ancestral ou une loi de répétition. En étudiant et en comparant le développement des pièces cartilagineuses composant l'extrémité antérieure des divers mammifères, nous en avons déduit la loi de l'appropriation des parties à l'accomplissement d'actes déterminés. Il nous semble que dans la comparaison de l'extrémité antérieure et de l'extrémité postérieure, c'est la même loi qui règle et détermine les différences squelettiques de l'une à l'autre. Du plus ou moins grand nombre de pièces paraît dépendre le plus ou moins de solidité ou de mobilité nécessaire aux usages des parties.

Bien que Gœthe le premier ait imaginé, en ostéologie, un modèle général, un type virtuel d'organisation, qui n'est réalisé nulle part, mais auquel nous pouvons rapporter, pour la facilité des descriptions, toutes les formes connues, il n'a jamais regardé cette conception de notre intelligence comme ayant eu une existence réelle. Bien plus, à plusieurs reprises (édit. 1876. Stuttgart, vol. II, p. 616), il a réagi contre ces idées préconçues : « Les hypothèses, dit-il, « sont des berceuses que le maître chante à « ses élèves pour les endormir ; l'observateur scrupuleux, qui « pense, arrive à reconnaître qu'il ne peut franchir certaines « limites ; il voit que plus le savoir s'étend, plus les problèmes « deviennent nombreux. »

La théorie pentadactyle restreinte dans de telles limites pour les mammifères possédant cinq doigts, n'est guère appliquable aux porcins ni aux ruminants, ni aux solipèdes. Chez les deux premiers groupes, toutes les pièces du carpe, du tarse et des régions suivantes se développent comme chez les animaux que nous venons de passer en revue. Le petit volume du trapèze et sa position chez le porc nous font comprendre l'atrophie du pouce, et, dans les cas de monstruosité, il serait du plus haut intérêt de noter la grandeur et les connexions du trapèze, parce qu'en vertu de la subordination des pièces externes aux internes, il serait facile d'expliquer la présence du rayon pollicial sans avoir recours à une forme ancestrale hypothétique et non vérifiable. Les quatre autres doigts existant chez les porcins ont d'ailleurs un squelette complet.

Quant aux ruminants, le trapèze faisant défaut constamment chez le bœuf et le mouton, il n'existe pas trace de cinquième doigt.

L'os canon résulte de la soudure des deux métacarpiens ou métatarsiens principaux ; les accessoires s'atrophient, et il ne reste des deux doigts latéraux que deux osselets formant le squelette de l'ergot.

Chez les solipèdes, le trapèze est loin d'exister toujours. En ce qui concerne le grand os dont on a voulu faire un segment double, il apparaît comme cartilage unique, ne montrant qu'un seul point d'ossification. Son volume considérable est en rapport avec le développement du métacarpien qui lui fait suite. Tous ces faits concordent avec ceux que nous a offert l'évolution des mêmes parties chez les autres mammifères. Les trois métacarpiens apparaissent comme trois pièces cartilagineuses uniques ; plus tard chacun d'eux ne montre qu'un seul point d'ossification primitif ; celui du milieu seulement sera pourvu de deux points d'ossification complémentaires, un pour l'extrémité supérieure et l'autre pour l'extrémité inférieure.

S'il existe un point d'ossification complémentaire pour l'épiphyse supérieure du métacarpien et du métatarsien, ainsi que pour l'épiphyse inférieure des deux premières phalanges, il n'est guère possible d'expliquer ce fait autrement que par la nécessité d'une ossification très rapide ou par le grand volume de chacun de ces segments. Quant aux métacarpiens latéraux, ils manquent constamment d'épiphyse inférieure et de phalanges. La châtaigne et l'ergot, qu'on a voulu assimiler à des rayons atrophiés, sont privés de squelette cartilagineux ou osseux, à n'importe quel moment qu'on les considère. Les solipèdes n'ont par suite qu'un seul doigt complet, plus deux métacarpiens ou métatarsiens accessoires.

Quelque ingénieuses que soient, quelque satisfaisantes au point de vue de l'anatomie philosophique que paraissent être l'une et l'autre théorie du squelette, l'observation scrupuleuse nous force à déclarer qu'elles ne répondent pas à la réalité des choses. Elles méconnaissent les lois du développement ; mieux étudiées, étendues à un grand nombre d'êtres organisés, les lois d'évolution, spéciales à chaque groupe, modifieront profondément, nous en sommes persuadé, les conceptions actuelles sur l'ensemble du règne animal.

---

TROISIÈME SECTION.

ORGANES SÉSAMOÏDES.

---

# CHAPITRE PREMIER.

## Généralités et conditions de production des sésamoïdes.

Nous complétons l'étude de l'extrémité digitale chez les mammifères par l'examen des os dits *sésamoïdes*. D'une façon générale, ce sont *des pièces osseuses,* constantes du côté de la flexion aux articulations métacarpo-phalangiennes et aux articulations phalango-phalangettiennes. Chez les quadrupèdes, ces os existent au nombre de deux à l'articulation métacarpo-phalangienne et métatarso-phalangienne de chaque doigt, mais il n'y en a qu'un seul à l'articulation phalango-phalangettienne. A l'articulation de la première phalange avec la seconde, nous n'avons jamais observé de sésamoïde osseux. Après Soemmering et Albinus, c'est Gillette (*Des os sésamoïdes chez l'homme*, Journal de l'Anatomie et de la Physiologie, 1872, p. 506) qui a fait une très belle étude des os sésamoïdes chez l'homme (voyez ce travail pour l'indication des auteurs cités). Il les divise en péri-articulaires et en intratendineux. Les os sésamoïdes péri-articulaires les plus constants sont ceux qu'on rencontre entre le premier et le second segment du pouce et du gros orteil. Puis viennent par ordre de fréquence, l'os sésamoïde phalango-phalangettien du pouce et du gros orteil, ceux de l'articulation métacarpo-phalangienne de l'index et de l'auriculaire. Mais ordinairement ils manquent aux articulations des quatre doigts externes de la main et du pied.

Les os sésamoïdes des autres mammifères n'ont pas été le

sujet d'une étude aussi complète. S. G. Ilg. (*Anatomische monographie der Sehnenrollen und Sesambein beim Menschen u Thieren.* Prague, 1823, in-4), Chauveau et Arloing (loc. cit.), les décrivent chez un certain nombre d'animaux domestiques. Lavocat (*Construction des extrémités des Membres.* Revue des Sciences naturelles, septembre 1880) résume de la façon suivante nos connaissances sur les sésamoïdes : « Les pachydermes, le porc « et le sanglier, par exemple, sont pourvus de sésamoïdes bien « prononcés : deux supérieurs et un inférieur, à chacun de « leurs quatre doigts ».

Chez les ruminants, les sésamoïdes sont gros : il y en a deux supérieurs et un inférieur, à chacun des deux grands doigts.

« Ils sont plus forts dans les chevaux, dont le doigt principal « porte deux sésamoïdes supérieurs et un inférieur.

« Dans les carnassiers et les rongeurs, tels que les chiens, « les chats, le lièvre, etc., les sésamoïdes supérieurs sont moins « gros, mais encore doubles à chacun des quatre premiers « doigts de la main et du pied. Suivant le développement du « pouce, le sésamoïde supérieur est double à la main chez le « lion et le tigre, etc., simple dans le chat, le chien, etc., nul « au pied de ces mêmes animaux, ainsi qu'à la main du lièvre, « du lapin, etc.

« Quant aux sésamoïdes inférieurs, ils sont remplacés dans « les carnassiers et les rongeurs par une saillie postérieure de « la troisième phalange ».

Huxley signale, en outre (*Éléments d'anatomie comparée des animaux vertébrés*, p. 430) que chez le chien, tous les extenseurs profonds ont des os sésamoïdes au-dessus des articulations métacarpo-phalangiennes.

Quant à leur mode de développement et à l'époque de leur apparition, nous n'avons pu trouver aucun renseignement dans les auteurs. Pour l'homme, Gillette se borne à dire que les sésamoïdes constituent des os véritables qui proviennent d'un cartilage préexistant. Chez le fœtus et l'enfant nouveau-né, les os sésamoïdes ne seraient pas développés en tant qu'os véritables mais *la place de ces os est toujours marquée*... ; ce sont d'après cet auteur, les pressions, le frottement auxquels sont soumis les endroits où on les voit apparaître, qui jouent sans contredit un rôle dans leur formation.

Gillette n'a déterminé ni l'apparition des sésamoïdes à l'état cartilagineux, ni l'époque de leur ossification. Pour les quadrupèdes, personne que nous sachions, ne s'est occupé de ce sujet.

Avant d'entrer dans les détails, voyons quelles sont les conditions de développement des os sésamoïdes, la forme des surfaces articulaires accompagnées de ces pièces osseuses accessoires?

Pour élucider cette question, nous avons examiné les articulations analogues des divers mammifères, nous avons comparé leur forme, et noté les conditions dans lesquelles nous avons constaté la présence ou l'absence des os sésamoïdes ou de disques fibreux remplissant les mêmes usages.

En observant les articulations métacarpo-phalangiennes et métatarso-phalangiennes des solipèdes, des ruminants, du porc, des carnassiers et des rongeurs, on trouve que la tête de chaque métacarpien ou métatarsien offre en dedans et en dehors une surface condylienne, séparée l'une de l'autre, non pas par une gorge simple, mais par une crête antéro-postérieure plus ou moins prononcée, selon le groupe animal. En d'autres termes, on n'est pas en présence d'une charnière simple, dite ginglyme angulaire, par Winslow, trochlée, par les auteurs modernes; grâce à la crête antéro-postérieure, la surface articulaire est devenue une double poulie, une surface bitrochléenne. En outre, la surface articulaire ainsi constituée s'étend d'une façon notable en haut et en arrière sur la face postérieure du métacarpien ou du métatarsien.

En rapport avec la partie antérieure de cette surface, il existe du côté de la première phalange deux cavités glénoïdes latérales séparées par une gorge antéro-postérieure profonde qui est en relation avec la crête séparant les deux poulies.

Cette surface phalangienne est complétée en arrière par les ligaments sésamoïdiens inférieurs, situés à la face postérieure de la première phalange et se continuant directement avec les deux os sésamoïdes, allongés verticalement et concaves en avant, de façon à prolonger en arrière la surface phalangienne et à présenter une surface articulaire à la portion postérieure de la tête du métacarpien ou du métatarsien.

Cette disposition nous permet de comprendre comment, chez ces animaux, ces articulations bitrochléennes ne se meuvent que dans un seul axe (mouvements de flexion et d'extension).

Un singe macaque (cynomolgus) que nous avons examiné, nous a présenté une conformation analogue des surfaces articulaires et par conséquent deux sésamoïdes pour chaque doigt.

Un fœtus de gibbon, au contraire, offre au premier segment du pouce aussi bien que sur les quatre métacarpiens et métatarsiens externes, une surface articulaire où le condyle interne (radial ou tibial) s'allonge en arrière, tandis que le condyle externe manque de ce prolongement. Aussi n'avons-nous trouvé dans ces articulations qu'un seul sésamoïde en rapport avec l'apophyse articulaire interne.

Chez l'homme, Gillette a montré que les conditions sont les mêmes; le premier segment du pouce ou du gros orteil possède seul une double poulie en rapport avec deux sésamoïdes; il fait remarquer également (*loc. cit.*, p. 518) que l'os sésamoïde unique de l'index est en rapport avec l'apophyse articulaire interne ou radiale du métacarpien correspondant et l'os analogue de l'auriculaire avec le prolongement ou condyle externe de l'auriculaire.

Si les deux doigts du milieu chez l'homme, la partie externe de l'index, la partie interne de l'auriculaire, manquent de sésamoïdes, ainsi que la portion externe ou cubitale des articulations métacarpo-phalangiennes ou métatarso-phalangiennes du gibbon, c'est que la tête articulaire forme un condyle ou plutôt une tête articulaire, à laquelle correspond une seule cavité glénoïde du côté de la première phalange. En d'autres termes, chez le gibbon et chez l'homme, cette articulation n'est plus une double trochlée, mais représente une *énarthrose* incomplète, jouissant de tous les mouvements (flexion, extension, latéralité, circumduction, rotation).

En dehors des articulations métacarpo et métatarso-phalangiennes, il existe un os sésamoïde constant à l'articulation de la deuxième phalange avec la troisième chez les solipèdes, les ruminants et le porc. Malgré l'assertion contraire de M. Lavocat, nous avons trouvé également, comme nous le verrons plus loin, un os sésamoïde inférieur chez le lapin, le cochon d'Inde et le rat.

L'extrémité inférieure de la deuxième phalange présente deux condyles latéraux et une gorge médiane profonde, c'est-à-dire une poulie qui se prolonge considérablement sur la face postérieure de la deuxième phalange. La portion antérieure de la poulie est en rapport avec la surface articulaire de la troisième phalange, offrant deux cavités glénoïdes séparées par une crête antéro-postérieure, tandis que la portion postérieure s'appuie sur la face articulaire du sésamoïde qui a une configuration analogue à celle de la surface articulaire de la troisième phalange.

Cette trochlée permet deux mouvements principaux : la *flexion* et l'*extension*, plus quelques légers mouvements latéraux.

Quant aux carnassiers, M. Lavocat avance que le sésamoïde inférieur y est remplacé par la saillie postérieure de la troisième phalange. Cependant Chauveau et Arloing remarquent (*loc. cit.*, p. 209) que la surface articulaire de la troisième phalange est complétée par un fibro-cartilage glénoïde jouant le rôle de sésamoïde. Cette interprétation nous paraît être d'une justesse parfaite. L'examen nous montre en effet qu'en arrière de l'extrémité inférieure de la deuxième phalange, il existe chez le chien un épaississement fibreux dont la forme et les connexions sont les mêmes que le sésamoïde inférieur des solipèdes, etc. Il est situé en avant du tendon du perforant; il est fixé sur la saillie de la troisième phalange; il est rattaché de chaque côté par un ligament à la dépression circulaire qui existe sur la face latérale de la poulie articulaire. Il a une épaisseur de $2^{mm}$ chez le chien adulte, sur une longueur et une largeur de $5^{mm}$. Il présente une surface articulaire offrant, comme le sésamoïde des autres quadrupèdes, deux petites cavités glénoïdes et une saillie antéro-postérieure correspondant à la portion postérieure de la poulie de la deuxième phalange.

L'assimilation de cet épaississement fibreux à un sésamoïde est corroborée par l'examen de l'articulation de la première et de la deuxième phalange chez les solipèdes, les ruminants, etc. Ici nous trouvons une trochlée analogue, mais moins étendue postérieurement, et la surface articulaire de la deuxième phalange est complétée également par un disque fibreux qui, chez le poulain à la naissance, atteint déjà une hauteur de $1^{cm}$ sur une épaisseur de $1^{mm}$.

Moins les trochlées sont accentuées, plus nous voyons diminuer ces épaississements fibreux entre les articulations phalangiennes. Tel est le cas de certains carnassiers (chat, tigre), des singes et de l'homme. Le pouce et le gros orteil de ces derniers (singe et homme) font exception par le volume plus considérable des surfaces articulaires et par le sésamoïde à peu près constant qui se développe à la place du disque fibreux. A cette configuration spéciale correspondent chez ces animaux des mouvements latéraux manifestes pour les troisièmes phalanges.

Quels sont les usages des os sésamoïdes? Selon Gillette, ils servent : 1° à protéger les articulations qui ont à supporter les pressions les plus fortes; 2° à protéger les tendons qui glissent à leur niveau; 3° à opérer la transformation des mouvements.

La plupart des auteurs leur attribuent en outre le rôle de servir de poulies de renvoi pour les tendons fléchisseurs. Il nous semble, qu'en augmentant notablement la surface articulaire, non seulement ils limitent les mouvements à des mouvements de flexion et d'extension, mais encore ils ont principalement l'office de transformer la cavité phalangienne en une surface articulaire brisée au niveau des ligaments sésamoïdes inférieurs, qui, grâce à leur résistance et à leur flexibilité, préviennent les ruptures plus aisément que si toute la cavité articulaire était formée d'une pièce osseuse unique.

---

## CHAPITRE II.

### Époque de la formation 1° des cartilages sésamoïdes; 2° de leur ossification.

Sur le gros orteil, entre le premier et le deuxième segment d'un fœtus humain long de $\frac{9^{cm}}{12}$, les deux sésamoïdes existent déjà à l'état de deux nodules cartilagineux hauts de $0^{mm},480$, et d'un diamètre antéro-postérieur de $0^{mm},180$. Nous n'avons pas pu apercevoir encore celui de l'articulation de la deuxième et de la troisième phalange.

Sur un fœtus de $\frac{12^{cm}}{19}$, les sésamoïdes postérieurs ont une hauteur de $1^{mm}$, et un diamètre antéro-postérieur de $0^{mm},75$. Le sésamoïde antérieur a en tous sens $0^{mm},4$ de diamètre. Sur la main d'un enfant de six ans et demi, les sésamoïdes sont cartilagineux.

Sur un sujet de seize ans, le sésamoïde de l'auriculaire et de l'indicateur, d'une épaisseur de $2^{mm},5$, avait son axe occupé par un point osseux de $6^{mm}$ de diamètre.

Le fœtus de gibbon de six mois présente au pied, entre le premier et le second segment du gros orteil, sur le bord interne (tibial), ainsi qu'à la partie correspondante des quatre articulations métatarso-phalangiennes, un sésamoïde atteignant un diamètre de $1^{mm}$. Son centre est formé de cartilage hyalin et sa circonférence de fibro-cartilage. Il en existe un également à l'articulation des deux dernières phalanges du gros orteil. Il a une longueur de $0^{mm},5$. Mais les autres orteils en sont dépourvus à cet endroit.

A la main du même fœtus, nous avons rencontré deux sésamoïdes entre le premier et le second segment du pouce et un antérieur entre les deux dernières phalanges. Quant aux quatre doigts externes, les articulations métacarpo-phalangiennes seules possèdent un sésamoïde cartilagineux de $0^{mm},5$ de diamètre sur le bord radial de chacune.

Un jeune macaque (*macacus cynomolgus*), dont les dimensions des doigts sont les suivantes : pouce $2^{cm}$, index $3^{cm}$, médius $4^{cm},2$, annulaire $4^{cm}$, auriculaire $3^{cm},5$, offre un seul sésamoïde long et large de $1^{mm}$, situé au milieu de l'articulation du premier avec le second segment du pouce. Il n'en existe pas entre la seconde et la dernière phalange du pouce ; cette disposition nous semble tenir à la faiblesse de ce dernier, les autres doigts possédant deux sésamoïdes à chaque articulation métacarpo-phalangienne (fig. 82).

Au pied, le gros orteil offre deux sésamoïdes, l'interne de $1^{mm}$, l'externe de $0^{mm},5$. Les autres doigts, en possèdent également deux de $1^{mm}$ de diamètre chacun à chaque articulation métatarso-phalangienne.

Nous n'en avons pas observé aux derniers articles du pouce, ni sur les autres orteils.

Tous ces sésamoïdes étaient cartilagineux et non vasculaires, quoique les points d'ossification complémentaires eussent apparu dans les métacarpiens, les métatarsiens et les phalanges.

Un macaque adulte nous a présenté les mêmes sésamoïdes, en nombre égal et aux mêmes endroits que le jeune, si ce n'est qu'ils étaient complètement ossifiés, long de $4^{mm}$, et larges de $1^{mm},5$.

Nous nous occuperons d'abord du développement des sésamoïdes des articulations métacarpo et métatarso-phalangiennes, qui possèdent, comme nous l'avons vu deux sésamoïdes plantaires et un dorsal.

Sur un fœtus de chien de $6^{cm}$ de long, les sésamoïdes plantaires des quatre doigts externes sont représentés par des nodules cartilagineux, longs de $0^{mm},600$ et hauts de $0^{mm},300$. La cavité articulaire existe déjà entre eux et la tête du métacarpien ou du métatarsien correspondant.

Le sésamoïde dorsal s'aperçoit également sous la forme d'un amas de noyaux cartilagineux en arrière du tendon de l'extenseur commun des doigts.

Sur un fœtus de chien de $14^{cm}$, le sésamoïde dorsal atteint déjà une largeur de $0^{mm},600$, sur une épaisseur de $0^{mm},200$. Les sésamoïdes plantaires et dorsal ne sont encore qu'à l'état de cartilage hyalin, quoique les épiphyses des métacarpiens, des métatarsiens et des phalanges soient déjà vasculaires (fig. 81).

Chez un chien de deux mois, les épiphyses sont ossifiées et les sésamoïdes plantaires hauts de $1^{cm}$, et larges de $3^{mm}$, sont à l'état ostéoïde. Le sésamoïde dorsal large de $4^{mm}$, et épais de $1^{mm}$, n'est encore que vasculaire.

Quant au pouce, il n'existe qu'un seul sésamoïde plantaire entre le premier segment et le deuxième segment de ce rayon. Il parcourt les mêmes phases de développement que les autres sésamoïdes.

Il se développe également un sésamoïde dans le tendon extenseur du pouce chez le chien au-dessus de l'articulation du premier avec le deuxième segment. Chez le chien adulte, il est osseux et atteint $3^{mm}$ de long sur $2^{mm}$ de large et de $2^{mm}$ d'épaisseur.

Chez le chat, il n'y a que les sésamoïdes plantaires, déjà apparents sous forme de nodules cartilagineux sur le fœtus de $7^{cm}$ de long. Ils s'ossifient au second mois après la naissance : à cette époque ils sont larges de $5^{mm}$ et épais de $3^{mm},5$, et possèdent un point osseux central de $1^{mm},5$ de diamètre. Le pouce n'a, comme chez le chien, qu'un seul sésamoïde en arrière et en haut de la tubérosité de la deuxième phalange et s'ossifie à la même époque que les autres; une fois, nous avons trouvé un cartilage sésamoïde inférieur sur le pouce d'un jeune chien (fig. 21).

Sur un fœtus de rat, de $4^{cm}$ de long (près de la naissance), les quatre doigts externes sont pourvus chacun, à l'articulation métacarpo et métatarso-phalangienne de deux grands sésamoïdes cartilagineux, larges chacun de 0$^{mm}$,180 et réunis par un ligament long de 0$^{mm}$,100. Leur diamètre antéro-postérieur est de 0$^{mm}$,180, et leur diamètre longitudinal de 0$^{mm}$,220.

Le petit sésamoïde, qui existe aux quatre doigts externes entre la deuxième et la troisième phalange, est cartilagineux également et a un diamètre de 0$^{mm}$,090.

Sur un jeune rat, les grands sésamoïdes sont hauts de 0$^{mm}$,6, et ont un diamètre antéro-postérieur de 0$^{mm}$,4. Les petits sésamoïdes n'ont que 0$^{mm}$,2 de long et de large. Tous sont cartilagineux.

Faute de sujets d'un âge convenable, nous n'avons pas pu déterminer l'époque à laquelle les sésamoïdes cartilagineux s'ossifient.

Sur un rat adulte, les sésamoïdes sont des osselets longs de 1$^{mm}$ sur 0$^{mm}$,8 de largeur et d'épaisseur. Il en existe deux au gros orteil entre le premier et le deuxième segment et un petit entre la deuxième et la troisième phalange, comme sur les autres doigts. Je n'en ai pas aperçu au pouce du membre antérieur, qui comme nous l'avons vu, est rudimentaire.

Sur un cabiai de 4$^{cm}$ de long, il existe à chaque articulation métacarpo et métatarso-phalangienne deux sésamoïdes cartilagineux, hauts de 0$^{mm}$,480 et d'un diamètre antéro-postérieur de 0$^{mm}$,300, et, à chaque doigt on remarque un petit sésamoïde de 0$^{mm}$,5 de long et de large.

Sur un cochon d'Inde à la naissance, les grands sésamoïdes hauts de 2$^{mm}$, sur une largeur et une épaisseur de 0$^{mm}$,600, possèdent chacun un point osseux au centre avec une bordure cartilagineuse de 0$^{mm}$,120. Les petits sésamoïdes hauts et larges de 0$^{mm}$,700, sur une épaisseur de 0$^{mm}$,360, ne sont encore munis que d'un point ostéoïde.

Chez le fœtus de lapin de 6$^{cm}$ de long, je n'ai pu constater la présence que des grands sésamoïdes, aux articulations métacarpo et métatarso-phalangiennes. Ils sont cartilagineux, hauts de 0$^{mm}$,5, larges de 0$^{mm}$,180 et épais de 0 $^{m}$,120.

Chez le lapin, à la naissance, les grands sésamoïdes ne sont pas encore vasculaires ; ils sont hauts de 1$^{mm}$, et épais de 0$^{mm}$,5.

Le petit sésamoïde existe à chaque doigt, il est long de $0^{mm},35$ et épais de $0^{mm},25$.

Sur le lapin âgé de dix-huit jours, les grands sésamoïdes sont hauts de $2^{mm}$ et épais de $1^{mm}$, et possèdent un point ostéoïde central. Les petits sésamoïdes ne sont que vasculaires.

Sur un lapin de trente-trois jours, les grands sésamoïdes sont larges de $1^{mm},25$ et épais de $1^{mm},25$, et complètement ossifiés, sauf une mince bordure de $0^{mm},240$. Les petits sésamoïdes hauts de $2^{mm}$, larges et épais de $1^{mm}$ sont osseux, sauf un liséré périphérique cartilagineux de $0^{mm},300$.

Les fœtus les plus jeunes de ruminants qui m'aient offert des cartilages sésamoïdes, sont ceux de veau de $7^{cm}$ et de mouton de $10^{cm}$ de long. Sur ce dernier, les grands sésamoïdes dont il existe deux pour chaque doigt, aux articulations métacarpo-phalangienne et métatarso-phalangienne, sont hauts de $0^{mm},600$ et épais de $0^{mm},300$. Il y en a un autre entre la deuxième et la troisième phalange de chaque doigt, épais de $0^{mm},240$ et haut de $0^{mm},480$. Tandis que la surface articulaire existe déjà entre les grands sésamoïdes et la tête du métacarpien ou du métatarsien, les petits sésamoïdes à cette époque sont encore réunis par du tissu lamineux à la tête de la deuxième phalange (fig. 41 et 42).

Le mouton à la naissance, chez lequel les points complémentaires épiphysaires sont déjà bien développés, les sésamoïdes supérieur et inférieur sont encore cartilagineux, quoique vasculaires. Sur un veau de trois semaines, au contraire, tous les sésamoïdes sont complètement ossifiés.

Il n'existe de sésamoïde à aucune période du développement sur les doigts rudimentaires du veau et du mouton.

Sur un chevreau de deux à trois semaines, nous avons eu l'occasion de constater que les grands sésamoïdes sont ossifiés, sauf une bordure de $1^{mm},5$. Les petits sésamoïdes ne possèdent à cette époque qu'un point osseux d'un diamètre de $2^{mm}$ entouré d'une couche cartilagineuse de $2^{mm}$ à $3^{mm}$.

Chez le porc, par contre, les quatre doigts complets possèdent également chacun deux grands sésamoïdes et un petit.

Sur un fœtus de porc de $7^{cm}$ de long, je n'ai pu constater la présence des grands sésamoïdes que sur les deux doigts du milieu. Ils avaient une longueur de $0^{mm},600$ sur une épaisseur de $0^{mm},360$. Les grands sésamoïdes des doigts latéraux ainsi que tous les petits n'avaient pas encore paru.

Sur un fœtus de porc de $15^{cm}$ de long, tous s'étaient montrés, et à la naissance; ils étaient vasculaires. Faute de jeunes porcs, je n'ai pas pu déterminer l'âge auquel ils s'ossifient chez cet animal (fig. 51 et 53).

Sur le fœtus d'âne de $8^{cm}$ et sur celui de cheval de $9^{cm}$ de long où le squelette du doigt est cartilagineux sauf le point préosseux à l'extrémité de la phalangette, il existe à la partie postérieure de l'articulation métacarpo-phalangienne, deux nodules cartilagineux et un autre à la partie postérieure de la deuxième et de la troisième phalange. Les deux premiers représentent les grands sésamoïdes et le troisième le petit sésamoïde (fig. 58).

Les grands sésamoïdes ont à cette époque un diamètre antéro-postérieur de $0^{mm},540$, et sont hauts de $0^{mm},240$, à $0^{mm},300$. Le petit sésamoïde est haut de $0^{mm},600$ et a un diamètre antéro-postérieur de $0^{mm},360$.

Les grands sésamoïdes sont déjà séparés de la tête du métacarpien ou du métatarsien par une cavité articulaire, tandis que celle-ci n'existe pas encore entre la tête de la deuxième phalange et le petit sésamoïde. Sur un fœtus de cheval de $18^{cm}$, la cavité articulaire existe au contraire entre ce dernier et la deuxième phalange.

Sur un fœtus de cheval de $38^{cm}$, les sésamoïdes commencent à devenir vasculaires. Sur un poulain de quinze jours, les grands sésamoïdes sont ossifiés, sauf une couche périphérique de $2^{mm}$ d'épaisseur (fig. 59 et 60).

Le petit sésamoïde ne possède encore qu'un point ostéoïde central sur une étendue de $1^{mm}$.

Nous avons déjà appelé l'attention (p. 153) sur ce fait qu'il n'existe pas seulement de sésamoïdes, soit cartilagineux, soit osseux, destinés à agrandir les surfaces articulaires et à régulariser les mouvements. Des organes d'un usage analogue, décrits par les auteurs sous le nom de fibro-cartilages et qui ne sont formés en réalité que de tissu fibreux, se développent dans certaines articulations et acquièrent un volume notable principalement entre la première et la deuxième phalange des solipèdes, des ruminants, et entre la deuxième et la troisième phalange chez le chien.

Nous allons étudier leur évolution sur les doigts du chien où ils remplissent manifestement un rôle semblable à celui des sésamoïdes cartilagineux et osseux des autres quadrupèdes. Sur le chien adulte, l'épaississement fibreux qui existe en avant du tendon du fléchisseur au-dessous de la tête de la deuxième phalange, a une longeur de $6^{mm}$ sur une largeur égale et une épaisseur de $2^{mm}$. Sa surface árticulaire est lisse et creusée de deux cavités glénoïdes semblables à celles de la base de la troisième phalange et séparées par une crête antéro-postérieure. De même le tendon extenseur qui se fixe à la deuxième phalange, présente en avant de l'articulation de la deuxième avec la troisième phalange, un épaississement fibreux de $2^{mm}$, long de $4^{mm}$ et large de $3^{mm}$. Ce dernier rappelle le sésamoïde dorsal, d'abord cartilagineux, puis osseux de l'articulation métacarpo ou métatarso-phalangienne. Le tendon du fléchisseur superficiel ou perforé offre un épaississement fibreux analogue, épais de $0^{mm},5$, chez le chien adulte.

Ces épaississements fibreux, outre leurs connexions, qui sont les mêmes que celles des os sésamoïdes, sont fixés également par des ligaments sur les faces latérales de la tête des phalanges.

Ils se développent de bonne heure et restent pendant toute la vie à l'état de tissu fibreux. A la naissance, le disque fibreux qui existe en arrière de l'articulation de la deuxième et de la troisième phalange, chez le chien a une longueur de $1^{mm}$, une épaisseur de $0^{mm},35$ et la largeur de l'articulation phalango-phalangienne c'est-à-dire $1^{mm},5$ environ. Il est formé, à cette époque de corps fibro-plastiques ovalaires de $0^{mm},009$ de diamètre ; le noyau a $0^{mm},006$ à $0^{mm},007$ et le corps cellulaire lui constitue un mince liséré jaune citrin, quand on s'est servi du picro-carmin comme réactif colorant. Les prolongements du corps cellulaire ne dépassent pas $0^{mm},002$ à $0^{mm},003$.

Les ligaments latéraux qui le rattachent aux côtés de la tête de la deuxième phalange montrent déjà un aspect fasciculé, quoique formés des mêmes éléments fibro-plastiques, mais dont les prolongements sont déjà considérables et disposés en séries parallèles.

En examinant le même organe sur un chien âgé de deux mois, on voit qu'il a acquis une épaisseur de $1^{mm},5$. Les corps fibro-plastiques ont pris une forme étoilée. Chacun contient un noyau de 0mm,004 à 0mm,006 coloré en rouge par le picro-carmin, les noyaux sont éloignés les uns des autres de 0mm,010 à 0mm,012 et le corps cellulaire qui les entoure envoie de tous côtés des prolongements qui, s'anastomosant avec ceux des corps fibro-plastiques voisins, figurent un réseau des plus élégants.

En examinant enfin le même organe chez le chien adulte, on lui trouve une consistance semblable à celle du cartilage et d'autant plus grande qu'on se rapproche du centre. C'est pour cette raison que la plupart des autres le décrivent à tort sous le nom de fibro-cartilage. Il est d'un blanc grisâtre. Il est formé de faisceaux de tissu lamineux qui atteignent un diamètre de 0mm,016 à 0mm032 ; ces derniers sont polygonaux de 6 à 8 faces et séparés les uns des autres par des interlignes, qui se colorent en jaune pâle au picro-carmin, tandis que les faisceaux lamineux se teignent en rouge. C'est dans ces interlignes qu'on aperçoit les noyaux des corps fibro-plastiques de 0mm,004 à 0mm,006, colorés en rouge foncé et entourés d'un cercle jaune ; comprimés entre les faisceaux, ils ont une forme polygonale de quatre à six faces.

Les faisceaux précédents constituent les faisceaux primitifs ; en se réunissant, ils forment des faisceaux secondaires d'un diamètre de 0mm,120 à 1mm,150 s'entrecroisant en tous sens avec les faisceaux secondaires voisins et produisent ainsi un aspect feutré spécial.

J'ai soumis ces disques à tous les réactifs propres à déceler la présence des fibres élastiques (solution aqueuse d'acide sulfurique ou de potasse bouillante, macération dans les acides) et je n'ai pas pu en apercevoir au centre de l'organe. Les fibres élastiques apparaissent seulement vers la périphérie où elles deviennent abondantes en passant dans les ligaments latéraux.

Nous voyons donc que ces organes sont constitués par du tissu fibreux remplissant un rôle analogue aux sésamoïdes d'abord cartilagineux, puis osseux qui existent dans d'autres articulations. A aucune période du développement, nous n'avons pas pu y apercevoir de cellules cartilagineuses ou osseuses, quoique nous ayons examiné à cet effet des chiens de dix à douze ans.

L'étude que nous venons de faire nous fournit les résultats suivants :

1° Les organes sésamoïdes périarticulaires sont de deux sortes : les uns, *d'abord cartilagineux, puis osseux ;* les autres, *fibreux.* Les premiers s'observent aux articulations métacarpo et métatarso-phalangiennes chez les solipèdes, les ruminants, les rongeurs, les carnassiers, les macaques et sur certains doigts chez l'homme et le gibbon ; à l'articulation phalango-phalangettienne des doigts chez les solipèdes, les ruminants et les rongeurs. Les seconds se rencontrent aux articulations phalango-phalangettiennes des carnassiers et aux articulations de la première avec la deuxième phalange chez les solipèdes et les ruminants.

2° Les organes sésamoïdes ont pour usage principal d'augmenter l'étendue de la surface articulaire et de limiter les mouvements à la flexion et à l'extension.

3° Les sésamoïdes osseux apparaissent à l'état de novules cartilagineux de la même façon que le squelette cartilagineux, mais plus tard que les segments des rayons digitaux. Chez les ruminants et les solipèdes, ils existent déjà, alors que la cavité articulaire n'est pas encore établie.

4° Les cartilages sésamoïdes parcourant les mêmes phases d'évolution que le squelette cartilagineux ; ils deviennent vasculaires en même temps ou peu après que les vaisseaux ont pénétré dans les extrémités cartilagineuses voisines. Ensuite ils s'ossifient du centre à la périphérie, chacun ne présentant qu'un seul point d'ossification.

5° Les sésamoïdes fibreux sont constamment formés de tissu fibreux, ce dernier ne se transformant jamais en tissu cartilagineux ni osseux.

# DEUXIÈME PARTIE

## DÉVELOPPEMENT DES PRODUCTIONS CORNÉES SUR LES EXTRÉMITÉS DES MAMMIFÈRES.

## CHAPITRE PREMIER.

### Rapport entre la troisième phalange et le revêtement corné.

Après le squelette des extrémités, nous étudierons les revêtements cornés produits par la peau qui recouvre le bout des doigts. On sait que l'usage que fait l'animal de ses extrémités influe considérablement sur la forme de ces revêtements cornés.

L'homme, grâce à l'admirable division du travail physiologique, se soutient sur ses pieds, tandis que ses mains restent des organes de préhension. Malgré cette diversité d'usages, les doigts des mains et des pieds sont garnis également par les revêtements cornés, dits *les ongles*.

La structure des mains et des pieds est au fond la même chez le singe que chez l'homme, quoique le membre postérieur du premier devienne un pied préhensible, qui lui sert à grimper aux arbres. Aussi les ongles ont-ils chez la plupart de ces animaux une forme plus ou moins analogue à celle de l'ongle humain.

Chez les carnassiers que nous avons examinés, le chien et le chat, les pattes antérieures et postérieures ont des doigts très courts, dont les mouvements séparés sont très limités. Dans la marche, le carpe et le tarse sont relevés, et le poids du corps est transmis en partie à l'articulation de la deuxième et de la troisième phalange et en partie à une série de pelottes adipeuses qui recouvrent les articulations digito-métacarpiennes et digito-métatarsiennes. La troisième phalange, relevée sur la seconde par un mécanisme bien connu, est armée d'ongles aigus, tranchants, connus sous le nom de *griffes*.

Les rongeurs sont plutôt plantigrades; ils appuient sur toute la surface inférieure du pied. Chez le lapin, le carpe, le tarse, ainsi que le métacarpe et le métatarse sont recouverts de poils, sauf une petite portion à la naissance de l'ongle. Chez le rat et le cochon d'Inde, la face plantaire qui s'appuie sur le sol est dépourvue de poils et montre une série de coussinets adipeux. Les dernières phalanges sont armées d'ongles forts, mais plus obtus généralement que chez les carnassiers.

Chez les porcs et les ruminants, les doigts ont des mouvements moins indépendants encore que dans les groupes précédents; le carpe, le tarse, le métacarpe et le métatarse sont allongés et les membres antérieurs et postérieurs appuient sur le sol par l'extrémité et la face inférieure de la phalangette. Celle-ci est enveloppée de tous côtés par un tissu corné, connu sous le nom de *sabot*.

Chez les solipèdes, enfin, le doigt unique est recouvert, y compris une portion de la deuxième phalange, par un étui corné considérable, qui porte le même nom que chez les ruminants.

Nous nous proposons d'étudier la manière dont la peau qui recouvre les doigts chez ces divers animaux produit ces revêtements cornés si variables de forme et d'usage. De Blainville a déjà fait remarquer (*De l'organisation des animaux*, 1822, t. I) que chez les chats, par exemple, à l'état de fœtus, la pointe de l'ongle est, pour ainsi dire, émoussée par une singulière substance blanche, molle, qui en occupe tout le bord inférieur, mais qui n'appartient pas absolument à l'ongle. Dans les solipèdes, au contraire, le fœtus encore dans le sein de sa mère a ses sabots avec la forme d'ongle, c'est-à-dire terminés par une pointe obtuse et un peu recourbée ; c'est par l'usage qu'elle s'aplatit.

D'un autre côté, la forme du squelette a-t-elle une certaine influence « sur les configurations si variables que prend la « substance cornée qui revêt, arme ou protège, l'extrémité des « doigts ? »

C. Duméril s'est posé la question dès 1799 (*Forme de la dernière phalange des doigts chez les mammifères*, broch. in-8), et il a montré que la forme des ongles reproduit le moule que lui a prêté la dernière phalange, et l'examen de cette dernière fait reconnaître la famille et le genre auquel appartient l'animal.

En étudiant le développement, nous avons vu que cette forme varie selon que la dernière phalange est à l'état cartilagineux ou osseux. Chez le fœtus humain de $\frac{5}{6}$, il existe déjà sur la phalangette, longue de $0^{mm},75$, un rétrécissement marqué sur la partie moyenne, comme chez l'adulte. Elle est conique, aplatie du côté palmaire, mais l'extrémité de la tigelle cartilagineuse est effilée, et on voit que c'est par la production de la substance préosseuse que s'ajoutera la boucle en fer à cheval qui termine son extrémité libre.

Chez les carnassiers adultes, l'os unguéal est courbé sur sa longueur, tranchant à la face palmaire, pointu à l'extrémité libre, épais et solide à sa base ; le grand diamètre de l'extrémité articulaire est dans le sens vertical. (Duméril.)

Chez le fœtus de chat de $6^{cm}$, la phalangette est longue de $1^{mm},25$, triangulaire, sur une coupe longitudinale et verticale. Elle n'est pas encore courbée sur son grand axe. L'extrémité postérieure est élargie d'avant en arrière et se continue avec le corps du segment qui représente une tigelle s'amincissant vers l'extrémité libre et aplatie latéralement.

| | |
|---|---|
| Diamètre antéro-postérieur de l'extrémité articulaire.... | $1^{mm},0$ |
| — transversal de l'extrémité articulaire......... | $0^{mm},5$ |

A $0^{mm},25$ en avant de l'extrémité articulaire, la tigelle présente un rétrécissement notable et son diamètre antéro-postérieur n'est plus que $0^{mm},5$, et son diamètre transversal de $0^{mm},25$.

Il est probable que c'est par la production de substance préosseuse à son extrémité libre et inférieure que la phalangette acquiert sa forme recourbée.

Sur le fœtus de chien de $14^{cm}$ de long, la phalangette a une longueur de $1^{mm},50$ ; sa forme est droite, sauf à l'extrémité terminale qui commence à se recourber. En outre, elle présente vers la partie moyenne de chaque face une rainure qui les divise en une portion supérieure avec un bord tranchant, et une portion inférieure à bord élargi et légèrement convexe. Sur une coupe transversale, elle figure un sablier.

Chez les rongeurs adultes, la forme de l'os unguéal est droite, conique. Sur les fœtus de rat et de cochon d'Inde, elle diffère peu de celle de l'adulte : le bord supérieur est seulement plus tranchant, et la portion inférieure est élargie et forme une face plantaire presque plane. La partie moyenne des faces latérales est également creusée de deux sillons recevant les bords latéraux de l'ongle.

Chez le porc et les ruminants, la phalange cartilagineuse a une forme analogue à celle de l'adulte, où elle est triangulaire, à face inférieure et médiane planes, à face externe convexe, à extrémité libre, pointue. L'extrémité articulaire est oblique, et son bord inférieur est plus prolongé en arrière. (Duméril.)

Chez les solipèdes, la phalangette est demi-circulaire chez l'adulte et possède des apophyses qui n'existent pas à l'état fœtal.

Chez l'âne de $8^{cm}$ de long, elle a la forme d'une tigelle cartilagineuse à extrémité postérieure carrée, quoique plus large transversalement d'avant en arrière. Vers le milieu, la face supérieure devient légèrement convexe et la face inférieure s'aplatit, de façon que le diamètre latéral atteint $1^{mm}$ et le diamètre antéro-postérieur $0^{mm},75$. Vers le tiers antérieur, l'aplatissement s'accuse davantage.

| | |
|---|---|
| Diamètre latéral........................... | $0^{mm},75$ |
| — antéro-postérieur................. | $0^{mm},30$ |

Cette tigelle, à base rectangulaire, légèrement aplatie en dessous, convexe en dessus, se termine en avant par une pointe arrondie.

Chez le cheval de $22^{cm}$ de long, la troisième phalange a $5^{mm}$ de long ; elle a la forme d'un triangle aplati de haut en bas, épais de $2^{mm}$. Son extrémité supérieure ou articulaire est large de $5^{mm}$. Le sommet antérieur est pointu ; la face supérieure est légèrement convexe, la face inférieure plane.

Pendant que l'ossification par substance préosseuse gagne la périphérie, surtout la partie inférieure plantaire, l'ossification enchondrale de la tigelle cartilagineuse s'étend rapidement vers l'extrémité supérieure articulaire (fig. 66 et suivantes).

C'est surtout par l'ossification préosseuse que se fait l'élargissement considérable de la phalangette du fœtus, ainsi que la forme demi-circulaire de son bord inférieur. De cette façon, les extrémités postérieures des bords s'étendent en arrière et déterminent la formation de deux pointes osseuses. Ces prolongements des bords latéraux ont reçu de Bracy-Clarck le nom d'*apophyses rétrossales;* chez le fœtus de 70$^{cm}$, elles sont déjà longues de 6$^{mm}$ à partir des trous préplantaires. Elles sont séparées, par une échancrure dite *scissure préplantaire* longue de 5$^{mm}$, d'une éminence en continuité avec l'extrémité articulaire de la phalangette, toutes deux cartilagineuses à cette époque. Cette éminence sera plus tard chez l'adulte l'*apophyse basilaire* de H. Bouley.

Tout ce qui est en avant de la scissure préplantaire est osseux, tandis que la portion supérieure à cette dernière est complètement cartilagineuse. A la naissance, l'ossification de la troisième phalange est à peu près complète.

---

## CHAPITRE II.

### Historique. — Plan du développement des ongles, etc.

Nous abordons à présent l'étude des productions cornées qu'on remarque sur les extrémités. Nous passerons en revue les auteurs qui ont traité de leur développement, qui se sont occupés de leurs homologies à l'état adulte; ensuite nous dirons quelques mots des relations de l'épiderme avec les divers tissus cornés que nous décrirons en détail sur les extrémités de *l'homme, des carnassiers, des rongeurs, des ruminants et des solipèdes.*

Les extrémités des mammifères sont des organes de toucher, de préhension et de locomotion. Nous connaissons leurs terminaisons si variées chez les divers groupes de mammifères. Pour rendre ces organes plus capables d'accomplir ces usages, la nature a ajouté des organes de perfectionnement au squelette terminal des membres. Ce sont : l'ongle, chez l'homme, la griffe, chez les carnassiers et les rongeurs, le sabot, chez les ruminants et les solipèdes.

Malgré toutes nos recherches, nous n'avons pu découvrir aucun travail qui ait eu pour objet de déterminer les conditions embryologiques de ces organes. Il est d'observation vulgaire que l'ongle n'existe que chez les animaux ne se servant de leurs extrémités que comme organes de perfectionnement du tact, que la griffe ne se trouve que chez les quadrupèdes qui déchirent leur proie ou fouissent la terre, et que le sabot rencontre chez les animaux qui usent de leurs membres exclusivement comme organes de locomotion.

L'apparition de l'ongle et des produits analogues chez les mammifères a donné lieu à un grand nombre de recherches. On l'a étudiée à divers points de vue.

Chez l'homme, en particulier, on s'est demandé de quelle façon l'ongle prend naissance chez l'embryon ?

Les uns, avec Kölliker, soutiennent qu'après la formation du repli sus-unguéal, la couche muqueuse de Malpighi tout entière prend part au développement de l'ongle, qui se produit *in toto*, sur toute la surface du lit de l'ongle, quoiqu'il reste enveloppé quelque temps par l'épiderme qui le précédait en cet endroit.

Unna (*Histol. u Entwiklung der menschlich Oberhaut. Arch. f. mik. anat.* t. XII, 1876, p. 665) distingue quatre périodes dans le développement de l'ongle humain : du 1$^{er}$ au 8$^{e}$ mois de la vie intra-utérine il y a l'ongle primitif ou *éponychium*.

Il désigne, sous le nom d'éponychium une couche cornée qui s'étend du repli sus-unguéal à la face palmaire de la main et qui, du 2$^{e}$ au 8$^{e}$ mois aurait pour attribut de retarder le développement de l'épiderme correspondant à la région unguéale. A la fin de cette époque, l'ongle a pris naissance sur la matière unguéale, quoique recouvert encore par l'éponychium. Chez le fœtus à terme, l'ongle véritable a paru, mais c'est seulement après la naissance que le lit de l'ongle qui, jusque-là, n'avait pas pris part à sa formation, acquiert des papilles ou crêtes propres à cette région.

Ranvier (*Traité technique*, p. 887), partant de cette donnée que chez l'embryon l'ongle est compris dans l'épaisseur même de l'épiderme, appelle cet ongle primitif *hyponychium* et compare ce stade du développement de l'ongle humain à la partie du sabot des ruminants, des pachydermes et des solipèdes où l'ongle, à proprement parler, est recouvert d'une couche cornée qui est analogue à la couche cornée de l'épiderme.

« Cette épidermicule de l'ongle est fournie par le repli sus-« unguéal lui-même, le recouvre en contractant avec une

« adhérence solide et masque ainsi complètement le sillon « dermique dans lequel il est serti. »

Si de l'homme nous passons aux autres mammifères, nous trouvons nombre de travaux sur le développement du sabot des ruminants et des solipèdes.

C'est l'évolution successive de la production épidermique qui a été principalement envisagée, ainsi que l'aspect lisse ou hérissé de papilles du derme unguéal. Se fondant sur l'épaisseur de l'épiderme, sur la consistance et la structure différente de la substance cornée, ainsi que sur la longueur des feuillets et des papilles dermiques, les auteurs que nous citerons plus loin ont divisé le développement du sabot en plusieurs périodes analogues à celles qu'admet Unna pour l'ongle humain.

D'autre part, l'homologie de l'ongle et du sabot chez les mammifères a occupé un certain nombre d'observateurs.

Jardon (*Sur l'ongle et son tissu générateur*, 1836, thèse de Paris, n° 101), comparant l'ongle humain au sabot du cheval, assimile la partie de la matrice unguéale dont dépend la lunule, au bourrelet du sabot. La lunule aurait pour fonction de sécréter la corne fibreuse de l'ongle et du sabot; la partie antérieure de l'ongle serait l'homologue du tissu feuilleté du sabot du cheval. Le lit de l'ongle ne ferait que fournir une corne d'interposition et augmenter l'adhérence de l'ongle.

Arloing (1), suivant le même ordre d'idées, assimile l'ongle humain à la paroi du sabot du cheval, le repli sus-unguéal au bourrelet périoplique, la matrice de l'ongle au bourrelet principal et le lit de l'ongle au tissu podophylleux. En poursuivant cette comparaison, il conclut que « la paroi du cheval représente une série de 500 à 600 ongles humains, avec leur lit « implanté dos à dos sur la périphérique de la troisième pha- « lange suivant des plans méridiens, tous reliés extérieurement « par un cylindre de corne tubulée. »

Il trouve « que physiologiquement l'ongle de l'homme est « assez insignifiant; il est là, en quelque sorte, à titre de mé- « moire, comme le représentant dégradé d'une production « extrêmement importante, dans plusieurs groupes de la série « animale ».

(1) *Poils et Ongles*, *Thèse d'agrégation*, Paris, 1880.

Mais qu'est-ce que l'ongle? la griffe? le sabot?

« L'usage, dit de Blainville (*loc. cit.*, p. 89), que fait l'ani-
« mal de ses ongles, a une influence manifeste sur leur forme;
« ils sont aigus, tranchants, recourbés dans les espèces qui
« arrêtent leur proie ou qui grimpent aux arbres, comme les
« chauve-souris aux pieds de derrière. Ils sont obtus, plus
« larges, plus épais dans celles qui s'en servent pour fouir, et
« surtout pour chercher leur nourriture dans la terre, comme
« les taupes et genres voisins, la plupart des édentés terrestres,
« comme les tatous, les pangolins, les oryctéropes et enfin les
« espèces de rongeurs terriers. Ce sont alors de petits sabots. »

Mais n'est-ce que l'usage que fait l'animal de ses extrémités qui détermine la forme du revêtement corné? Y a-t-il à l'origine un stade de l'évolution épidermique qui soit le même chez tous les mammifères; et à quelle époque de la vie intra-utérine, les différences apparaissent-elles d'une manière tranchée dans les divers groupes? De quelle manière se constituent les saillies, les creux et les replis si variables qu'on remarque en comparant les ongles, les griffes et les sabots?

Nous n'avons pu trouver dans les auteurs de réponses précises à ces questions. Aussi avons-nous dû interroger les faits de développement chez les divers mammifères, pour voir quelles sont les conditions morphologiques qui déterminent soit un développement de substance cornée à la partie antérieure de la phalange unguéale seulement, soit un étui plus ou moins complet occupant une plus ou moins grande portion de sa circonférence? C'est, en effet, sur cette différence de développement qu'est établie, comme le dit très bien Blainville, la distinction des ongles proprement dits, des griffes et des sabots entre lesquels il faut cependant avouer qu'il existe des nuances insensibles. La forme des ongles dépend de celle du dernier os des doigts ou de la phalange unguéale. Y a-t-il des raisons anatomiques qui règlent les différences de connexions des ongles avec la dernière phalange, qui limitent la production cornée à sa surface antérieure et produisent les *ongles* de l'homme et du singe, ou bien l'étendent non seulement à la face antérieure, mais encore sur les côtés de la troisième phalange et donnent les *griffes* recourbées et tranchantes des carnassiers et des rongeurs? Enfin quelles sont les modifications des parties du derme enveloppant la phalange unguéale qui produisent la substance cornée, de façon que l'extrémité du doigt tout entière soit entourée d'un *sabot* sur lequel l'animal marche.

---

## CHAPITRE III.

### Tissus cornés.

Mais avant d'entrer dans le détail de ces questions, il nous semble utile de connaître les propriétés et le mode de production de la matière cornée en général, ainsi que les caractères physiques et chimiques des divers tissus cornés qui nous occuperont.

Bichat avait déjà entrevu les relations des ongles avec l'épiderme en général, quand il a avancé que les premiers étaient formés de lamelles épidermiques. De Blainville (*De l'organisation des animaux*, 1822), le premier, comprit dans une dénomination générale certaines parties accessoires de l'enveloppe extérieure des animaux. Il appliqua le nom de *phanères* aux organes de perfectionnement de l'enveloppe extérieure, dans lesquels la partie produite ou excrétée, solide, calcaire ou cornée reste constamment à la surface de l'animal, de manière à être toujours visible. Il comprit dans cette catégorie, les poils, les plumes, les ongles, etc.

Le même auteur (*Cours de physiologie*, t. I, p. 290, 1833), désigna la substance qui constitue l'épiderme et les organes précédents sous le nom de *cératine* ou de *cornéine*. Il la regarda comme le résultat d'une exhalation et, après Blancardi, il considéra les ongles en particulier comme formés de poils soudés et s'imbriquant les uns les autres.

Breschet et Roussel de Vauzème (*Recherches anatomiques et physiologiques sur les appareils tégumentaires des animaux. — Annales des sciences naturelles*, 1834, t. II), ont émis plus tard une théorie étrange sur la production des ongles. Certains follicules sudoripares, qu'ils réunissaient sous le nom d'*appareil blennogène*, verseraient à la surface du derme un produit, qui se mélangeant à la matière colorante, s'étalerait et en se desséchant constituerait la substance unguéale. Schroen, en 1865, imagina une conception analogue, pour expliquer la formation de la couche cornée de l'épiderme.

Peu après, Jardon (*Sur l'ongle et son tissu générateur*, thèse de Paris, 1836, n° 101), tout en admettant une membrane à la surface de la matrice de l'ongle destinée à sécréter sa substance, établit le premier les homologies entre l'ongle de l'homme et le sabot des solipèdes. Nous reviendrons plus loin sur les observations remarquables qui sont consignées dans ce travail.

La même année, Gurlt (*Müller's Archiv.*, 1836, p. 207), étudia la structure du sabot et démontra que sa substance est formée de lamelles cornées et de tubes cornés produits par les papilles qu'il regarda comme la matrice de la substance cornée.

Aujourd'hui, il est parfaitement établi que les sabots, les ongles, les onglons, les ergots, les châtaignes, les griffes, les cornes de la tête des ruminants sont constitués, par des éléments épidermiques ayant la structure des cellules épithéliales. Ils sont une dépendance de l'épiderme en général. La chimie nous enseigne que la partie fondamentale des tissus dits cornés, qu'ils composent, sont constitués par un principe, qu'on appelle aujourd'hui la *kératine* et qu'on désigne dans le dictionnaire de chimie de Würtz, sous le nom d'*épidermose*. Quoique cette substance ne soit pas parfaitement déterminée au point de vue chimique, qu'on ne l'ait pas préparée à l'état de pureté parfaite, qu'elle renferme des quantités variables de soufre et d'azote, tous les tissus qui en contiennent, dit Gorup-Besanez (*Chimie physiologique*, t. I, p. 190), ont un certain nombre de propriétés communes: ils sont insolubles dans l'eau, l'alcool, l'éther, ils se ramollissent dans l'eau à l'ébullition, mais sans produire de gélatine. L'acide azotique les colore en jaune.

Voici d'après Gorup-Besanez (loc. cit.), la composition en centièmes de la kératine de l'épiderme d'un côté, de celle des ongles et de la corne de l'autre.

| | Épiderme. | Ongles. | Cornes. |
|---|---|---|---|
| Carbone....... | 50,28 | 51,00 | 51,03 |
| Hydrogène..... | 6,76 | 6,94 | 6,80 |
| Azote......... | 17,21 | 17,51 | 16,24 |
| Oxygène....... | 25,01 | 21,75 | 22,51 |
| Soufre........ | 0,74 | 2,80 | 3,42 |

Il suffit de consulter ce tableau pour se convaincre qu'il s'agit là de variétés d'une même substance albuminoïde. Il n'entre pas dans notre plan de rechercher quelles sont les relations qui existent entre ces diverses variétés de tissus cornés. Pour Kölliker et Frey et la majorité des histologistes, l'ongle, par exemple, se compose d'une couche épithéliale molle, qui est l'analogue du corps muqueux de l'épiderme, et la substance cornée unguéale répond à la couche cornée superficielle de l'épiderme. Certains auteurs, au contraire, par exemple Heynold et Sappey, regardent les deux plans constitutifs de l'ongle, comme correspondant à la seule couche muqueuse de l'épiderme.

Ces derniers auteurs se fondent principalement sur la présence d'un noyau dans toutes les couches de l'ongle, noyau qui ferait défaut dans la couche cornée de l'épiderme. Ce caractère différentiel même n'existe pas ; nous avons montré, en effet (1), que le noyau existe aussi bien dans les couches cornées de l'épiderme que dans la substance unguéale. Il est vrai que dans cette dernière les noyaux sont très manifestes, tandis qu'il faut employer certains procédés spéciaux pour constater leur présence dans la couche cornée de l'épiderme.

Dans la discussion de cette question on a d'ailleurs complètement négligé l'examen de certains faits. L'histoire du développement démontre qu'à l'origine se trouve à la place de l'ongle, de la griffe, du sabot ou de la corne une couche épidermique formée d'élements offrant les mêmes propriétés chimiques et physiques que l'épiderme en général. Il serait du plus haut intérêt de suivre pas à pas les modifications que présentent ces éléments au fur et à mesure qu'ils acquièrent la densité et la consistance de la substance cornée. On se rendrait ainsi compte, par une série d'analyses chimiques, des relations qui lient l'épiderme aux divers tissus formant la corne, les griffes, les ongles et les sabots. Le tableau suivant que nous empruntons à M. Bouley (*loc cit.*) d'après M. Clément, montre d'ailleurs que rien pour la boîtée cornée du pied des solipèdes, la composition des diverses parties qui la constituent est variable :

(1) Retterer. *Sur la génération des cellules de renouvellement de l'épiderme et des produits épithéliaux*, comptes rendus, 19 février 1883.

| | Paroi. | Sole. | Fourchette. |
|---|---|---|---|
| Eau................. | 16,12 | 36,00 | 42,00 |
| Matières solubles dans l'eau.............. | 1,04 | 1,50 | 1,50 |
| Sels insolubles........ | 0,26 | 0,25 | 0,22 |
| Matière animale....... | 81,63 | 62,00 | 55,78 |
| Matière grasse......... | 0,95 | 0,25 | 0,50 |

Une revue rapide des divers tissus cornés, nous indiquera que, malgré le même élément anatomique qui existe partout, leur aspect, leur texture et leurs propriétés physiques sont bien différents. La substance cornée des ongles et des griffes est homogène, dure et élastique, et les cellules qui les composent y sont disposées à plat sur le derme sous-jacent. Comme terme de comparaison, nous citerons la corne des têtes des ruminants; elle a la dureté de l'os qui le supporte et les cellules constituantes y affectent deux arrangements principaux : celles qui entourent les papilles du derme sont disposées parallèlement à ces papilles, tandis que dans leur intervalle, elles ont une direction perpendiculaire à ces dernières, c'est-à-dire parallèle à la surface du derme. La transformation cornée est plus rapide entre les papilles; aussi se colorent-elles dans toute l'épaisseur en jaune par le picro-carmin, tandis que celles qui forment les coiffes papillaires fixent le carmin dans leur corps cellulaire et figurent des îlots rouges au milieu de la substance cornée jaune.

Si de là nous passons à la corne des sabots des ruminants et des solipèdes surtout, nous lui trouvons un aspect fibreux, plus prononcé dans la muraille que dans les autres régions. Cet aspect est dû à l'exagération des coiffes papillaires, qui forment des tubes cornés très longs, dans lesquels les cellules sont groupées à plat autour de l'axe des papilles, tandis que dans la corne intertubulaire, elles sont disposées perpendiculairement à la direction des tubes.

La consistance et la densité du sabot du cheval adulte se rapprochent de celles de la corne de la tête des ruminants; et cependant le développement du sabot nous indique qu'il n'en a pas toujours été ainsi. Sans entrer dans des détails histologiques qui sortent du cadre que nous nous sommes tracé, nous ajoutons à ce sujet, que sur le fœtus de cheval de 9^cm^ de long, l'épiderme qui entoure la troisième phalange, est formé des mêmes couches molles qu'on retrouve dans l'épiderme de la peau de l'adulte. Du bord inférieur du bourrelet jusqu'au niveau du bord plantaire, la face antérieure est recouverte d'une couche muqueuse, terminée par un stratum granulosum et une couche cornée superficielle molle, se colorant en jaune par l'acide picrique comme la couche analogue de l'épiderme de l'adulte.

Chez le cheval de 22$^{cm}$ de long, le corps muqueux de cette région montre des cellules dont le corps cellulaire subit déjà les modifications spéciales (abondance de granulations pigmentées), décrites chez l'embryon humain, par Renaut, sous le nom d'*aire pigmentée*. Sous l'influence de ces changements moléculaires, la couche cornée de la paroi acquiert plus de consistance et grâce au développement des papilles son aspect commence à changer. Jusque-là toute la substance épidermique était formée de cellules disposées à plat sur la suface du derme ; sur le fœtus de 38$^{cm}$ de long, on voit déjà les cellules qui entourent les papilles du derme prendre un arrangement parallèle et concentrique à l'axe de ces dernières.

C'est ainsi que vers la fin de la période fœtale, la corne de la paroi est devenue dure et présente des tubes cornés et de la corne intertubulaire. Mais à cette époque, la sole et la fourchette sont constituées par une corne molle, souple, formant un véritable tampon élastique à la région plantaire. Peu à peu, les frottements contre le sol feront succéder à cette corne molle une substance dont la consistance égalera celle de la paroi, mais qui restera toujours moindre à la fourchette et sur le coussinet.

En observant le développement du sabot chez les ruminants, on arrive à des résultats semblables. On passe par des transitions insensibles de la constitution et des propriétés de l'épiderme en général à celle de la corne. Même à l'état adulte, certaines parties du sabot des ruminants, qui comme on le sait, n'acquiert jamais la dureté de celui des solipèdes, possèdent des couches épidermiques, qui malgré leur épaisseur plus grande, reproduisent les diverses assises de l'épiderme en général. A l'appui de cette assertion, nous donnerons une description succincte de l'onglon d'une chèvre adulte :

Le bourrelet est limité en dehors par une masse cellulaire, dépourvue de pigment atteignant de haut en bas une épaisseur de 0$^{mm}$,2, à 0$^{mm}$,600. On y remarque les deux substances, l'une intertubulaire dont les cellules se teignent faiblement en jaune par le picro-carmin et l'autre formant les tubes cornés dont les éléments s'imprègnent de carmin et figurent sur les coupes, soit des traînées, soit des îlots rouges, comme nous l'avons vu dans les cornes de la tête des ruminants. Cette masse se continue en bas sur la face antérieure de la troisième phalange par une bandelette d'un tissu semblable, épaisse de $0^{mm},300$, et recouvrant directement le derme du lit de l'ongle (crêtes et espaces interpapillaires).

En dehors de cette masse, existe une couche pigmentée qui s'étend du bord inférieur du bourrelet à une distance de $1^{mm}$ du bord inférieur du sabot. Elle a un diamètre de $1^{mm}$ d'épaisseur.

Le tout est recouvert d'une lame de tissu corné, épaisse de $0^{mm},500$, dont la portion profonde, blanche, continue à la couche pigmentée, atteint $0^{mm},360$, se colore énergiquement en jaune tandis que la portion superficielle, d'un diamètre de $0^{mm},140$, est fortement pigmentée. Cette lame se continue en haut avec la couche muqueuse de l'espace coronaire. Ces diverses couches constituent *la paroi ou muraille* et, comme on le voit, la couche molle se transforme en substance cornée, élastique et dure sans passer par l'intermédiaire de la couche granuleuse.

Il en est autrement de la substance épidermique qui recouvre la face inférieure de la troisième phalange dans la région de la sole. Le tissu corné est plus mou que dans la paroi. Il est formé par une couche profonde, *couche muqueuse*, variant de $0^{mm},200$, à $1^{mm}$ de diamètre. Les papilles du derme la traversent dans toute son épaisseur. Elle est pigmentée et dans sa partie superficielle, existe une couche granuleuse (stratum granulosum) où les cellules sont chargées de granulations s'imprégnant aussi énergiquement de carmin ou d'hématoxyline, que celle de la couche analogue de l'épiderme. Elle a un diamètre de $0^{mm},100$, à $0^{mm},120$.

Au delà du stratum granulosum, on passe directement à la couche cornée qui atteint jusqu'à $4^{mm}$ d'épaisseur. La substance cornée est formée ici, comme sur la paroi, de substance intertubulaire et de tubes cornés, ces derniers moins abondants ici que sur la muraille.

Dans la région du coussinet, la couche muqueuse est limitée par une couche granuleuse moins nette que sur la sole, cependant les granules fixant le carmin sont plus abondants que dans la paroi. Avec cette particularité coïncide une consistance plus grande de la corne du coussinet comparativement à celle de la sole.

Nous voyons donc qu'à l'âge adulte l'onglon des ruminants offre des variétés de tissu corné, dont la densité, la dureté, ainsi que les couches qui les composent présentent tous les intermédiaires entre le tissu épidermique de la peau en général, et la substance cornée la plus rigide. L'évolution de chacune de ces variétés est marquée de caractères micro-chimiques particuliers, quoique aboutissant toutes à la formation d'une corne d'une grande épaisseur.

Durant l'âge embryonnaire et fœtal, on peut, dans la même région, voir une ou plusieurs variétés se succéder l'une à l'autre. Après la naissance, les modificateurs extérieurs, les frottements et l'usure peuvent amener un résultat analogue, comme on le voit sur la sole et la fourchette du poulain.

Il nous a paru de toute nécessité de faire précéder notre étude sur le développement de l'ongle et du sabot, par ces considérations très générales sur les tissus cornés.

En acceptant les distinctions tranchées qu'on trouve dans les auteurs entre l'épiderme et la corne dure de l'adulte, il nous eût été impossible de signaler toutes les modifications qu'on observe dans l'évolution de l'ongle et du sabot. Nous tâcherons de noter, à l'occasion, les conditions diverses qui influent sur la production d'une substance cornée de plus en plus consistante là, où n'existait à l'origine qu'un revêtement ectodermique ordinaire. Nous espérons démontrer, de par les faits, qu'il n'est pas exact de dire qu'il y a une substance kératogène spéciale à chaque groupe de tissu corné. Le développement du tissu épidermique suit la même loi partout, si ce n'est que chaque variété présente des modifications secondaires et forme un tissu dont les propriétés chimiques et physiques diffèrent, quoique offrant toujours les caractères essentiels de la kératine.

Pour le besoin des descriptions, nous admettrons les dénominations de *substance cornée épidermique*, quand les couches cornées seront d'une faible épaisseur et d'une élasticité parfaite comme l'épiderme de la peau en général. Nous appellerons *substance unguéale ou ungulée*, les tissus cornés, qui présentent une grande consistance et quelquefois de la rigidité et de la dureté, comme l'ongle de l'homme, la paroi du sabot du cheval. Enfin, nous nous servirons du terme de *corne molle*, chaque fois que le tissu corné a une souplesse et une épaisseur très grandes, comme celui qui constitue la partie plantaire des ruminants et des solipèdes jusqu'à la fin de la vie intra-utérine et même pendant les premiers temps après la naissance.

---

## CHAPITRE IV.

### Développement morphologique de l'ongle humain.

Quelle que soit la complication de structure de la substance cornée, son développement plus ou moins considérable permet de distinguer chez les mammifères trois groupes principaux :

1° Les mammifères pourvus *d'ongles* proprement dits (homme, la plupart des singes).

2° Les mammifères pourvus de griffes (carnassiers, rongeurs).

3° Les mammifères pourvus de sabots (porcs, ruminants, solipèdes).

Dans l'étude du développement de ces productions cornées, nous suivrons l'ordre que nous venons d'indiquer, en commençant par l'homme.

Sur les embryons humains très jeunes, la partie antérieure et supérieure du derme de la troisième phalange est recouverte par le même revêtement qui constitue l'épiderme du corps en général. Sur l'embryon de $\frac{4^{cm}}{5}$ par exemple, les extrémités des doigts ne présentent aucune modification annonçant la production de l'ongle.

L'épiderme n'est formé partout que de la couche muqueuse de $0^{mm},030$ à $0^{mm},040$, sans trace de couche cornée. C'est un peu plus tard dans le courant du troisième mois que paraissent les modifications évolutives aboutissant à la délimitation de la région unguéale. Sur le fœtus de $\frac{7^{cm}}{10}$, la partie terminale des doigts montre les dispositions figurées (fig. 26).

Il y a délimitation de la partie du derme qui produira l'ongle du reste du tissu dermique. On voit, au niveau de l'extrémité postérieure de la troisième phalange, une invagination de l'épiderme ou un pli qui atteint déjà une longueur de $0^{mm},160$. Près de l'extrémité du doigt, il existe également un sillon qui limite en avant le derme sous-unguéal. Sur les côtés (fig. 25), deux sillons semblables, profonds de $0^{mm},100$ constituent de véritables plis et rejoignent en avant et en arrière les plis précédents.

Nous appellerons la poussée épithéliale supérieure ou postérieure formant un pli, l'*involution supérieure ou postérieure*, les plis latéraux, les *involutions latérales* et le *sillon* qui limite en avant le lit de l'ongle, le *sillon antérieur*.

La partie du derme qui s'avance par dessus l'involution supérieure est connue sous le nom de *repli sus-unguéal*, de *derme unguéal, de manteau.*

Il se réfléchit profondément pour se continuer avec le derme sous-unguéal en formant là une *gouttière ou rainure unguéale*. Le derme sous-unguéal se divise lui-même en deux portions : l'une postérieure, recouverte par le repli sus-unguéal et connue sous le nom de *matrice* de l'ongle, et l'autre antérieure découverte, appelée le *lit de l'ongle.*

Renaut (Cours d'anatomie générale. — *Annales de Dermatologie et de syphilographie*, 1879-1880) a très bien décrit les phénomènes qui marquent le début du développement de l'ongle chez l'homme : quand on voit le bourgeon ectodermique générateur de l'ongle se former, il est constitué par une invagination des couches de Malpighi qui pénètrent comme un coin dans l'épaisseur du tissu dermique. C'est un bourgeon planiforme, c'est une nappe et non une tige. L'ongle fœtal est compris dans un pli du corps muqueux de Malpighi ; il est pour ainsi dire *monté* comme la lame de verre d'un carreau dans la rainure qui le sertit. Le pli unguéal est formé par le creusement du bourgeon ectodermique unguiformateur à son centre. Il en résulte que la production cornée repose sur un lit formé par l'ectoderme malpighien et est recouvert d'un manteau ectodermique. Le concours du lit et du manteau forment le *pli unguéal* ; le point de jonction des deux mêmes parties à la région postérieure, se fait sous un angle dièdre très aigu et constitue ce qu'on appelle la matrice de l'ongle.

Le sillon qui limite en avant le lit de l'ongle a été décrit par Arloing (*loc. cit.*) sous le nom d'*angle de l'ongle, rigole sous-*

*unguéale* de Renaut et voici comment il se forme d'après le premier de ces auteurs : « Le système fibreux qui entoure le « squelette du doigt forme autour de ce dernier une gaîne qui « en suit les contours. A la partie antérieure qui répond à la « pointe relevée en crochet de la phalangette, le lit unguéal « s'abaisse brusquement de bas en haut pour contourner la « même extrémité et rejoindre le système fibreux du lit. Sur « leur limite et avant de confondre leurs fibres dirigées en sens « inverse les unes des autres, ces deux systèmes envoient un « trousseau de fibres dirigées suivant l'axe du doigt, et allant « s'insérer à la face profonde du derme embryonnaire de l'ex- « trémité antérieure du doigt. Ce ligament, nettement dessiné « chez le fœtus long de 11$^{cm}$, divise une coupe, faite suivant « l'axe longitudinal du doigt, en deux étages tout à fait dis- « tincts : l'un, situé *au-dessus* du ligament précité, répond à « la région du manteau, du lit et de l'angle de l'ongle ; l'autre, « situé au-dessous répond à la lame vasculaire de la pulpe.

« Cette *lame de la pulpe*, formée de tissu embryonnaire lâche, « court sur la face inférieure du doigt, se relève sur ses faces « latérales et dessine à son extrémité, en se développant, la « pulpe digitale antérieure. C'est son relèvement général dans « tous les sens qui détermine ainsi la *sertissure de l'ongle.* »

Nous ne saurions décider si le rôle du ligament fibreux est assez important pour déterminer la brusque réflexion en bas du lit unguéal. Il y a d'autres rapports anatomiques qui nous semblent dignes de toute attention. La dernière phalange n'occupe pas en effet, sur l'embryon de $\frac{4^{cm}}{5}$ de long, alors qu'il n'existe aucune trace de l'ongle, l'axe central du bout des doigts : tandis qu'elle n'est éloignée de la face antérieure du doigt que de $0^{mm},150$, elle est séparée de la face postérieure ou palmaire par une distance de $0^{mm},600$. Au moment de la production des involutions épidermiques, ces rapports restent les mêmes : sur le fœtus de $\frac{7}{10}$ (fig. 26) la distance antéro-dorsale est de $0^{mm},240$ et la distance postéro-palmaire de $0^{mm},720$. A cette époque nous observons les phénomènes de prolifération et d'extension de l'ectoderme à la face dorsale, ayant pour conséquence la formation des involutions et du sillon antérieur. Ces plis et ces sillons paraissent empêcher l'extension des tissus mésodermiques (derme et tissu sous-cutané), y produisent un véritable tassement, tandis qu'à la face palmaire les mêmes tissus semblent pouvoir s'étendre librement. D'un côté nous aurons une production ectodermique plus active, de l'autre côté l'épiderme conservera l'évolution qui s'observe sur toute la surface cutanée.

Pour nous, le rôle essentiel dans la délimitation du lit de l'ongle appartient au développement plus considérable des couches épithéliales dans toute la région unguéale. Grâce à l'accroissement plus notable de cette portion épidermique, elle repousse sur les bords, aussi bien qu'en arrière, la partie la plus extérieure du derme et détermine les sillons déjà bien marqués sur le fœtus de $\frac{7^{cm}}{10}$ (fig. 25 et 26). Sur le lit de l'ongle, l'épiderme atteint $0^{mm}$,060 d'épaisseur, tandis qu'en dehors des sillons latéraux il n'a que $0^{mm}$,042, bien que la constitution soit la même partout.

Ajoutons encore que déjà sur le fœtus de $\frac{7^{cm}}{10}$, le derme sous-unguéal ainsi limité commence à présenter, principalement le long des sillons latéraux, des papilles longues de $0^{mm}$,012, Unna (*loc. cit.*) n'indique leur présence qu'à la fin de la période fœtale ; certes, leur apparition, beaucoup plus précoce sur le lit de l'ongle que sur le reste de la peau, n'est pas sans influence sur le développement plus hâtif de la substance épidermique dans cette région.

Sur le fœtus de $\frac{17^{cm}}{25}$ on observe des modifications importantes. La matrice unguéale laisse distinguer deux portions d'épaisseur différente : la portion postérieure longue de $0^{mm}$,420, n'a qu'un diamètre de $0^{mm}$,060, tandis que la portion antérieure longue de $0^{mm}$,840, présente un renflement épidermique, apparaissant, sur une coupe longitudinale, sous la forme d'un croissant à convexité supérieure. Il atteint une épaisseur de $0^{mm}$,080 et diffère du reste de l'épiderme unguéal par une grande abondance de granulations foncées. Renaut (*loc. cit.*) a décrit cet épaississement sous le nom *d'aire pigmentée*, qui dépasse le sillon unguéal en dessinant la lunule. Nous conserverons le nom d'aire pigmentée, pour désigner cette portion de la matrice unguéale, où les cellules du corps muqueux subissent des modifications différant de celles de l'épiderme en général, et aboutissent à la production de la substance cornée unguéale. Pendant la fin de la période fœtale, comme pendant toute la durée extra-utérine, ces modifications persistent et continuent l'évolution spéciale de l'ongle.

On peut poursuivre plus ou moins loin au delà de la lunule la couche pigmentée sous forme d'un mince liséré foncé, avant que toutes les cellules se soient transformées en substance cornée unguéale. La formation et l'accroissement de l'ongle se font ainsi, d'après nos observations, surtout aux dépens de l'aire pigmentée. Unna, le premier, a insisté sur le fait que la partie antérieure de la matrice produit chez les fœtus, l'ongle proprement dit.

Les distinctions que nous venons d'établir dans le développement de l'épiderme pendant la délimitation de la matrice et du lit de l'ongle, puis la production de l'aire pigmentée, nous permettent de nous rendre compte des opinions si diverses qui ont cours dans la science au sujet de l'ongle embryonnaire et fœtal. Avant l'apparition de l'aire pigmentée, il n'y a pas d'ongle à proprement parler. L'épiderme qui occupe sa place est semblable à l'épiderme général du corps de l'embryon.

Nous avons vu (p. 179) que la portion du derme du repli sus-unguéal fournit une lame épidermique cornée qui la déborde en avant et recouvre dans une certaine étendue l'épiderme du lit de l'ongle. Ce manteau épidermique a reçu d'Unna le nom d'*éponychium*, de Ranvier celui d'*épidermicule*, d'Arloing le nom de *périonyx*. Sappey, chez l'adulte, l'a désigné sous le nom de *couche cornée sus-unguéale*. Sans nous arrêter ici aux homologies, nous pensons que cette lame cornée qui a la même constitution que la couche cornée de l'épiderme en général, n'a pas l'importance qu'on lui a attribuée. Elle est plus développée chez l'embryon et le fœtus pour la simple raison qu'en l'absence de tout frottement, de toute usure elle s'avance comme une couche protectrice sur le lit de l'ongle, mais son influence sur l'apparition de l'ongle même est absolument nulle.

C'est au niveau de la portion antérieure de la matrice unguéale, dans l'épaississement épithélial de l'aire pigmentée, que se fait la modification évolutive spéciale des cellules, aboutissant à la formation de la substance unguéale, et cela d'une façon indépendante de la couche cornée sus-inguéale. Ainsi se forme l'*ongle primitif* compris, à l'origine, dans l'épaisseur même de la couche muqueuse de Malpighi et au-dessous de l'épidermicule. Grâce à son extension en avant et à la poussée constante partant de l'aire pigmentée, cet ongle primitif s'avance par dessus le lit de l'ongle, en contractant une adhérence intime avec les cellules de ce dernier. Avec Unna, nous pensons que l'ongle ne se forme pas *in toto* sur le lit de l'ongle, comme l'enseigne Kölliker. Ainsi compris, l'ongle primitif peut être désigné sous le nom d'*hyponichium* (Ranvier), puisqu'il est recouvert, à cette époque, de la lame cornée du repli sus-unguéal; mais son évolution est identiquement la même qu'elle le sera pendant toute l'existence, un reste de l'épidermicule persistant toujours au-dessus de la lunule.

L'examen de fœtus plus âgés permet de vérifier l'exactitude des interprétations que nous venons de donner au sujet de l'apparition de l'ongle primitif.

L'ongle de l'embryon de $20^{cm}$ de long, offre l'aspect suivant : l'épiderme de la pulpe des doigts est formé d'une couche muqueuse épaisse de $0^{mm},024$ et d'une couche cornée superficielle de $0^{mm},020$ ; l'ongle présente un derme sous-unguéal hérissé de papilles longues de $0^{mm},020$ et supportant une couche muqueuse de $0^{mm},030$, et une couche cornée unguéale de $0^{mm},008$ à $0^{mm},012$. Tout l'ongle est recouvert sur une longueur de $0^{mm},072$, d'un épidermicule dont nous connaissons l'origine.

Sur le fœtus de $25^{cm}$ de long, la matrice unguéale a une couche muqueuse de $0^{mm},050$, qui passe insensiblement à l'aire pigmentée épaisse de $0^{mm},012$ à $0^{mm},016$, et celle-ci a une couche cornée unguéale de $0^{mm},028$.

L'aire pigmentée se perd insensiblement sur le lit de l'ongle où l'on peut la suivre jusqu'à ce qu'elle ne soit plus représentée que par une ou deux assises cellulaires de $0^{mm},008$ à $0^{mm},004$. L'épidermicule s'étend jusqu'à la moitié de la longueur de l'ongle. Sur le fœtus de $27^{cm}$ de long, il recouvre tout l'ongle jusqu'à la rainure antérieure, et semble en cet endroit contracter adhérence avec la couche cornée du bout des doigts.

Le développement de la substance unguéale se continue de cette façon jusqu'à la naissance. A cette époque, le bord antérieur de l'ongle dépasse le sillon antérieur; le lit de l'ongle, vers le milieu, présente une couche muqueuse de $0^{mm},036$ et une couche cornée unguéale de $0^{mm},090$ à $0^{mm},100$, recouverte d'un épidermicule de $0^{mm},040$ sur la lunule; la couche de Malpighi, (l'aire pigmentée y comprise), a une épaisseur de $0^{mm},180$ et la couche cornée n'atteint que $0^{mm},060$.

Nous ne poursuivrons pas plus loin le développement de l'ongle; sa forme définitive existe dès à présent ; toutes les modifications porteront sur la plus grande solidité de sa substance, qui deviendra de plus en plus dure. Grâce aux frottements extérieurs, l'épidermicule se réduira à un mince liséré coiffant le bord antérieur du repli sus-unguéal. Sa surface dorsale sera libre, lisse à partir de la lunule, qui présente souvent quelques lamelles de la couche cornée sus-unguéale.

Quant à sa destination, toute question d'origine à part, nous ne pouvons être de l'opinion de ceux qui veulent que l'ongle chez l'homme et les singes nous reste à titre de souvenir ancestral. L'étendue et la forme de la production unguéale chez l'homme et chez le singe sont en relation intime : en même temps que, par ossification aux dépens de la substance préosseuse, l'extrémité effilée de la phalangette du fœtus de $\frac{5^{cm}}{6}$, s'aplatit d'avant en arrière et s'élargit transversalement (fig. 25 et 26), de façon à présenter deux bords aigus et une légère convexité de haut en bas et de dedans en dehors, l'épiderme situé sur la face antérieure ou dorsale évolue corrélativement, comme nous l'avons indiqué (p. 180), et aboutit à la délimitation du lit de l'ongle. Tant qu'on se bornera à la comparaison de l'ongle adulte avec les productions analogues chez les autres mammifères, en reliant par la pensée l'évolution théorique des unes et des autres, on conclura à une sorte de dégradation de cette production chez l'homme et le singe. Mais quand on observe, au contraire, le développement de l'extrémité digitale tout entière, les divers stades que présente l'évolution de la phalangette ainsi que celle du derme et de l'épiderme du côté palmaire et du côté dorsal, on se rend compte comment, de par la loi des concordances anatomiques et physiologiques, l'ongle humain est limité à la face antérieure et ne peut que reproduire le moule que lui a prêté la phalangette. Après ces considérations, nous ne pensons pas qu'il soit utile d'insister sur l'usage des ongles comme moyen d'attaque ou de défense. Nous tenant strictement sur le terrain de l'observation, nous croyons, avec la plupart des auteurs, que le rôle des ongles chez l'homme et la plupart des singes, se borne à protéger le bout des doigts et à perfectionner le sens du tact.

Les ongles, dit Cuvier, semblent destinés à protéger l'extrémité des doigts (*Anat. comp.* T. III, p. 661), et il ajoute (*Règne animal,* T. I, p. 72) que les ongles ne garnissant qu'un des côtés du bout du doigt, prêtent un appui au tact sans rien lui ôter de sa délicatesse. De Blainville est du même avis : d'après lui (*loc. cit.* p. 218), l'ongle, par sa résistance, devient le soutien de la pulpe palmaire.

Le faible développement de la production cornée au bout de chaque doigt; l'épaisseur considérable, par contre, de la pulpe palmaire; la mobilité des rayons digitaux et l'opposition du pouce dont nous avons étudié les causes prochaines dans la première partie de ce travail : voilà l'ensemble des faits qu'il faut prendre en considération quand on compare l'extrémité antérieure, en particulier, aux extrémités terminales des membres chez les mammifères. C'est ainsi qu'il devient évident que toutes les parties se développent et concordent pour faire de la main l'organe du toucher le plus perfectionné. Nous allons voir qu'il n'en est plus de même chez les autres mammifères.

---

## CHAPITRE V.

### Développement morphologique de la griffe : 1° des Carnassiers; 2° des Rongeurs.

1° Nous passons maintenant aux animaux chez lesquels la production cornée a une extension plus considérable que chez l'homme et les singes. Elle prend le nom de *griffe* chez les carnassiers et les rongeurs, et leur sert à saisir, à fixer et à déchirer la proie ou bien à creuser et à fouir la terre.

Malgré cette diversité d'usages, nous pouvons faire rentrer le développement de cette production cornée dans une même étude, et voir les différences qu'elle présente en comparaison de l'ongle chez l'homme : que la troisième phalange reste relevée pendant la marche (chats, etc.) ou que le bout des doigts touche entièrement le sol pendant les mouvements de locomotion, la production cornée enveloppe complètement l'extrémité de la phalangette.

Nous n'avons pu trouver, dans les auteurs, aucune donnée sur le développement de la griffe. Le premier stade correspondant à l'absence de toute trace d'ongle, est très court; nous n'avons eu l'occasion de l'examiner, faute de matériaux, que sur un embryon de lapin de $3^{cm},5$ de long. Mais, vu l'analogie de l'ongle chez les rongeurs et les carnassiers, ce premier stade est probablement le même chez les uns et chez les autres.

Sur l'embryon de lapin de $3^{cm},5$ (fig. 39), l'extrémité digitale a la configuration qui suit : elle offre deux portions bien distinctes; la portion supérieure est arrondie et comprend la première et la deuxième phalange; le diamètre antéro-postérieur de cette portion est de $1^{mm}$; les tissus dermique et sous-dermique atteignent $0^{mm},35$ d'épaisseur en arrière des phalanges, et $0^{mm},25$ en avant de ces dernières. Au niveau de l'articulation de la deuxième phalange avec la troisième, la face antérieure et la face postérieure éprouvent une inflexion brusque. Il en résulte une diminution notable d'épaisseur du tissu dermique et sous-dermique autour de la phalangette qui est complètement formée. Les diamètres antéro-postérieurs tombent à $0^{mm},15$, à partir de la phalangette jusqu'à la surface du doigt et vont en diminuant vers le bout du doigt qui est terminé en pointe.

Le revêtement épidermique n'est constitué à cette époque que par une couche muqueuse dont le diamètre est de $0^{mm},024$ sur la portion supérieure du doigt et de $0^{mm},040$ sur la portion terminée en pointe. On voit que la poussée épithéliale produisant les involutions se fera au niveau des inflexions à l'articulation de la deuxième avec la troisième phalange.

Ce stade primitif diffère du stade analogue de l'homme par les caractères que voici : sur l'embryon humain de $\frac{4^{cm}}{5}$ de long, la face antérieure ou dorsale des doigts se trouve à un niveau qui reste le même jusqu'à l'extrémité digitale, tandis qu'à l'extrémité de la face palmaire, il existe déjà une saillie dermique qui dépasse le niveau palmaire de la deuxième et de la première phalange, de $0^{mm},120$. En d'autres termes, la forme de l'extrémité digitale est celle d'une baguette offrant la saillie de la pulpe sur la face palmaire chez l'embryon humain; tandis que chez l'embryon de lapin elle est conique, à pointe terminale.

Il est vraisemblable qu'il en est de même chez les carnassiers, quoique nous n'ayons pas eu d'embryons assez jeunes à notre disposition pour vérifier le fait. Dès l'origine, avant toute apparition de l'ongle, il existe donc une différence marquée entre l'extrémité digitale chez l'homme d'un côté, les carnassiers et les rongeurs de l'autre. Et il est à présumer que cette différence de forme est la cause prochaine des productions cornées variables chez les uns et chez les autres.

Nous avons pu observer un stade ultérieur sur un fœtus de chien long de $6^{cm}$. La forme de la phalangette est également conique. La pointe commence à se recourber en dessous. Les inflexions dorsale et plantaire se sont creusées davantage, de façon à présenter chacune sur les coupes longitudinales la forme d'un triangle dont le sommet supérieur est en haut, et dont la base tournée vers l'extrémité se continue, d'un côté, avec l'épiderme du repli sus-unguéal ou sous-unguéal, et, de l'autre, avec l'épiderme environnant l'extrémité terminale du doigt. Nous assistons là, pour ainsi dire, à la transformation des inflexions en véritables *plis ou involutions* (fig. 31).

En examinant une coupe longitudinale du doigt externe de la patte antérieure chez le fœtus de chien de $6^{cm}$ de long, on constate que l'involution dorsale atteint $0^{mm},200$ et l'involution plantaire $0^{mm},120$. Les cellules épidermiques qui constituent les deux invaginations ont la même structure que l'épiderme du membre en général et offrent les mêmes réactions ; à cette époque on ne remarque aucun caractère différentiel entre la couche qui tapisse le derme sus-unguéal et celle qui recouvre la matrice de l'ongle proprement dit. Il n'en est plus de même des couches qui revêtent la face antérieure de la phalangette ou lit de l'ongle. Tandis que l'épiderme du membre est épais de $0^{mm},060$ et ne comprend que la seule couche muqueuse, celui du lit de l'ongle atteint $0^{mm},140$ et se subdivise : 1° en une couche muqueuse épaisse de $0^{mm},120$, et 2° une couche cornée superficielle de $0^{mm},020$.

La couche muqueuse, sur un diamètre de $0^{mm},090$, présente une bande externe dont la teinte foncée est due à la présence des granules pigmentés contenus dans le corps cellulaire des éléments. Quand on colore au picro-carmin, le corps cellulaire forme un fond rouge, tandis que les granules se détachent avec leur coloration foncée. En approchant de la couche cornée, la substance du corps cellulaire s'impreigne d'acide picrique, devient jaune, mais les granules foncés y persistent encore. Peu à peu ceux-ci deviennent de plus en plus clairsemés, et, lors de leur complète disparition, ils font place à la substance transparente et homogène de la couche cornée superficielle.

Nous retrouvons là, l'aire pigmentée telle que nous l'avons décrite chez le fœtus humain; elle s'étend depuis le repli sus-unguéal jusqu'à la face plantaire, en contournant l'extrémité digitale en train de se recourber. En comparant l'état du quatrième doigt du même fœtus, on voit que le développement de ce dernier est plus avancé, son involution dorsale atteint une longueur de $0^{mm},360$, et la plantaire, une longueur de $0^{mm},200$. En outre, on constate que l'aire pigmentée s'avance en haut jusqu'au milieu de l'involution dorsale.

Nous concluons de ces observations que contrairement à ce qui se passe chez l'homme, où l'aire pigmentée prend naissance dans la région de la lunule, chez les carnassiers, cette même aire pigmentée apparaît d'abord sur le lit de l'ongle et s'étend ensuite au-dessous du repli sus-unguéal. Il existe déjà une couche cornée unguéale alors que l'involution dorsale n'a pas encore subi les modifications pigmentées.

Quant à l'involution plantaire et à la face plantaire de la troisième phalange, elles ne montrent, à cette époque, qu'une couche muqueuse de $0^{mm},060$ d'épaisseur.

Sur un fœtus de chat de $8^{cm}$ de long, l'involution dorsale a une longueur de $1^{mm}$, l'involution plantaire est longue de $0^{mm},700$. L'extrémité digitale forme déjà un véritable crochet recourbé en dessous. Grâce à ces invaginations, la phalangette n'est entourée de tissu cellulaire de tous côtés que sur une étendue de $0^{mm},144$.

Le fond de l'involution plantaire, comme le montre la figure 33, arrive à un niveau inférieur à celui du pli dorsal. Une coupe passant par la partie supérieure de la troisième phalange, ne comprend que l'involution dorsale et nous indique que là, les parties latérales de l'invagination descendent jusqu'au dessous du bord inférieur des faces latérales de la troisième phalange, beaucoup plus bas que chez l'homme, quoique rappelant en tous points la disposition qu'elles affectent dans l'ongle humain. Le derme qui correspond au pli sus-unguéal est la région qui donne lieu à la vraie substance cornée unguéale; il diminue d'étendue latérale au fur et à mesure qu'il s'avance sur le lit unguéal vers l'extrémité du doigt; il se continue, il est vrai, avec celui qui tapisse les faces latérales du doigt; mais, comme le montre la (fig. 34), sa limite inférieure est toujours marquée, même au bout de la phalangette, par deux sillons ou rainures, qui rappellent les sillons latéraux du lit de l'ongle chez l'homme.

Chez les carnassiers, le derme ne se soulève pas par-dessus les sillons pour former des replis arrêtant l'extension latérale de l'ongle. Chez eux, l'ongle descend de chaque côté sur les faces latérales du doigt et se continue ainsi directement avec la substance épidermique qui tapisse les faces latérales et la face plantaire. Il en résulte que la troisième phalange tout entière, à son extrémité inférieure, est entourée d'un étui corné. Celui-ci prend la forme du squelette ; il se recourbe en bas et en arrière et donnera la griffe des carnassiers.

Toutes ces parties du derme sont cependant loin de produire une substance cornée semblable. Ce n'est que le pli sus-inguéal avec le lit de l'ongle jusqu'aux sillons latéraux, qui produisent la substance cornée unguéale dure, analogue à l'ongle humain. Nous retrouvons, en effet, sur toute cette étendue, l'*aire pigmentée* qui, en haut, embrasse les trois quarts de la phalange unguéale et se réduit de plus en plus au bord antérieur en s'approchant du bout de la troisième phalange. En dehors de l'aire pigmentée, le derme est recouvert d'une substance épidermique qui restera plus molle jusqu'après la naissance. Dès cette époque, il existe donc sur l'extrémité des doigts plusieurs variétés de substances cornées différant par leurs propriétés physiques et chimiques, ainsi que par leur développement.

L'épiderme de la peau en général, ainsi que celui des replis sus-unguéal et sous-inguéal est formé chez le fœtus de chat de $8^{cm}$, d'une couche de Malpighi, épaisse de $0^{mm},044$, sans trace de couche cornée épidermique.

Au fond de l'involution dorsale, la matrice n'est recouverte que d'une couche de Malpighi de $0^{mm},068$ d'épaisseur. Vers le milieu de ce pli, commence l'*aire pigmentée*.

A partir de là, sur tout le lit de l'ongle, les couches unguéales sont formées d'une couche muqueuse de $0^{mm},028$ à $0^{mm},035$, et d'une couche cornée unguéale de $0^{mm},044$.

Vers l'extrémité de la troisième phalange, la couche de Malpighi atteint $0^{mm},100$, et la couche cornée unguéale $0^{mm},072$.

Ces couches se continuent avec celles de la face plantaire, sans ligne de démarcation, mais avec une diminution notable de la couche cornée, comme l'indiquent ces mesures :

| | |
|---|---|
| Couche de Malpighi............. | $0^{mm},100$ |
| Couche cornée.................. | $0^{mm},008$ à $0^{mm},010$ |

La surface du derme est lisse chez les fœtus de chien de $6^{cm}$, et de chat de $8^{cm}$ de long, aussi bien dans les involutions sus-unguénale et sous-unguéale que sur le lit de l'ongle et la face plantaire. On n'aperçoit sur la face antérieure de la troisième phalange que des irrégularités dont la hauteur ne dépasse pas $0^{mm},004$. Cependant sur la peau du corps, l'épiderme a déjà envoyé dans la profondeur du derme des prolongements donnant lieu aux follicules pileux, longs de $0^{mm},120$ sur le chat de $8^{cm}$ de long. Ce fait est important à noter, parce qu'il montre que les papilles dermiques ne sont pas la condition indispensable de la production de la substance cornée unguéale. Chez les carnassiers, celle-ci a pris naissance, alors qu'il n'existe pas encore de crêtes dermiques et de prolongements interpapillaires.

En observant l'extrémité digitale d'un fœtus de chien de $14^{cm}$ de long, près de la naissance, par conséquent, nous trouvons les mêmes parties avec un épaississement notable des couches cornées unguéales :

| | |
|---|---|
| Matrice unguéale antérieure : | |
| Couche de Malpighi au niveau de l'aire pigmentée.......................... | $0^{mm},072$ |
| Couche cornée unguéale............. | $0^{mm},012$ |
| Sur le lit de l'ongle : | |
| Couche de Malpighi................. | $0^{mm},036$ |
| Couche cornée unguéale............. | $0^{mm},120$ |
| Couches épidermiques de la sole : | |
| Couche de malpighi................. | $0^{mm},168$ |
| Couche cornée molle................ | $0^{mm},024$ à $0^{mm},36$ |

Le derme de la matrice unguéale, du lit de l'ongle et de la face plantaire, ne présente pas encore de véritables papilles ; la surface dermique est irrégulièrement dentelée, sans que la longueur des crêtes dépasse $0^{mm},006$ à $0^{mm},008$.

Nous avons été à même d'examiner les ongles d'un fœtus de

chien de 14$^{cm}$ de long, dont la robe était blanche, et nous avons pu comparer l'aspect de l'aire pigmentée à ce que nous avons vu sur les animaux colorés. Elle a la même étendue, la même couleur foncée sur les animaux blancs que sur les autres. Elle commence à 0$^{mm}$,240 en avant de la gouttière unguéale et s'étend sur une longueur de 0$^{mm}$,600 sur la matrice unguéale et de 0$^{mm}$,300 sur le lit de l'ongle. Nous croyons pouvoir conclure de cette observation que l'aspect foncé des couches superficielles du corps muqueux dépend d'une modification spéciale des cellules épidermiques, indépendamment du pigment de l'épiderme en général. C'est une phase nécessaire de l'évolution de la substance unguéale.

Ajoutons encore que l'épidermicule existe aussi bien en bas du repli sus-unguéal que sur le repli sous-unguéal, et qu'il s'étend sur le chien de 14$^{cm}$ sur une longueur de 0$^{mm}$,240 par dessus la surface antérieure et plantaire de la griffe, de la même façon que chez le fœtus humain.

Nous voyons donc que chez les carnassiers, la substance cornée unguéale se produit comme chez l'homme, à la face antérieure de la troisième phalange; c'est l'ongle à proprement parler; mais grâce à son extension sur les faces latérales, il embrasse la phalange unguéale jusqu'à la face plantaire. Celle-ci, au lieu de présenter un derme et un épiderme comme le reste du corps, produit une couche cornée plus molle, souple, se continuant directement sur les bords avec la substance cornée unguéale et occupant la face plantaire jusqu'à la pointe recourbée de la griffe. L'existence de cette corne molle a déjà été signalée par De Blainville (loc. cit., p. 90), quand il a écrit : « Dans les chats à l'état de fœtus, la pointe de l'ongle est, pour ainsi dire, émoussée par une singulière substance blanche, molle, qui en occupe tout le bord inférieur, mais qui n'appartient pas absolument à l'ongle. » Cette corne molle gagne en consistance à l'état adulte et arrive à avoir une rigidité qui se rapproche de la substance cornée unguéale. Le mode de développement de l'épiderme de la face plantaire diffère donc aussi bien de la substance cornée unguéale que de l'épiderme en général. Sa souplesse et son élasticité doivent jouer un certain rôle dans les mouvements de préhension des carnassiers. La partie recourbée de la griffe semble soutenue latéralement et en arrière par cette corne moins dure qui agit à la façon d'une sangle élastique tendue entre les bords plantaires de la substance unguéale.

2° Nous avons décrit (p. 186) le premier stade de l'extrémité digitale chez le lapin; les périodes qui suivent la formation des involutions dorsale et plantaire sont analogues, chez les lapins et les rats, à ce que nous avons vu chez les carnassiers.

La subtance cornée unguéale enveloppera la face antérieure et les faces latérales de la phalangette, tandis que la face plantaire sera recouverte d'une corne molle, élastique. La forme droite, conique de l'ongle différera seule de la griffe recourbée des carnassiers. Mais le développement et la constitution sont identiques.

Il n'en est plus de même chez les cochons d'Inde, qui présentent quelques particularités intéressantes. A l'origine, l'extrémité terminale des doigts ressemble beaucoup, comme le montre la figure 24, à celle de l'homme. Chez le cochon d'Inde de $5^{cm}$ de long, le pli dorsal s'est déjà fait, et a une longueur de $0^{mm},180$. L'épiderme, quoique plus épais que celui du corps de l'embryon, a encore la même constitution. Il enveloppe toute l'extrémité digitale correspondant à la phalangette, en s'amincissant à la face plantaire, où il contourne un renflement de tissu sous-dermique situé à la partie postérieure de la troisième phalange. Ce relief est séparé par un rétrécissement très marqué du derme qui répond à la deuxième phalange.

Les coupes transversales pratiquées vers la partie moyenne de la troisième phalange, nous montrent sa forme plus ou moins triangulaire, à bord antérieur assez accusé, à face plantaire presque plane et à faces latérales légèrement convexes (fig. 33, 34, 35 et 37). Plus en avant, la troisième phalange s'arrondit; le derme n'a plus une surface lisse; il présente des irrégularités aussi bien du côté dorsal que du côté plantaire, et sur les faces latérales. Cependant ces papilles ou crêtes dermiques ne dépassent pas $0^{mm},004$ à $0^{mm},006$.

L'épiderme du lit sus-unguéal est formé d'une couche muqueuse de $0^{mm},084$ et d'une couche cornée unguéale de $0^{mm},050$ et s'étend, avec cette constitution, jusqu'au tiers antérieur des faces latérales. Sur le reste de ces faces et sur la face plantaire, la couche muqueuse atteint $0^{mm},120$ d'épaisseur, et la couche cornée n'a que $0^{mm},024$. Celle-ci forme une véritable corne molle servant de tampon à la phalange unguéale.

En examinant l'extrémité d'un fœtus de cochon d'Inde de $9^{cm}$ de long, on voit qu'il s'est produit quelques changements dans la configuration générale. Le pli dorsal s'est allongé; à la rencontre du derme sous-unguéal et de la sole, qui a lieu vers la pointe de la troisième phalange, il existe une inflexion légère. La sole occupe la presque totatité de la face plantaire et forme, en arrière, vers le tiers postérieur de la troisième phalange, un angle rentrant déjà très prononcé. Là, l'épiderme se réfléchit pour se continuer avec celui qui tapisse un relief de la pulpe plantaire constituant un véritable *coussinet.*

La structure de l'épiderme varie selon les régions : il n'y a de la vraie substance unguéale cornée qu'en avant de la troisième phalange; la sole est formée de couches épidermiques épaisses, mais dont les réactions se rapprochent de celles de l'épiderme en général; le coussinet plantaire est recouvert d'une peau qui a la structure ordinaire et renferme de nombreux follicules sudoripares.

Les coupes transversales montrent que la face plantaire a une couche épaisse de substance cornée molle qui monte jusqu'à la moitié de la hauteur de la face latérale pour se continuer directement avec la substance cornée unguéale formant une demi-virole à la partie antérieure de la troisième phalange. Cette substance cornée unguéale est produite, en haut, par une aire pigmentée analogue à celle de l'homme et des carnassiers. Sur la matrice unguéale, l'aire pigmentée embrasse le bord antérieur et les faces latérales de la troisième phalange. Elle diminue d'étendue en s'avançant sur le lit unguéal et n'occupe plus que la partie antérieure des faces latérales (fig. 27, 28, 29 et 30).

Les papilles du derme ont une longueur de $0^{mm},020$ sur le lit unguéal et sur les faces latérales. Sur la face plantaire, elles atteignent $0^{mm},060$.

Les couches épidermiques sont formées, dans la région de la matrice unguéale, d'un corps muqueux de $0^{mm},036$, d'une couche cornée unguéale de $0^{mm},030$ d'épaisseur. Au devant du bord libre du repli sus-unguéal, la couche muqueuse a un diamètre de $0^{mm},070$ (y compris l'aire pigmentée); la couche cornée, $0^{mm},060$. Vers l'extrémité terminale de la troisième phalange, la couche muqueuse est de $0^{mm},080$ ; la couche cornée de $0^{mm},120$ au milieu de la face antérieure, puis elle diminue sur les faces latérales. A la face plantaire, la couche muqueuse est épaisse de $0^{mm},120$, la couche cornée molle est de $0^{mm},240$, et elle augmente de haut en bas vers la pointe de l'ongle.

L'ongle des cochons d'Inde diffère donc au point de vue morphologique de celui des carnassiers et des rongeurs par l'absence de repli sous-unguéal. La couche cornée de la face plantaire est nettement délimitée par une inflexion très prononcée de la pulpe plantaire, qui représente un tubercule sur lequel l'épiderme a la constitution de l'épiderme du reste du corps.

Les cochons d'Inde possèdent, comme nous l'avons vu (fig. 54), un pouce atrophié à la face postérieure du métacarpe. Le squelette est représenté à l'âge adulte par une pièce osseuse supérieure et deux nodules cartilagineux plus externes. La peau qui recouvre cet organe a la constitution du derme et de l'épiderme en général ; ce dernier ne possède jamais qu'une substance cornée épidermique. L'ongle, en un mot, ne se développe pas.

Nous concluons de nos observations que :

1° Le premier stade de l'évolution digitale diffère chez l'homme, d'une part, chez les carnassiers et les rongeurs, de l'autre. Avec la forme variable de la phalangette cartilagineuse coexiste une forme autre des tissus dermique et sous-dermique qui l'entourent ;

2° La production et l'étendue des involutions ectodermiques sont en relation intime avec la forme différente de l'extrémité digitale, à une période où elle n'est tapissée partout également que d'une couche muqueuse épidermique ;

3° La substance cornée unguéale se produit chez les uns et chez les autres, alors que les papilles du derme ont une longueur insignifiante.

---

## CHAPITRE VI.

### Développement morphologique du sabot : 1° des Ruminants ; 2° du Porc.

Nous arrivons aux mammifères qui ne se servent plus de leurs extrémités antérieures et postérieures que comme de colonnes de soutien. La dernière phalange de leurs membres est couverte d'une production cornée de forme variable, désignée sous le nom général de *sabot*. Chez le porc, il existe quatre doigts à squelette complet entouré d'un sabot triangulaire. Chez les ruminants (bœuf, mouton) les deux doigts du milieu possèdent seuls un sabot de forme triangulaire, qu'on appelle *onglon*. Les doigts atrophiés sont munis également d'une production cornée de forme conique, dite l'*ergot*. Chez les solipèdes, enfin, le doit unique est pourvu d'un sabot semi-circulaire; mais outre ce dernier, il existe plusieurs plaques cornées sur les membres. Ce sont les ergots et les châtaignes.

Nous étudierons le développement de ces divers organes chez les uns et les autres, à commencer par les ruminants.

*Évolution morphologique du sabot des Ruminants.* — Chez l'embryon de mouton de $3^{cm}$ de long, les membres sont terminés par des extrémités mousses se continuant directement avec la patte, et d'un diamètre sensiblement le même. Cependant, à la face postérieure, à $2^{mm}$ de l'extrémité, il existe un petit tubercule n'atteignant pas un demi-millimètre de hauteur. En faisant une coupe longitunale (fig. 40), on voit que le tubercule, haut de $0,^{mm}300$, est le début de l'organe qui sera l'*ergot* de l'adulte. La partie située en avant et au-dessous de l'ergot donnera naissance au paturon et à l'onglon. Sur une coupe, elle a la forme d'une lame de couteau dont le tranchant rectiligne correspond à la face antérieure, et le dos convexe à la face postérieure du membre.

Un léger sillon limite en avant le paturon et l'onglon du reste de la jambe; un sillon semblable existe au-dessous de l'ergot à la face postérieure. Mais, à cette époque, il n'y a aucune délimitation entre le paturon et l'onglon. L'épiderme qui tapisse l'un et l'autre a une épaisseur de $0^{mm},016$ à $0^{mm},020$ et se continue directement et sans distinction aucune sur les diverses parties de l'extrémité terminale du membre.

L'épiderme, chez l'embryon de mouton de $3^{cm}$ de long, est constitué, aussi bien sur le paturon et le corps que sur la partie terminale qui sera le sabot, d'une couche de Malpighi de $0^{mm},024$.

Chez le fœtus de mouton de $10^{cm}$ de long, l'extrémité digitale n'est plus un simple tubercule mousse; elle mesure, à partir de l'ergot, $6^{mm}$, et, à partir de l'articulation de la deuxième phalange avec la troisième, $2^{mm},5$ (fig. 41).

Tandis que, sur l'embryon de $3^{cm}$ de long, les deux premières phalanges existaient seulement sous forme de nodules cartilagineux, sans cavité articulaire, on distinguait déjà ici les trois phalanges digitales reliées l'une à l'autre par des cavités articulaires. Le paturon se continue encore sans ligne de démarcation avec l'onglon. Celui-ci présente, sur une coupe longitudinale et verticale, trois saillies : une postérieure et inférieure, qui est située au-dessous du paturon : c'est le renflement dit *le coussinet plantaire*. En avant, il se continue insensiblement avec la région correspondant à la sole, qui se prolonge en pointe à l'extrémité du membre. La sole se réfléchit à la face antérieure de l'onglon qui offre une inflexion répondant à *l'inflexion antérieure*, limitée en haut par un relief très marqué, *le bourrelet principal*, qui se continue en arrière avec le derme de la face antérieure du paturon.

L'ergot est un petit tubercule de $1^{mm}$ de haut situé en arrière de l'articulation métacarpo-phalangienne, et présente au centre un petit nodule cartilagineux.

L'onglon a une forme triangulaire, dont la base se continue avec le paturon : la face interne est plane, la face externe est convexe, et ces deux faces se rencontrent sous un angle très aigu formant le côté antérieur de l'onglon, long de $2^{mm},5$, et concave de haut en bas. La face inférieure ou plantaire est longue de $4^{mm}$ et large de $1^{mm}$.

Sur les coupes transversales, l'onglon nous présente les particularités suivantes : en haut (fig. 46), où l'extrémité digitale n'est pas encore fendue, l'onglon a une forme triangulaire à sommet répondant au bord antérieur de l'onglon et à base arrondie répondant au coussinet. Le côté interne contigu à l'onglon voisin est dépourvu d'épiderme, le côté externe répondant à la paroi, couvert d'un épiderme épais de $0^{mm},040$, se continue directement en bas avec l'épiderme du coussinet épais de $0^{mm},048$ à $0^{mm},060$. Le bord antérieur est assez aigu, et en se réfléchissant vers la face interne il présente un sillon très prononcé à convexité tournée en dehors.

Les coupes passant par l'extrémité libre du doigt, montrent

(fig. 47) que la face interne y est recouverte d'un épiderme épais de $0^{mm},072$ à $0^{mm},144$.

Au milieu de cette face interne existe un renflement du derme, limité en avant et en arrière par deux sillons : dans le sillon antérieur, l'épiderme a une épaisseur de $0^{mm},072$, et dans le sillon postérieur une épaisseur de $0^{mm},144$. Le sillon antérieur correspond au sillon de la figure 46. Le bord antérieur se tourne de plus en plus vers la ligne médiane. La face externe est convexe en avant ; elle correspond à la paroi et est pourvue d'un épiderme de $0^{mm},048$. A la partie postérieure de la face externe un sillon très prononcé, où l'épiderme atteint $0^{mm},072$, existe entre la paroi et le *coussinet plantaire,* qui a un épiderme de $0^{mm},036$.

Une coupe passant plus en avant donne la figure 48 : c'est un ovale très allongé, à bord antérieur mousse et à sole peu large. Les deux faces latérales présentent chacune un léger sillon vers le milieu, le sillon de la face interne situé à un niveau plus élevé que le sillon de la face externe.

Vers l'extrémité antérieure de l'onglon (fig. 49), la coupe transversale représente un triangle dont la base est figurée par la sole, le côté externe par la paroi avec un sillon très prononcé qui la sépare de la sole ; le côté interne est également concave en dehors.

L'épiderme, comme nous venons de l'indiquer, a une épaisseur différente sur les diverses régions du sabot ; mais, malgré ces différences, sa constitution est encore la même que sur le reste du corps. Il ne se compose que de la couche de Malpighi et atteint sur le paturon $0^{mm},036$, sur le bourrelet $0^{mm},120$ et à la sole $0^{mm},052$ en moyenne.

Le derme est lisse sur toute la surface du sabot, comme il l'est sur le reste du corps.

En examinant des fœtus de mouton plus âgés, on observe que les particularités précédentes ne font que s'accentuer davantage. Un fœtus de mouton, de $18^{cm}$ de long, (fig. 42), offre un bourrelet qui, grâce à son accroissement notable, est séparé du paturon par un sillon que nous désignerons sous le nom de *sillon coronaire*. L'inflexion antérieure s'est prononcée plus encore ; de même que l'*inflexion plantaire* entre la sole et le coussinet plantaire. Le sillon coronaire de la face antérieure contourne complètement l'extrémité et sépare en arrière le coussinet plantaire de la face postérieure du paturon.

Le sabot du fœtus de mouton de $18^{cm}$ de long a les dimensions suivantes : du sillon coronaire à l'inflexion antérieure, la distance est de $3^{mm}$ ; de la partie postérieure du coussinet plantaire au bout du doigt, elle est de $5^{mm}$; la sole a une étendue de $3^{mm}$.

L'épiderme commence à différer au niveau du sabot de celui du reste du corps.

| | |
|---|---|
| Au paturon, il n'est formé encore que de la couche de Malpighi épaisse de............................ | $0^{mm},072$ |
| Au bourrelet, il est épais de.. .................. | $0^{mm},200$ |
| A la pointe, il est épais de........................ | $1^{mm},100$ |
| Et, à cet endroit, il présente une couche superficielle cornée molle de.............................. | $0^{mm},300$ |
| A la sole, il n'a que la couche de Malpighi épaisse de... | $0^{mm},144$ |
| Plus en arrière sur le coussinet, il revient à un diamètre moindre, qui est de..................... | $0^{mm},020$ |

Et enfin au diamètre qu'il a sur la face antérieure du paturon.

Remarquons que, d'un côté, l'épiderme forme des bourgeons épithéliaux pileux sur le paturon ; de l'autre côté, sur le bourrelet, le derme se hérisse de papilles.

Chez le fœtus de mouton de $24^{cm}$ de long (fig. 43), l'onglon mesure du sillon coronaire au bout du doigt $8^{mm}$ ; de la partie postérieure et supérieure du coussinet plantaire au bout, $9^{mm}$. Les saillies du bourrelet et du coussinet s'accentuent de plus en plus; l'inflexion antérieure est très prononcée encore, tandis que l'inflexion plantaire diminue et, grâce au développement de l'épiderme, le coussinet se continue avec la sole par une surface de plus en plus égale.

Les feuillets du derme ont apparu d'abord sur la face antérieure de la troisième phalange, dans lesquels se sont engagés les feuillets correspondants de la paroi ; sur le mouton de $24^{cm}$ de long, les papilles dermiques se sont montrées également au bout de la troisième phalange et ont gagné la surface du bourrelet (fig. 43). Elles atteignent sur le bourrelet $0^{mm},060$ de long et $0^{mm},100$ à la pointe.

L'épiderme du paturon, épais de $0^{mm},080$, ne comprend que la couche de Malpighi, et les bourgeons pileux y atteignent

0,mm200. Plus bas, dans l'espace coronaire, ces derniers cessent et l'épiderme y a augmenté de diamètre, de façon à avoir une épaisseur de 0mm,150.

Sur le bourrelet a débuté la couche spéciale dite *aire pigmentée,* qui donne lieu à la *substance cornée unguéale*. La couche de Malpighi y est épaisse de 0mm,100, la couche cornée unguéale de 0mm,024, et celle-ci descend au-dessous de la couche cornée superficielle, plus molle, jusqu'à l'inflexion antérieure.

A la pointe, la couche de Malpighi atteint 0mm,600, et la couche cornée molle, 1mm de long. Ces deux couches se continuent sur la sole et sur la région du coussinet en diminuant légèrement d'épaisseur, et en arrière et en haut se terminent à l'épiderme du paturon.

Les coupes transversales nous montrent la forme du sabot : le grand diamètre est antéro-postérieur, et le petit, transversal; la section figure un ovale allongé d'avant en arrière. La face interne est plane avec un ou deux sillons dirigés de haut en bas; la face externe est convexe en avant; puis, à la rencontre avec la sole, il existe une rainure très prononcée dirigée également de haut en bas. La face plantaire est convexe. Les papilles ou crêtes du derme, dites les feuillets, sont perpendiculaires à la troisième phalange et dirigées de haut en bas sur le bord antérieur et les faces latérales. L'épiderme sur le bord antérieur et les faces latérales, est séparé de la phalangette par un intervalle de tissu cellulaire et dermique de 0mm,480 environ chez le fœtus de 24cm. A la partie postérieure et à la sole, cette distance augmente et devient de 1mm; à cette différence coïncident une longueur différente des papilles et une constitution autre des couches épidermiques. Les papilles du derme antérieur à la troisième phalange sont longues de 0mm,060 ; celles de la sole et de la partie postérieure de la face externe ont une longueur de 0mm,480 au niveau de la saillie externe, puis vont en diminuant vers la sole.

Kunsien (1) indique que le début de la formation des papilles du derme a lieu sur la face antérieure de la troisième phalange (région de la paroi) chez les fœtus de veau dont l'onglon a une longueur de 2mm à 2mm,5.

(1) *Ueber die Entwicklung des Hornhufes bei einigen Ungulaten.* Dorpat, 1882.

En comparant les coupes transversales de l'onglon du fœtus de $10^{cm}$ à celui de $24^{cm}$, on observe que, déjà chez le premier, la face interne est plus ou moins onduleuse surtout en avant, étant parcourue par deux légers sillons se dirigeant de haut en bas. Ces particularités n'ont fait que se prononcer davantage sur celui de $24^{cm}$, et c'est ainsi que, sur l'adulte, les faces internes des deux onglons adjacents ne se toucheront que par leur bord antérieur et postérieur. A la rencontre de la face externe et de la face inférieure, on remarque sur le mouton de $24^{cm}$ que les papilles qui existent sur tout le pourtour du sabot changent de direction et augmentent de longueur. Les deux parties du derme se rencontrent sou sun angle plus ou moins prononcé, et, à ce niveau, l'épiderme a une épaisseur plus considérable.

Sur le fœtus de mouton de $34^{cm}$ de long (fig. 45), les poils ont fait éruption ; sur le paturon, l'épiderme n'a qu'une épaisseur de $0^{mm},120$, dont une couche cornée épidermique de $0^{mm},060$ et un corps muqueux de $0^{mm},060$.

Au niveau du sillon coronaire, les papilles sont longues de $0^{mm},100$ ; le corps muqueux atteint $0^{mm},240$ et la couche cornée $0^{mm},060$. Au bord supérieur du bourrelet, les papilles sont longues de $0^{mm},140$ ; le corps muqueux est épais de $0^{mm},300$ et la couche cornée de $0^{mm},090$.

Sur le bourrelet, le corps muqueux comprenant l'aire pigmentée atteint également $0^{mm},240$ et la couche cornée unguéale $0^{mm},240$. Cette dernière est recouverte d'une couche épaisse de $0^{mm},200$ paraissant dépendre de l'épiderme qui descend du sillon coronaire au devant de l'ongle proprement dit. La substance cornée unguéale descend ainsi jusqu'à la partie antérieure du doigt, où elle semble perdre son adhésion et sa résistance, et se confond avec les couches plus molles de substance épidermique produites par la sole. La pointe est longue de $6^{mm}$ et est formée d'une substance cornée à caractères chimiques différant de l'ongle proprement dit. Sur la sole, la même substance cornée molle est épaisse de $4^{mm}$. Les papilles sont longues de $0^{mm},500$, et plus tard en se subdivisant, elles constitueront le tissu velouté du sabot.

L'onglon, sur le fœtus de mouton de $34^{cm}$, a acquis la forme qu'il conservera jusqu'à la naissance et pendant l'âge adulte. Nous ne poursuivrons pas plus loin son étude. Les seuls changements qui se produiront seront une différence de consistance et d'aspect de la substance cornée.

Kunsien (*loc. cit.*) divise le développement de l'onglon chez les ruminants (bœuf et mouton) en trois périodes : la première s'étend des premiers stades embryonnaires jusqu'à l'apparition des premiers feuillets à la face antérieure de la troisième phalange; la deuxième est marquée par la production des papilles de la sole et du coussinet. Ensuite, à la troisième période, se forment les papilles du bourrelet. Ces divisions peuvent être conservées; mais le fait principal à noter, c'est que l'évolution de la substance cornée est successive et se fait d'une façon insensible depuis l'état embryonnaire caractérisé par une couche muqueuse commune à tout l'épiderme du corps et à celui de l'onglon, jusqu'à la production de la corne définitive de l'adulte. La couche muqueuse, comme nous l'avons vu, se recouvre d'une couche cornée molle dont la constitution rappelle, pendant la plus grande partie de la vie fœtale, celle de la couche cornée épidermique, malgré l'épaisseur plus grande de ses diverses couches. C'est seulement à la suite du grand allongement des feuillets du derme, des papilles du bourrelet et de la sole, que les couches cornées deviennent plus dures, s'avançant dans l'intervalle des papilles, et ainsi se produit la corne fibreuse. Sa constitution reste toujours la même; elle est formée entièrement de cellules épithéliales. Mais ces cellules, en se disposant en cercles concentriques autour des papilles, produisent des coiffes épidermiques donnant lieu aux tubes cornés du sabot de l'adulte. Les tubes cornés débutent dans la région de la paroi, dans les cellules dépendant de l'aire pigmentaire, puis sur les fœtus de $44^{cm}$, on les voit apparaître à la partie antérieure de la sole et à la partie postérieure du coussinet.

Chez les embryons et les fœtus de veau, le développement et la configuration de l'onglon sont essentiellement les mêmes que chez le mouton, sauf des différences secondaires. La figure 44 représente la section longitudinale de l'extrémité d'un veau de $9^{cm}$ de long. En la comparant aux dessins précédents, on voit que, sauf une longueur plus notable de la paroi, une saillie plus prononcée de la sole, l'évolution est la même. Nous nous bornons à ces indications générales, pour ne pas nous exposer à des répétitions, qui n'ajouteraient rien aux résultats généraux.

*Ergots des ruminants.* — Nous avons vu l'ergot de mouton de $10^{cm}$ représenté par un tubercule de $1^{mm}$ et tapissé de la même couche épidermique que le reste du pied (fig. 40 et 41).

Le mouton de $24^{cm}$ offre un ergot à face antérieure plane, à face supérieure arrondie, et se continuant insensiblement avec la peau de la jambe, tandis que la face inférieure forme un angle droit avec la face postérieure du paturon (fig. 79). Son diamètre longitudinal est de $3^{mm},5$. Son squelette, représenté à cette époque par une pièce cartilagineuse longue de $1^{mm},5$ et épaisse de $0^{mm},5$, est entouré d'un tissu sous-dermique et dermique de $0^{mm},5$ en haut et de $0^{mm},75$ en bas. Les involutions pileuses cessent à une distance de $1^{mm}$ en haut et de $0^{mm},5$ en bas. L'épiderme de la peau en général, épais de $0^{mm},072$, s'épaissit dès que les involutions pileuses cessent et acquiert un diamètre de $0^{mm},180$ ; peu à peu, le derme, de lisse qu'il est plus loin, se hérisse de papilles, qui au bout de l'ergot ont une longueur de $0^{mm},100$ et augmentent de hauteur jusqu'au niveau de l'angle où l'épiderme se continue en bas avec le paturon.

A cette époque, l'épiderme du corps n'est formé que par la couche muqueuse ; sur l'ergot comme sur l'onglon, la couche muqueuse, épaisse de $1^{mm},5$, est recouverte d'une couche superficielle devenant cornée et variant de $0^{mm},060$ à $0^{mm},700$. Le développement se poursuit ainsi jusqu'à la naissance avec augmentation des papilles du derme et des couches cornées. Les papilles sur un ergot de mouton à la naissance (fig. 80), dont le squelette comprend deux pièces cartilagineuses, ont une longueur de $0^{mm},240$ à la base de l'ergot ; l'épiderme est formé d'une couche muqueuse de $0^{mm},250$ et d'une couche cornée de $0^{mm},120$, à structure semblable à celle de la couche cornée de l'épiderme. Cette couche cornée descend au-devant de la production cornée plus consistante de l'ergot offrant les propriétés de la couche cornée unguéale, et l'enveloppe comme d'une coiffe. Les papilles du sommet de l'ergot sont composées et rappellent le tissu feuilleté ; elles sont longues de $0^{mm},600$ au milieu de l'ergot et diminuent vers la base. La couche muqueuse y a une épaisseur de $0^{mm},150$ à $0^{mm},180$ et est recouverte d'une couche cornée unguéale de $0^{mm},120$ à $0^{mm},200$, entourée de la couche molle de l'épiderme de la base de l'ergot.

La constitution reste ainsi la même pendant toute l'existence, et, sur des ergots de mouton et de chèvre, nous avons trouvé les mêmes couches avec une épaisseur plus grande de la couche cornée unguéale, qui reste toujours recouverte du manteau de la couche épidermique de la base.

Nous continuons cette étude par celle du développement du sabot chez le porc, dont l'évolution et la forme sont identiques à ce que nous venons de voir chez les ruminants. La seule différence consiste dans la ressemblance parfaite des quatre doigts chez le porc, tant au point de vue de la composition du squelette que de la forme du sabot.

L'embryon de porc de $4^{cm}$ de long, a les extrémités bien développées, l'extrémité antérieure possède tous les segments cartilagineux sauf la troisième phalange dans les deux doigts du milieu.

Les deux doigts du milieu sont terminés en pointe effilée et longs de $2^{mm}$ à partir du point de rencontre avec les deux doigts latéraux, qui n'ont que $0^{mm},75$. Tous les segments cartilagineux du squelette digital sont dessinés sauf la troisième phalange. Le diamètre antéro-postérieur des doigts du milieu est de $1^{mm}$ et celui des doigts latéraux de $0^{mm},5$. L'épiderme, composé partout d'une couche muqueuse, a une épaisseur de $0^{mm},020$ sur le membre, y compris le paturon; il se continue insensiblement avec celui qui revêt l'extrémité de l'onglon et de l'ergot, et qui atteint déjà à cette époque $0^{mm},040$, quoique formé des mêmes assises cellulaires.

Un fœtus de $7^{cm}$ de long présente le squelette cartilagineux des doigts complètement développé ; les doigts du milieu ont une longueur de $1^{cm}$ à partir du carpe, tandis que les doigts latéraux n'ont que $0^{mm},6$, le diamètre antéro-postérieur des premiers est de $2^{mm}$, et celui des seconds de $1^{mm}$. L'épiderme du membre a un diamètre de $0^{mm},032$ et ne présente qu'une couche muqueuse.

Vers l'articulation de la deuxième phalange avec la troisième, le derme commence à former un léger relief, et, à ce niveau, l'épiderme s'épaissit également et atteint $0^{mm},096$ ; vers l'extrémité le diamètre augmente et au niveau de la partie antérieure de la troisième phalange, il a un diamètre de $0^{mm},144$.

A la pointe, il a une épaisseur de $0^{mm},240$. Dans la région de la sole, il revient à $0^{mm},150$, puis au niveau de l'épaississement du derme recouvrant la face postérieure de l'articulation de la deuxième et troisième phalange, il retombe à $0^{mm}$,060 et ensuite sur le paturon à $0^{mm}$,032.

Malgré cette différence d'épaisseur, l'épiderme n'est constitué partout que par la couche muqueuse; il repose sur un derme complètement lisse.

L'ergot quoique de moindres dimensions, offre les mêmes particularités; le bourrelet est accusé avec le sillon coronaire, ainsi que la sole et le coussinet. L'épiderme a une épaisseur analogue à celui de l'onglon, $0^{mm}$,084 au niveau du bourrelet et $0^{mm}$,240 à la pointe.

Le fœtus de porc de $15^{cm}$ de long, a des onglons longs de $4^{mm}$, à partir de l'articulation de la deuxième phalange avec la troisième. A $0^{mm}$,5 au dessous de cette articulation, le derme présente le relief très marqué du bourrelet. Lisse jusqu'à ce niveau, il offre sur le bourrelet, ainsi que sur la face antérieure de la troisième phalange jusqu'à la sole, des papilles très allongées, dont la direction est parallèle à l'axe du membre. Le derme de la face postérieure (région de la sole et du coussinet) est encore lisse.

L'épiderme du paturon a une épaisseur de $0^{mm}$,120 et ne comprend que la couche de Malpighi; les involutions pileuses atteignent $0^{mm}$,180, et cessent $1^{mm}$,500 au-dessus du bourrelet. Sur ce dernier, il s'épaissit considérablement, la couche muqueuse atteint à elle seule $0^{mm}$,150 l'aire pigmentée y comprise, qui dessine sur les coupes un arc à connexité antérieure. Puis vient une couche cornée de $0^{mm}$,060, qui descend au devant de la couche muqueuse de la face antérieure de la troisième phalange et se recourbe en haut à la rencontre de l'épiderme qui coiffe l'extrémité du doigt (fig. 51).

Cette couche cornée unguéale est recouverte d'une couche de cellules, épaisse de $0^{mm}$,060 à $0^{mm}$,070, dépendant de la couche muqueuse, située immédiatement au-dessus du bourrelet, et descendant comme un manteau par dessus la couche cornée unguéale du bourrelet.

La partie terminale du doigt est recouverte d'un épiderme atteignant une épaisseur de $1^{mm}$, se recourbant en crochet vers le haut et se continuant avec celui de la sole qui n'a que $0^{mm}$,300 d'épaisseur. Enfin, sur le coussinet, il a $0^{mm}$,140 d'épaisseur.

L'épiderme de la pointe recourbée est formé d'une couche muqueuse, sauf un revêtement corné de $0^{mm},092$, qui se perd insensiblement sur la sole, de façon que l'épiderme du coussinet ne comprend plus qu'une couche muqueuse.

L'ergot, long de $2^{mm},60$ à partir de l'articulation de la deuxième phalange avec la troisième, offre les mêmes reliefs, le même aspect général que l'onglon, sauf les dimensions moindres. La structure de l'épiderme est la même que celle de l'onglon. L'ergot à squelette complet n'est qu'un onglon à dimensions moindres chez le porc (fig. 53).

L'onglon du porc de $20^{cm}$ de long atteint à partir de l'articulation de la deuxième phalange avec la troisième, $6^{mm}$ de long jusqu'à la pointe qui se recourbe en haut sur une étendue de $2^{mm}$ (fig. 52). La forme générale est la même que chez le fœtus de $15^{cm}$ de long. L'épiderme du paturon ne montre pas encore de couche cornée; celui qui surmonte le bourrelet, épais de $0^{mm},360$ est formé d'une couche muqueuse de $0^{mm},180$, d'une couche cornée de $0^{mm},120$ et d'une couche superficielle, teinte en rouge par le picro-carmin qui n'est que le reste de l'épiderme précédent. Le bourrelet montre une aire pigmentée épaisse de $0^{mm},060$, à laquelle fait suite une couche cornée unguéale de $0^{mm},180$, recouverte elle-même de l'épiderme descendant du sillon coronaire. Le derme de la sole et du coussinet est hérissé de papilles, recouvertes d'une couche muqueuse de 2 à $3^{mm}$ d'épaisseur et d'une couche cornée de $0^{mm},240$, qui va s'affaiblissant en haut et en arrière.

Les coupes transversales nous montrent les rapports de la substance cornée unguéale de la face dorsale et de la face plantaire. Le sabot des fœtus de cochon a la forme d'une pyramide triangulaire à face antéro-externe convexe, à face interne concave. La base se continue avec le paturon et le sommet est en bas et en avant.

Le bourrelet entoure le bord antérieur, la face externe et la face interne. Sur une coupe transversale, nous voyons que la substance cornée unguéale répondant à l'ongle humain, entoure également le bord antérieur, et la face interne et externe de la troisième phalange. Le derme, à ce niveau, est hérissé de papilles longues de $0^{mm},060$ à direction antéro-postérieure. Arrivées à la face postérieure de la troisième phalange, les papilles du derme changent de direction ; à la rencontre du derme plantaire et du derme latéral, il existe deux prolongements latéraux, se présentant sous forme de crochets recourbés en haut sur une coupe transversale.

L'épaisseur de l'épiderme varie en avant et en arrière : du côté dorsal, la couche muqueuse n'atteint que $0^{mm},060$ ; la couche cornée, $0^{mm},120$, et la couche superficielle qui descend de l'espace, $0^{mm},060$. A la face plantaire, la couche muqueuse est de $0^{mm},360$, et la couche cornée molle de $0^{mm},060$. Cette dernière conserve la mollesse de la corne de la sole.

En résumé, 1° la forme de l'onglon chez les ruminants, celle de l'onglon et de l'ergot chez le porc est celle de la troisième phalange, et cela dès l'origine, alors qu'il n'existe pas de couche cornée. 2° Le sabot résulte de l'accroissement de l'épiderme revêtant l'os unguéal. Ses diverses portions ne sont séparées les unes des autres que par des sillons qui proviennent des épaississements, à des endroits déterminés, du tissu cellulaire souscutané. 3° Les ergots des ruminants ont un développement analogue, malgré leur forme différente de celle des onglons.

---

## CHAPITRE VII.

### Développement morphologique du sabot des Solipèdes.

*Sabot des solipèdes.* — Le plus jeune embryon de solipède dont nous avons pu examiner les extrémités, est un fœtus d'âne de $8^{cm}$ de long. Nous décrirons la forme et les parties constituantes du sabot, en appliquant les noms donnés aux diverses régions par les hippiâtres (1).

La forme du sabot de l'âne de $8^{cm}$ est celle d'un tronçon de cylindre, coupé sur son axe suivant un plan de 45° environ. Le plan de section représente la face inférieure du sabot qui reposera sur le sol plus tard ; la pointe est dirigée en avant et la base du tronçon se continue avec la région supérieure de l'extrémité digitale désignée sous le nom de *couronne* et de *paturon*.

(1) Nous renvoyons au *Traité du pied du cheval* (H. Bouley; Paris, 1851), pour l'étude du sabot adulte. Nous exprimons ici toute notre reconnaissance à M. le professeur Bouley, qui a mis à notre disposition son ouvrage si complet, devenu si rare aujourd'hui.

La face antérieure du sabot, dite *paroi*, haute de $3^{mm}$, est convexe de dehors en dedans, et légèrement concave de haut en bas. La face inférieure a une longueur de $4^{mm}$; en avant, elle est plane et correspond à la partie désignée sous le nom de *sole,* qui mesure, au milieu, $2^{mm}$ de long, et $3^{mm}$ de dehors en dedans. La sole, limitée en arrière et au milieu par la fourchette, comme nous allons le voir, envoie, le long de la grande circonférence de la paroi, deux prolongements, appelés *les branches* de la sole (fig. 71).

La région postérieure de la face inférieure, en dedans des branches de la sole, présente de chaque côté de la ligne médiane deux saillies parallèles convergeant en avant, de façon à former une double pointe qui se prolonge jusqu'à la sole.

Les deux saillies (fig. 62 et suiv.) les plus internes portent le nom de *fourchette*; elles sont séparées, l'une de l'autre, sur la ligne médiane par un sillon qui est dit *lacune médiane.*

Leurs extrémités postérieures, les *branches de la fourchette,* se dirigent en dehors et se continuent chacune en se réfléchissant, avec l'épiderme situé au-dessus du bourrelet et qui portera plus tard le nom de *périople.*

Un profond sillon, appelé *lacune latérale,* les limite en dehors et les sépare des saillies externes, dites *les barres.* Celles-ci convergent en avant en longeant les branches de la sole; en arrière, elles se réfléchissent en dehors en formant un angle aigu, dit *angle d'inflexion* ou *arc-boutant*, et leurs prolongements se continuent avec les extrémités postérieures et supérieures de la face antérieure. Au-dessus des branches de la fourchette et de la lacune médiane, on remarque une saillie molle, en arc de cercle, légèrement convexe de bas en haut; la partie médiane de ce relief s'appelle le *coussinet plantaire*, qui se continue en haut directement avec la face postérieure du paturon. — Les parties latérales seront connues plus tard sous le nom de *fibro-cartilages* du pied.

Nous avons à examiner de quelle façon se constituent les différentes saillies et les creux du sabot, comment ils se relient les uns aux autres, et forment le tout continu de ce revêtement corné.

Une coupe longitudinale et verticale pratiquée sur le doigt du fœtus précédent (fig. 57), montre que la portion digitée des solipèdes est représentée pendant la période embryonnaire et fœtale, par une extrémité mousse différant à peine, comme forme et comme dimensions, du reste du membre. On remarque sur la face antérieure, en avant de l'articulation de la deuxième phalange avec la première, un léger relief formé par le tissu du derme. Ce relief est le début du *bourrelet*. Au-dessous de celui-ci, quand on se dirige vers le bout du doigt, le derme est moins épais et il résulte de l'union du bourrelet avec ce tissu lamineux qui entoure la partie antérieure de la troisième phalange, une légère incurvation, marquée au dehors. Nous l'appellerons l'*inflexion antérieure*.

Le tissu lamineux du derme contourne en avant et en bas l'extrémité terminale de la troisième phalange et se continue à la face inférieure avec celui de la région de la sole. A la face postérieure de la troisième phalange et en arrière de la sole, il existe une seconde incurvation, l'*inflexion plantaire* reliée au reste, suivie, au niveau de l'articulation de la deuxième phalange avec la troisième, d'une autre saillie, le *coussinet plantaire*, dont le bord postérieur se continue directement avec le derme du paturon.

A cette époque, il n'existe donc pas de dépression à la partie supérieure du bourrelet principal, et celui-ci se continue sans ligne de démarcation avec le derme de la partie antérieure de la couronne et du paturon, de la même façon que le coussinet à la face postérieure. En d'autres termes, à la place du bourrelet périoplique existe un espace coronaire semblable à celui que nous avons observé chez le porc et les ruminants.

L'épaisseur de l'épiderme est la suivante :

| | |
|---|---|
| Paturon........................ | $0^{mm},088$ |
| Bourrelet........................ | $0^{mm},260$ |
| Bout terminal.................... | $0^{mm},500$ |
| Sole.......................... | $0^{mm},232$ |
| Coussinet...................... | $0^{mm},200$ |

Les couches épidermiques, malgré ces différences d'épaisseur, ont une constitution analogue; elles ne sont formées que de la couche de Malpighi, sans trace de couche cornée.

La distance des tissus sous-dermique et dermique du squelette jusqu'à l'épiderme est de $0^{mm},5$ au niveau du paturon à la face antérieure; de $0^{mm},5$ au-dessus du bourrelet; de $0^{mm},2$ au niveau de l'inflexion antérieure jusqu'à la pointe de la troisième phalange, ainsi que dans la région de la sole jusqu'à l'inflexion plantaire. Enfin, elle est de $1^{mm}$ au niveau du coussinet plantaire.

En somme, chez le fœtus d'âne de $8^{cm}$ de long, l'extrémité digitale qui sera plus tard l'organe si compliqué du sabot, présente, pour ainsi dire en miniature, les dépressions et les reliefs si accusés chez l'adulte. C'est le tissu mésodermique, formé à cette époque surtout de tissu lamineux qui, par son développement plus considérable sur certains points, détermine les saillies et les creux du derme, et qui produira ainsi, selon les régions, une épaisseur d'épiderme plus ou moins considérable de la même façon que chez les autres mammifères.

Nous insistons particulièrement sur la manière dont les extrémités supérieures de la paroi se réfléchissent pour constituer les angles d'inflexion. On voit sur la figure 71, comment leurs prolongements centripètes ou barres, en continuant leur trajet le long du bord interne du croissant de la sole convergent vers leurs extrémités et arrivent au contact l'une de l'autre. A l'origine, la fourchette n'est pas au niveau de l'angle formé par les barres; mais, plus tard, sa pointe, en se développant, dépassera cet angle pour se terminer à la région de la sole.

L'inspection de cette figure permet déjà de comprendre comment se forment les barres et la fourchette. A la face postérieure de la troisième phalange, le tissu lamineux du derme, au lieu de se développer en haut, est repoussé en avant et en bas, grâce au développement plus considérable de ce qui sera la fourchette et le coussinet plantaire. Les prolongements du bourrelet se dirigent ainsi en avant et en dedans en formant un angle qui est limité latéralement par la sole.

Les coupes transversales nous donnent les renseignements les plus complets sur l'évolution de ces diverses parties. La coupe 61 passe par l'extrémité antérieure de la deuxième phalange, en arrière du bourrelet; elle donne une figure arrondie, convexe en avant et sur les côtés, avec un léger creux (*lacune médiane*) limité par deux bords un peu saillants, les deux branches de la fourchette.

La figure 62 représente une coupe plus inférieure : outre les particularités signalées, on remarque de chaque côté des branches de la fourchette un creux, *lacunes latérales*, déterminé par la saillie interne du derme et comblé extérieurement, plus ou moins, par l'épiderme. Ces reliefs internes sont les barres.

Les coupes suivantes passant par le milieu du sabot, montrent que la lacune médiane de la fourchette s'efface et est remplacée par une surface plane qui devient de plus en plus convexe en bas. Le relief des barres s'accuse de plus en plus et forme comme deux coins qui s'enfoncent dans le tissu lamineux de la face inférieure.

Puis, à partir de $1^{mm},5$ du bourrelet (fig. 63), la saillie de la fourchette diminue de plus en plus, les barres se rapprochent, et enfin, fig. 64 et 65, il ne reste qu'un léger relief séparant les deux barres. En outre, les parties latérales de la paroi, au lieu d'être convexes, s'incurvent et présentent deux sillons latéraux de plus en plus prononcés au fur et à mesure qu'on s'approche de la sole.

Les barres, en convergeant vers le centre de la sole, s'éloignent de plus en plus du bord plantaire de la paroi et ouvrent un espace de plus en plus grand que remplissent de chaque côté les prolongements postérieurs de la sole ou *branches de la sole*.

Les coupes 64 et 65 passent par la partie la plus antérieure des barres; les branches de la sole sont réunies par un relief à convexité interne, la terminaison des barres.

La figure 68 passe par la sole, et comprend l'extrémité antérieure de la troisième phalange; la tigelle cartilagineuse de cette dernière est entourée de substance préosseuse, qui envoie déjà deux prolongements osseux du côté plantaire. Le sabot donne une section triangulaire à angle antérieur, les faces latérales tendent à devenir convexes et forment deux angles très arrondis en se recourbant en bas pour se continuer vers la sole. Plus en avant (fig. 69 et 70), les angles s'effacent de plus en plus et le sabot se termine par un sommet arrondi.

Nous n'avons pas pu nous procurer des embryons plus jeunes, mais par ce qui précède, on se rend aisément compte comment se forme cette série de saillies et de creux. A l'origine, l'extrémité digitale des solipèdes est probablement unie comme le reste du membre. Puis il se produit des incurvations ressemblant à une suite d'ondulations en sens inverse, les unes à convexité interne, les autres à saillie externe. Tandis qu'en avant et en haut, le relief du bourrelet se constitue, ses parties latérales se portent en arrière et en bas, et forment les barres. Un relief en arc de cercle parallèle à ces dernières, suit ce mouvement à la face plantaire et produit la fourchette.

En supposant le sabot du cheval, représenté dans l'origine par un tronçon de cylindre, coupé suivant un plan de 45° environ, il suffirait d'imprimer à la moitié postérieure de la circonférence de la base, une poussée en avant et en bas pour produire les barres et la fourchette, et, pour comprendre la continuation, d'un côté, des barres avec la portion supérieure de la paroi, et, de l'autre, la continuation de la fourchette avec la partie du derme constituant le bourrelet principal et périoplique.

Quoiqu'on arrive par une macération prolongée, à diviser le sabot des solipèdes en trois parties : *paroi, sole* et *fourchette,* le développement nous démontre que ces trois portions forment un tout unique. M. Bouley (*loc. cit.*) a insisté depuis longtemps sur ce fait, que l'ensemble du sabot constitue un tout indivis dont toutes les parties se sont formées en même temps dans la place qu'elles occupent.

L'examen du fœtus d'âne de 8cm de long montre que, malgré l'identité de structure de l'épiderme dans la région du sabot avec celui du reste du corps, les parties principales du pied ont déjà pris leur forme. Le bourrelet principal, la fourchette, la sole ainsi que les barres, sont nettement constitués. En d'autres termes, les diverses inflexions qui dessinent les diverses régions du sabot précédent de beaucoup le développement des papilles du derme et l'épaississement des couches épidermiques.

La morphologie nous renseigne déjà sur les parties constitutives du sabot, à une époque où la corne manque complètement, de la même façon que les involutions épidermiques chez l'homme, les carnassiers et les rongeurs nous montrent la place et l'étendue de l'ongle, avant l'existence du tissu corné.

Nos résultats sont donc bien différents de ceux auxquels est arrivé Moeller (*Entwicklungsgeschich. des Hufes.* Gurlt u. Hertwigs Magazin, 1872, p. 321). Cet auteur prétend que chez le cheval, le bourrelet, les angles d'inflexion et la fourchette n'apparaissent que dans le troisième et le quatrième mois. Un fœtus de cheval de 9cm de long (de la huitième à la neuvième semaine) présente, comme nous le verrons, des extrémités dont l'évolution est beaucoup plus avancée que le fœtus d'âne de 8cm de long et où toutes les parties constituantes du sabot sont nettement dessinées. L'examen des fœtus d'âne et de cheval concordent donc parfaitement pour placer la délimitation des diverses régions du sabot au deuxième mois.

Le fœtus du cheval de $9^{cm}$ de long présente des extrémités où les diverses parties sont plus développées déjà : la hauteur de la paroi est de $4^{mm}$, le bourrelet y compris ; la sole atteint une longueur de $2^{mm}$ et le coussinet forme une saillie prononcée à la partie supérieure de la face plantaire. La forme générale du sabot est plus effilée à son extrémité antérieure et les inflexions sont bien plus prononcées que chez l'âne. La figure 58 montre ces dispositions, qui sont essentiellement les mêmes que chez le fœtus d'âne, sauf une épaisseur plus notable du revêtement épidermique.

Chez le fœtus de cheval de $13^{cm}$ de long, la hauteur de la paroi est de $6^{mm}$, la largeur de la face plantaire étant de $5^{mm}$ au niveau des angles d'inflexion. On voit nettement, sur les côtés, le bourrelet s'incurver en dedans et en arrière et se continuer avec les branches de la fourchette. Celle-ci a une longueur de $4^{mm}$ et la lacune médiane est fortement accusée.

Le fœtus de cheval de $22^{cm}$ de long a les extrémités terminées par des sabots sur lesquels les diverses régions se délimitent de plus en plus (fig. 59).

La hauteur de la paroi est de $1^{cm}$; la longueur des branches de la fourchette est de $6^{mm}$. Les barres se prolongent de $3^{mm}$ plus en avant. La longueur de la sole en avant de la pointe des barres est de $3^{mm}$.

Grâce au développement plus considérable du bourrelet principal, celui-ci se trouve limité supérieurement par un sillon peu marqué encore, dit *sillon périoplique.*

Il n'existe à ce stade que le sillon précédent, l'épaississement du derme qui correspondra plus tard à ces deux bourrelets périoplique et principal, forme une masse unique non séparée encore par un sillon. En d'autres termes, l'espace coronaire se continue insensiblement avec le bourrelet principal.

L'épiderme qui recouvre le bourrelet, a augmenté notablement et figure une bande foncée qui cesse au niveau de l'involution antérieure où commence la paroi à proprement parler.

A l'extrémité de la troisième phalange, la sole s'est allongée et l'épiderme forme une pointe terminale très accusée. L'involution inférieure ou plantaire sépare très nettement la sole de la fourchette, qui se continue insensiblement en arrière et en haut avec ce qui sera le coussinet plantaire.

Le derme n'est plus uni comme dans le stade antérieur : de même que les bourgeons épidermiques se sont produits sur le paturon, pour donner lieu aux poils, et atteignent déjà une longueur de $0^{mm},060$, le derme de la face antérieure de la troisième phalange s'est hérissé de crêtes longues de $0^{mm},036$, qui constitueront sur le bourrelet *les papilles* ou *houppes villeuses*, et plus bas le tissu feuilleté ou podophylleux, qui s'étend du bord inférieur du bourrelet au bord plantaire de la troisième phalange.

A la face plantaire de la troisième phalange, les papilles ont une longueur de $0^{mm},180$ au niveau de la sole (*tissu velouté*), et de là s'avancent sur la fourchette, tandis que sur le coussinet plantaire, le derme est lisse encore à cette époque.

Kunsien (*loc. cit.*, p. 38) a vu que, sur des sabots de $10^{mm}$ de long, les feuillets cornés avaient déjà une longueur de $0^{mm},06$ et une largeur de $0^{mm},012$ à $0^{mm},016$. Faute de matériaux, ni cet auteur ni moi, nous n'avons pu observer le stade correspondant au début de la production des feuillets et des papilles dermiques sur les fœtus des solipèdes.

Nous voyons que primitivement, il n'existe aucune limite entre l'épiderme du bourrelet et celui du paturon ; le sillon périoplique résulte de l'accroissement plus considérable du derme et de son revêtement épidermique à ce niveau ; il en est de même du sillon coronaire périoplique ; l'épiderme du paturon ne suivant pas cette évolution rapide, ces diverses parties se trouvent séparées à leur jonction par des sillons qui marquent leurs limites.

Remarquons en outre, que les bourgeons épidermiques donnant naissance aux follicules pileux, cessent à quelque distance du sillon périoplique ; en d'autres termes, tandis que l'épiderme de la couronne et du paturon envoie des bourgeons dans le derme pour former les poils, l'épiderme de l'extrémité digitale se développe en dehors, en augmentant l'épaisseur des couches épidermiques qui donneront lieu aux formations cornées du sabot.

Les couches épidermiques composant l'épiderme du fœtus de cheval de $22^{cm}$ de long, ont la constitution suivante :

| | |
|---|---|
| Sur le paturon, couche de Malpighi de......... | $0^{mm},092$ |
| — couche superficielle cornée...... | $0^{mm},016$ |

| | |
|---|---|
| Sur le bourrelet, couche de Malpighi et aire pigmentée de $0^{mm},100$ à........ en allant de haut en bas. | $0^{mm},300$ |
| — couche superficielle cornée molle. | $0^{mm},060$ |
| A la muraille, couche de Malpighi.............. | $0^{mm},100$ |
| — couche cornée................. | $0^{mm},264$ |
| A la pointe, couche de Malpighi.............. | $0^{mm},560$ |
| — couche superficielle cornée......... | $3^{mm},000$ |
| A la sole, couche de Malpighi................. | $0^{mm},705$ |
| — couche cornée..................... | $2^{mm},000$ |
| Sur le coussinet, couche de Malpighi........... | $0^{mm},172$ |
| — couche cornée............... | $0^{mm},160$ |

Le sabot du fœtus de cheval de $38^{cm}$ de long que nous considérerons en dernier lieu, nous offrira toutes les parties constitutives du sabot de l'adulte, au point de vue morphologique. La hauteur de la face antérieure est de $1^{cm},8$ dont $1^{cm}$ pour la paroi.

Le sillon périoplique s'est creusé davantage (fig. 60); la masse unique, située au-dessous de lui, s'est divisée en deux parties secondaires séparées par un sillon, dit *sillon coronaire périoplique*. La portion du derme, limitée en haut et en bas par les deux sillons précédents, constitue le *bourrelet périoplique*. C'est là le renflement dermique qui produira la mince couche cornée connue sous le nom de *périople*. Le bourrelet principal, situé audessous du sillon coronaire périoplique, constitue lui-même la matrice du sabot.

La face plantaire offre également quelques particularités nouvelles : la masse fibreuse et élastique, située en arrière et en haut de la fourchette, et connue sous le nom de *coussinet plantaire*, a augmenté si notablement, qu'elle se trouve séparée de la fourchette par un angle net. En outre, les papilles du tissu velouté de la sole, s'étendent dès à présent jusqu'à la portion supérieure et postérieure du coussinet plantaire, où elles se continuent insensiblement avec les bourgeons des follicules pileux du paturon.

Les coupes transversales pratiquées à diverses hauteurs sur le sabot du fœtus de $38^{cm}$, nous rendent compte de l'acheminement vers la constitution définitive du sabot de l'adulte.

La coupe (fig. 72) comprend la partie supérieure de la paroi et la fourchette : en se reportant aux sections du sabot de l'âne de $8^{cm}$, on voit que les reliefs n'ont fait que s'accentuer en dedans et en dehors, et que les creux sont remplis par les produits épidermiques. Les coupes suivantes (fig. 73, 74 et 75) montrent le développement progressif des papilles du derme et de l'épiderme et la constitution des diverses parties.

Au-dessous de la fourchette, l'épiderme atteint $2^{mm}$; en dehors des branches de la fourchette, $5^{mm}$. La pointe de la fourchette s'avance de plus en plus en avant.

Nous voyons donc, sur le fœtus de cheval de $38^{cm}$, les parties constituantes du sabot avec l'aspect qu'elles conserveront pendant toute l'existence. Les organes producteurs de la substance cornée ont, sauf les dimensions, leur forme définitive. Depuis le stade embryonnaire, le plus jeune que nous ayons pu examiner, alors que la constitution du derme et de l'épiderme était la même que sur le reste du corps, la production des divers reliefs et des sillons a été successive ; en certains points déterminés, l'épaississement du derme et des tissus sous-dermiques, limité par des espèces d'étranglements, a abouti à la production de papilles plus allongées, et par suite, de la substance épidermique plus abondante. Mais, au point de vue morphologique, il est impossible de diviser la période embryonnaire ou fœtale en stades bien tranchés. Plus tard, dès que l'usure aura lieu, la sole et la fourchette ne déborderont plus la muraille, et ce sont là les seules modifications qui interviendront dans la forme du sabot. C'est ainsi que la muraille deviendra cônique en sens inverse du fœtus, c'est-à-dire qu'elle sera plus large par sa base que par son bord supérieur.

Nous n'avons donc pas à poursuivre plus loin cette étude; nous nous bornerons à mentionner les résultats des divers auteurs qui ont eu en vue, dans le développement, principalement la formation des papilles et de la substance cornée.

Mœller (*Entwicklungsgeschichte des Hufes* Gurlt u. Hertwigs Magazin, 1872, p. 321) distingue trois périodes dans le développement du sabot du cheval; la première comprend les deux premiers mois de la vie intra-utérine ; la couche épidermique qui forme le sabot a la même constitution que l'épiderme du corps de l'embryon. La deuxième période s'étend du troisième et du quatrième mois, au septième. C'est le début de la formation de la paroi, de la sole et de la fourchette, ainsi que des papilles donnant naissance au tissu velouté. La troisième période commence au septième mois et se caractérise par la production de la substance cornée à partir du bourrelet. Dès cette époque, la kératinisation continue sur les autres parties du sabot.

Dominik (*Der rationelle Hufsbeschlag*, 3e édit. Berlin, 1879, p. 75) prétend que la substance cornée se produit sur la muraille du fœtus de sept mois, grâce aux mouvements qu'il exécute, grâce aux frottements qui en résultent contre la paroi utérine; plus tard le contact avec le sol hâte, chez le poulain, la kératinisation de la sole et de la fourchette.

Ludwig Kunsien (*Ueber die Entwicklung des Hornhufes bei einigen Ungulaten*. Dorpat, 1882) a continué les recherches histologiques sur le développement de la corne, chez les fœtus de solipèdes, comme il l'a fait sur le mouton et le veau. Il divise l'évolution du sabot en quatre périodes; dans le premier stade, le derme est lisse et l'épiderme a la structure de l'épiderme en général. La deuxième période comprend la formation des papilles, du bourrelet périoplique et du coussinet, et consécutivement la production des tubes épidermiques. La troisième période s'étend jusqu'au début de la kératinisation définitive, qui a lieu à la naissance et qui constitue la quatrième période.

Ces distinctions et ces divisions peuvent être admises en tant qu'elles marquent certaines phases caractéristiques du développement. Mais il ne faudrait pas en induire qu'il y a des limites tranchées entre ces divers stades ; le développement des papilles du derme et celui de la corne ne sont pas deux phénomènes dépendant l'un de l'autre. Nous avons vu que, chez les carnassiers, la substance cornée unguéale se produit avant l'apparition des papilles du derme. En outre, chez les solipèdes même, quoique les papilles de la sole et de la fourchette (tissu velouté) se montrent de bonne heure et acquièrent une grande longueur, la substance épidermique de ces deux régions reste molle jusqu'après la naissance, tandis que celle de la paroi a une consistance et une dureté notables à la fin de la vie intra-utérine.

Nous ajoutons seulement que ces modifications de la substance épidermique sont celles de tout produit épidermique : d'abord mou, il prend de plus en plus de consistance; semblable à l'origine à l'épiderme en général, il passe par une phase d'évolution qui manque à ce dernier, devient plus consistant et remplace le premier ectoderme, produit de dedans en dehors, sans qu'il y ait aucune interruption, aucune loi spéciale de développement.

Avant de quitter l'étude du sabot, nous avons à signaler un fait qui semble déjà avoir attiré l'attention des observateurs.

Ercolani, Franck, Fogliata et Vachetta, cités par Chauveau et Arloing, p. 887, ont décrit, en effet, dans le tissu velouté de la fourchette, des glandes en tube dont le conduit excréteur ressemble beaucoup à celui des glandes sébacées.

Quant à nous, nous n'avons pas vu ces glandes; mais dans la région de la sole nous avons trouvé dans le tissu sous-dermique des prolongements épidermiques qui avaient et la structure et la direction des follicules sudoripares; nous les avons vus sur les fœtus de 38$^{cm}$ et de 65$^{cm}$ de long. Sur celui de 38$^{cm}$ de long, la partie profonde d'un de ces follicules se trouve au milieu du tissu dermique à une distance de 0$^{mm}$,700 à 0$^{mm}$,800 de la base des papilles. La partie pelotonnée ou glomérule a un diamètre de 0$^{mm}$,130 à 0$^{mm}$,140; à celle-ci fait suite le tube excréteur qui a un diamètre transversal de 0$^{mm}$,048 à 0$^{mm}$,060, et qui s'engage dans un espace interpapillaire. Nous avons pu le suivre sur une longueur de 1$^{mm}$ dans l'épiderme, là où ce dernier avait une épaisseur de 2$^{mm}$. Nous les avons trouvés le plus abondants à la jonction de la sole et de la fourchette et sur le coussinet.

Chez les porcins et les ruminants, il existe un squelette partout où se développeront des productions cornées sur les membres. Chez les solipèdes, nous trouvons, en outre, des plaques cornées aux membres sans que nous ayons jamais vu apparaître dans les tissus sous-jacents ni nodule cartilagineux ni axe osseux. En arrière de l'articulation métacarpo-phalangienne et métatarso-phalangienne, existe chez l'adulte un coussinet fibro-élastique, recouvert d'une plaque cornée, dit *ergot*. On prétend qu'il est divisé par un léger sillon médian en deux moitiés, dont chacune représenterait l'analogue de l'ergot de bœuf ou de mouton. En outre, chez les solipèdes, on observe à la face interne de l'avant-bras, au-dessus du carpe, une autre plaque cornée appelée la *châtaigne*, qu'on a assimilée au cinquième doigt rudimentaire. Un organe semblable existe chez les chevaux à la face interne du canon du membre postérieur.

Il nous a paru intéressant de suivre le développement de ces organes, comparativement à celui de la peau environnante. En effet, le défaut de tout squelette semble placer l'épiderme à ce niveau dans des conditions identiques à l'épiderme en général. La peau de ces régions a la même structure que partout ailleurs, sur le fœtus d'âne de $8^{cm}$ de long et sur celui de cheval de $9^{cm}$; sur le fœtus de cheval de $22^{cm}$ de long, l'ergot et la châtaigne ont une longueur de $5^{mm}$ sur une largeur de $3^{mm}$. A l'œil nu, ils apparaissent sous la forme d'une tache plus claire, dont la couleur gris-verdâtre tranche sur la peau plus foncée du membre. Ils forment une saillie à peine appréciable. En les examinant sur des coupes perpendiculaires à la surface, on trouve à ces endroits que le derme et le tissu sous-dermique sont plus denses et du double plus épais que dans les régions avoisinantes. Le derme est lisse dans ces dernières, tandis que la surface dermique présente sur l'ergot et la châtaigne des inégalités hautes de $0^{mm},030$ et larges, à la base, de $0^{mm},040$. Ces dernières sont coiffées par la portion profonde de l'épiderme qui semble soulevée à ce niveau. De plus, on remarque que le réseau vasculaire y est beaucoup plus abondant; les vaisseaux sont plus larges et forment des mailles plus serrées, s'avançant davantage du côté superficiel du derme. L'épiderme y a la même structure que sur la peau en général et ne se compose que d'une couche de Malpighi : tout autour de ces organes, il a un diamètre de $0^{mm},068$, et sur l'ergot et la châtaigne, il atteint $0^{mm},088$ à $0^{mm},120$ d'épaisseur.

Les poussées épithéliales donnant naissance aux follicules pileux, sont déjà longues de $0^{mm},040$.

Ce phénomène coïncide, comme on le voit, avec le début de la production des papilles dermiques dans la région de l'ergot et de la châtaigne, mais se produit en sens inverse.

Il n'existe aucune trace de division de ces organes en deux moitiés symétriques, le derme et l'épiderme forment un tout unique.

Le fœtus de cheval de $38^{cm}$ de long présente des châtaignes atteignant $6^{mm}$ de large et $4^{mm}$ de haut. Le derme environnant est lisse et l'épiderme envoie dans son épaisseur des bourgeons épithéliaux ou follicules pileux longs de $0^{mm},420$ ; il n'est composé que d'une couche muqueuse de $0^{mm},145$. Au niveau de la châtaigne, le derme présente un réseau vasculaire très abondant, occupant une épaisseur de $0^{mm},060$ à $0^{mm},080$ de sa portion superficielle. Les vaisseaux y atteignent un diamètre de $0^{mm},020$ et envoient des anses vasculaires jusque dans les papilles qui ont une longueur de $0^{mm},020$ à 0,030. L'épiderme y est également plus épais; il est formé d'une couche muqueuse (avec stratum granulosum) de $0^{mm},280$ et d'une couche cornée de $0^{mm},060$.

L'ergot du cheval de $38^{cm}$, est à un degré de développement semblable, sauf une plus grande longueur des papilles qui atteignent $0^{mm},040$ à $0^{mm},080$ de diamètre longitudinal, et $0^{mm},025$ à $0^{mm},030$ de diamètre transversal. L'épaisseur de l'épiderme n'y est que de 0,240, mais les couches superficielles sont tombées.

L'ergot du fœtus de cheval de $70^{cm}$ de long est large de $9^{mm}$ et haut de $7^{mm}$. Le derme est hérissé de papilles allongées qui arrivent à la surface de l'épiderme, épais de $0^{mm},240$. Il nous a été impossible d'obtenir toute l'épaisseur des couches épidermiques, les assises superficielles étant tellement friables qu'elles se détachent au moindre contact. Les tubes cornés commencent à se former autour des papilles du derme. Les cellules épidermiques éprouvent déjà la modification de la substance cornée sans passer par la modification granuleuse.

Chez le poulain à la naissance, l'ergot forme une saillie très prononcée, et les couches superficielles tombent également avec une grande facilité; sur les coupes, elles se sont détachées.

Les papilles atteignent une longueur de $0^{mm},600$ et arrivent à près de la moitié de l'épaisseur de l'épiderme. Le tissu corné se compose de tubes cornés et de substance intertubulaire. Il n'y a plus trace de couche granuleuse.

Le développement du tissu corné suit par conséquent les mêmes phases évolutives sur l'ergot et la châtaigne que sur le sabot. Il deviendra plus tard, sur ces organes, d'une grande dureté, et cependant on ne pourra pas invoquer, à cet effet, comme l'a fait Dominik, les frottements contre la paroi utérine, et plus tard le contact avec le sol ou n'importe quelle autre cause extérieure.

En résumé, *chez les solipèdes*, 1° la forme du revêtement épidermique est, durant toute la vie intra-utérine, celle de la phalangette; 2° il forme un tout continu, dès l'origine comme plus tard; 3° la fourchette et les barres résultent de la réflexion en bas et en avant des parties latérales du derme du bourrelet et des portions supérieures de la paroi ; 4° comme chez les ruminants et les porcins, il n'y a que des *sillons* limitant les diverses régions du sabot ; 5° le sillon coronaire périoplique résulte d'un renflement secondaire, qui se produit au-dessus du bourrelet principal et qui produira également du tissu corné dur ; 6° le tissu corné des châtaignes et de l'ergot suit la même loi de développement que sur le sabot.

## CONCLUSIONS.

Au moment de la formation des pièces cornées, la partie terminale des rayons digitaux a une configuration différente, propre à chaque groupe et dépendant non seulement de la forme de la troisième phalange, mais encore du développement plus ou moins notable des tissus dermique et sous-cutané.

Chez l'embryon humain le bout de la troisième phalange devient, à cette époque, cordiforme, aplati d'avant en arrière et à grand diamètre latéral. Le rapport du développement des tissus dermique et sous-cutané est différent, quand on compare le champ unguéal aux autres portions de l'extrémité digitale : à la face antérieure de la troisième phalange, la distance de ce segment à l'ectoderme est très faible et c'est là que l'épiderme évoluera de façon à produire l'ongle. Du côté palmaire et sur les côtés de l'os unguéal, les tissus dermique et sous-cutané ont une épaisseur quadruple et quintuple et l'épiderme restera tel qu'il est sur toute la surface dermique du corps en général (fig. 25 et 26). Nous concluons de là que la cause prochaine de la forme et de l'étendue de l'ongle chez l'homme, réside :

1° Dans la configuration du bout terminal de la phalangette.

2° Dans le développement inverse des tissus sous-cutanés de la face dorsale, d'une part ; des côtés latéraux et de la face palmaire, d'autre part.

Chez les carnassiers et les rongeurs, la phalangette représente, à son extrémité, une tigelle à diamètre plus allongé dans le sens antéro-postérieur, que transversalement. L'ossification par substance préosseuse ne fait qu'accentuer cette configuration, que la pointe reste droite et conique comme chez les rongeurs ou qu'elle se recourbe comme chez les carnassiers. Les tissus sous-cutanés ont un faible diamètre en avant de la face antérieure, sur les côtés, au bout terminal, ainsi que dans la moitié inférieure de la face palmaire : aussi voyons-nous le derme et l'épiderme acquérir une grande épaisseur dans toute cette étendue et prendre la forme du moule que lui prête la phalangette.

Pendant que chez l'homme, le pli supérieur, les plis latéraux et le sillon antérieur limitent la production cornée à la face dorsale du bout des doigts, on remarque chez les carnassiers et les rongeurs une extension latérale beaucoup plus prononcée de l'invagination supérieure, l'absence du sillon antérieur et une invagination semblable de l'ectoderme à la face plantaire. Au lieu de la pulpe palmaire qui termine le doigt de l'homme, il y a, en cet endroit, production de substance cornée, chez ces animaux. C'est ainsi que se forme l'étui corné qui entoure toute la portion terminale de la troisième phalange des carnassiers et des rongeurs. Cependant, de même que chez l'homme, il existe un épaississement sous-cutané en avant et au-dessus de l'articulation de la deuxième phalange avec la troisième, et par conséquent il y aura formation d'un pli antérieur et d'un repli sus-unguéal. En arrière et sur la moitié supérieure de la troisième phalange, les mêmes tissus prennent un développement triple et quadruple ; il en résultera un repli sous-unguéal et une pelote ou coussinet correspondant à la portion supérieure de la pulpe palmaire chez l'homme (comparer fig. 32, 33, 34, 35, 36 et 37).

En résumé, les différences de la griffe à l'ongle consistent :

1° Dans une différence de forme du squelette.

2° Dans un développement et une étendue variables des tissus sous-cutanés, ces deux conditions amenant une production plus notable et une configuration différente des pièces cornées.

Ajoutons que, chez le cochon d'Inde (fig. 23 et 24), le repli sous-unguéal ne se produit plus ; à sa place, nous observons une simple inflexion, plus prononcée que chez les mammifères que nous allons passer en revue, quoique le renflement sous-cutané (*coussinet plantaire*) continue à être revêtu d'un épiderme ordinaire.

Chez les embryons et les fœtus de porc (fig. 50, 51 et 52), ainsi que chez les ruminants (fig. 40, 41, 42 et 43) les phalangettes sont triangulaires et comprimées latéralement. Les tissus sous-cutanés offrent une configuration analogue et leur épaisseur diminue insensiblement en allant de la portion supérieure de la phalangette vers le bout terminal. Au lieu de plis et de replis, nous avons de simples inflexions marquant le passage d'une région à l'autre. Aussi voyons-nous le derme et l'épiderme se développer dans un rapport corrélatif : la corne dure ne se produit qu'à la face antérieure de la phalangette et partout ailleurs, il existe un revêtement épidermique, pouvant s'épaissir notablement, mais présentant tous les stades intermédiaires entre l'épiderme ordinaire et la substance cornée unguéale.

Chez les solipèdes, enfin, la configuration spéciale de la phalangette et son développement égal de chaque côté, ainsi que les renflements particuliers que forment les tissus sous-cutanés, amènent la production de l'étui corné spécial à ce groupe, comme nous l'avons exposé avec détail p. 206 et suivantes.

En somme, chez le porc, les ruminants et les solipèdes, toute la troisième phalange sera enveloppée d'une façon plus complète encore de substance cornée. Mais ici il n'y a plus formation de véritables plis de l'épiderme. Le tissu sous-jacent au derme subit, à certaines places, des épaississements, limités par des sillons ; il en résulte des saillies et des dépressions, qui sont, les unes et les autres, le siège des productions cornées propres à ces animaux.

L'influence prédominante du squelette sur la forme des productions cornées nous est démontrée :

1° Par la comparaison de l'ergot du cheval et des ruminants ; par celle des châtaignes chez les solipèdes avec l'étui corné des doigts latéraux chez le porc.

2° Par l'absence de substance cornée dure chez le cochon d'Inde, où nous voyons le squelette rudimentaire du pouce recouvert simplement d'un épiderme ordinaire.

L'étude que nous venons de faire de l'évolution des extrémités chez les mammifères nous donne les résultats suivants :

1° Au point de vue de l'*anatomie générale*, les tissus formés des mêmes éléments anatomiques (sauf la différence de volume et de composition chimique), c'est-à-dire les *parties similaires ou organes premiers* (tissu osseux, dermique et sous-cutané, tissu épidermique, etc.), ont une évolution analogue chez tous les mammifères que nous avons examinés. Leur formation, leur développement, leur constitution et leur reproduction suivent les mêmes lois dans toute la série des animaux observés.

Chez tous, il existe au début, un stade où les extrémités digitales ont un revêtement épidermique uniforme et pareil à celui du corps entier. Cette phase dure d'une façon générale jusqu'au développement complet de la phalangette cartilagineuse. La fin de cette période est marquée par un double phénomène évolutif dont l'épiderme est le siège. D'un côté, sur l'enveloppe du corps et des membres se produit, vers le derme, une poussée de bourgeons épidermiques, qui sont le point de départ des follicules pileux et des follicules sudoripares ; d'un autre côté et simultanément, en certains endroits spéciaux, sur des surfaces variables selon le groupe animal, l'ectoderme s'étend en surface et augmente en épaisseur.

Quelles sont les raisons anatomiques qui déterminent ces deux phénomènes ayant lieu en sens opposé, l'un se faisant de la surface vers l'intérieur, et, l'autre, de l'intérieur vers la surface ?

D'après nos observations, nous pouvons distinguer deux ordres de faits : aux endroits dépourvus de squelette (ergots et châtaignes des solipèdes) la vascularité du derme et des tissus sous-dermiques est beaucoup plus considérable là où se produira un revêtement corné, que dans les régions avoisinantes, qui seront pourvues d'un épiderme ordinaire muni de follicules pileux et sudoripares. Dans les régions, au contraire, où il existe un squelette et où il se produira des ongles ou des sabots, l'épiderme prend une extension extraordinaire en surface, qui, chez certains animaux se traduit par une suite d'ondulations, d'où la production de reliefs et de creux (bourrelet et inflexions chez le cheval et les ruminants), et chez les autres, par de véritables plis au-dessous desquels il y a une sorte de tassement du derme (ongles et griffes), comme il ressort de nos descriptions.

Tandis qu'au point de vue de l'histogénie, les tissus évoluent d'après la même loi chez les divers mammifères, dès l'origine il y a des différences essentielles dans la délimitation des régions cornées; dès l'origine on entrevoit la forme définitive que prendra la production cornée et l'usage que l'animal devra faire de ses membres. En d'autres termes, il y a appropriation des parties organiques à l'accomplissement d'actions déterminées, comme nous l'avons déjà spécifié pour le squelette (voy. p. 63).

Un fait assez curieux, c'est que les saillies du derme, limitées par des sillons ou des replis de la peau avoisinante, non seulement produisent une corne plus dense et plus dure, mais aussi que la croissance s'y opère principalement en surface. Dans ces conditions, le tissu corné pousserait en avant, tant qu'une usure quelconque ne viendrait pas l'arrêter; tandis que partout où la substance cornée se produit, sans être pour ainsi dire enchâssée, elle suit les lois ordinaires du renouvellement épidermique, s'accroît en épaisseur dans de certaines limites jusqu'à ce que les cellules superficielles tombent par desquamation (châtaignes et ergot des solipèdes).

2° Le développement comparé, d'un côté, des tissus sous-cutanés et, de l'autre, du derme et de l'épiderme, sont partout en raison inverse : plus les premiers acquièrent d'épaisseur et d'étendue, moins sont considérables les dimensions et la consistance des seconds. Il y a là un véritable *balancement organique* portant sur les tissus non similaires. Il nous suffit de rappeler combien est grand le développement du tissu sous-cutané à la pulpe des doigts chez l'homme, dans le coussinet plantaire des rongeurs et des carnassiers revêtus d'un épiderme ordinaire, tandis que sur la face antérieure de la troisième phalange et sur tout son pourtour chez les carnassiers, les rongeurs, le porc, les ruminants et les solipèdes, le tissu sous-cutané conserve une faible épaisseur, et le derme et l'épiderme arrivent à des proportions véritablement énormes.

Nous nous appuierons sur les phénomènes morphologiques que nous venons de résumer pour établir les ressemblances et les dissemblances des diverses productions cornées chez les mammifères. Il est évident, comme le prouvent le développement et les connexions, que la partie dorsale de la griffe des carnassiers et des rongeurs est l'homologue de l'ongle chez l'homme. Les différences consistent en ce que : 1° chez ces animaux, le pli dorsal enveloppe les faces latérales de la troisième phalange; 2° au lieu de la pulpe palmaire, le derme sous-unguéal développe également de la matière cornée.

Outre le repli dorsal, il y a, chez ces animaux, un repli plantaire (une espèce de coussinet plantaire chez le cochon d'Inde), dont l'épiderme a la constitution et l'évolution de l'épiderme en général.

Chez le porc et les ruminants, le bord antérieur, la face externe et la face interne sont recouverts d'une couche cornée analogue à l'ongle de l'homme, à la portion dorsale de la griffe des carnassiers et des rongeurs. Le bourrelet correspond évidemment à la matrice unguéale de ces derniers et, la paroi, à la substance cornée du lit de l'ongle. La sole est l'analogue de la couche cornée plantaire des carnassiers et des rongeurs, mais elle prend une prédominance plus marquée, contourne en avant le bout de la phalange unguéale pour s'unir intimement à la portion terminale de la muraille.

A la place du repli sous-unguéal des carnassiers et des rongeurs et de la pelote plantaire du cochon d'Inde, il existe chez le porc et les ruminants, le renflement du coussinet plantaire, qui est tapissé également de substance cornée, se continuant, en bas, sous un angle d'autant moins marqué qu'on le considère à une période plus avancée, avec la corne de la sole, et sur les côtés, avec la paroi.

Quant à l'espace coronaire du porc et des ruminants, nous avons vu que le derme y est hérissé de papilles très allongées, que l'épiderme y présente une épaisseur plus considérable et un développement différent de celui de l'épiderme en général. Il y produit de la substance cornée, qui adhère à celle de la paroi qu'elle recouvre d'un véritable manteau. Ces diverses considérations, fondées sur le développement et la texture, ne nous permettent pas d'assimiler l'espace coronaire au repli sus-unguéal qui existe chez l'homme, les carnassiers et les rongeurs, et qui offre un épiderme ordinaire.

Chez les solipèdes, enfin, nous avons fait ressortir (p. 169), que Jardon, le premier, Arloing après lui, ont parfaitement établi l'homologie de la cutidure à la matrice unguéale, et, celle du tissu feuilleté à la partie antérieure du lit de l'ongle. La sole et le coussinet correspondent aux régions analogues des porcins et des ruminants ; quant aux barres et à la fourchette, elles résultent d'un développement plus considérable des parties latérales de la paroi et des tissus épidermiques situés plus haut.

Nous arrivons au périople. Il correspond comme le démontre l'évolution embryonnaire à l'espace coronaire du porc et des ruminants, tant que le fœtus ne dépasse pas $38^{cm}$ de long, il se continue (derme et épiderme) avec la cutidure. C'est alors seulement que se produit le sillon coronaire périoplique, résultant du développement plus considérable du derme sous-jacent. Mais le bourrelet périoplique n'en continue pas moins à produire, comme l'espace coronaire, il est vrai dans des proportions plus fortes, une véritable substance cornée qui recouvre, comme chez les ruminants, la surface de la paroi.

Nous ne pouvons donc pas conclure à l'homologie du périople avec la couche cornée épidermique du repli sus-unguéal.

La région où apparaît l'aire pigmentée, l'extension de cette aire, nous permettent de déterminer le rôle respectif des différentes portions de la face antérieure de la troisième phalange.

Chez l'homme, l'aire pigmentée prend naissance dans la région de la lunule; c'est là que se formera la plus grande partie de la substance unguéale. Mais nous croyons, en outre, que le lit de l'ongle fournit la portion profonde de l'ongle et augmente ainsi son adhérence.

Chez les carnassiers et les rongeurs, l'aire pigmentée se forme d'abord sur le lit de l'ongle et produit de la substance cornée unguéale avant son extension dans l'involution dorsale. D'après ce fait d'évolution, il est probable que le derme du lit de l'ongle prend une part beaucoup plus active à la production du tissu corné de la griffe chez ces animaux, que chez l'homme.

Chez le porc, les ruminants et les solipèdes, la couche muqueuse molle, blanche, qui recouvre la face antérieure sous-unguéale de la troisième phalange, concourt puissamment à renforcer l'épaisseur de la paroi, en fournissant de la substance cornée et en facilitant comme chez l'homme, le glissement de l'ongle proprement dit.

Parvenu à la fin de notre étude, nous nous demandons si les résultats auxquels nous sommes arrivé, nous permettent d'aborder la question de savoir si les variétés de forme, observées dans les productions cornées peuvent se ramener à une forme originelle, à *un type commun*, comme on a voulu le faire pour le squelette.

En d'autres termes, pouvons-nous conclure des ressemblances d'évolution malgré le nombre variable, et la forme diverse, à la descendance commune des êtres pourvus d'une enveloppe cornée au bout des doigts? Y a-t-il une même origine pour les divers groupes que nous avons passés en revue?

Certes, il nous serait facile de trouver des analogies entre les configurations des revêtements cornés; il suffirait de comparer nos dessins *faits d'après nature*, pour trouver un *type* d'étui corné, qui, par une augmentation dans un sens, pourrait devenir *sabot* de solipède ou de ruminant, et, par une diminution dans un autre sens, reproduirait l'*ongle* humain : ce procédé a déjà été mis en pratique.

*J.-E. Boas* (*Ein Beitrag zur Morpholog. der Nägel, Krallen etc der Säugethiere* (*Morph. Iahrbuch* 1884) compare entre elles les productions cornées qui garnissent les extrémités des membres chez les animaux *adultes* (homme, singe, rat, hérisson, chien, rhinocéros, cheval, ruminants); il note les variations de courbure et d'étendue des diverses parties de l'ongle et du sabot chez ces différents animaux, en accompagnant ses descriptions de *dessins théoriques;* il conclut de ses observations que la forme originelle de toutes ces productions est la *griffe* des carnassiers et des rongeurs.

Cette manière d'expliquer l'évolution des tissus cornés, est en tous points identique au procédé dont on use actuellemeut pour faire l'histoire des organismes tant éteints que vivants. On induit des analogies de forme et de volume, des variations survenues chez les êtres dans la série des temps, quant au nombre et à la configuration des organes, à une descendance commune, en mettant sur le compte des milieux extérieurs les fonctions nouvelles qui leur ont été dévolues. Malheureusement ce procédé n'est pas, à notre avis, une méthode scientifique absolument rigoureuse et nous ne pouvons faire autrement que d'être de l'avis de M. Ch. Robin (1) qui regarde l'*évolution* ainsi comprise « comme un artifice logique destiné à grouper les faits, à rap- « procher mnémotechniquement les choses qui se ressemblent. « — Pour ceux qui admettent la validité de cet artifice dialec- « tique, la formation de tous les organismes par *évolution* d'un « seul être intermédiaire, *formé* lui-même à l'aide et aux dépens « des composés inorganiques des milieux, l'hypothèse est « d'autant plus simple qu'elle est sans preuves. — Il est certai- « nement loisible de dire que ce procédé est *philosophique*, mais

(1) (Art. *Développement et Organes. Dictionn. Encyclop.*)

« il faut spécifier qu'il rentre dans le groupe des explications « sans preuves vérifiables et non dans la philosophie inductive « progressant à l'aide des hypothèses susceptibles de vérifica- « tion; que c'est là une *explication*, *non une démonstration.* »

De même que l'observation nous a permis (p. 62) de décider sur les embryons les plus jeunes, dès que les pièces squelettiques ont apparu (d'après la disposition de ces segments et leur arrangement réciproque), si l'être auquel elles appartiennent sera un carnassier, un rongeur, un porcin, un ruminant ou un solipède, de même la forme du bout des doigts nous annonce à l'avance celle de leur étui corné, ainsi que l'étendue de ce dernier. Les explications de Boas sont passibles de la même objection que celle que l'on fait à l'*Evolution ou au Transformisme* en général. Les preuves embryogéniques manquent absolument; l'auteur a même omis de prendre en considération le squelette qui supporte l'ongle ou le sabot.

Or, nous savons par l'étude comparée du développement du squelette et des productions cornées, que la forme de celles-ci est intimement liée à celui-là. Le premier problème à résoudre serait donc de connaître la cause première de l'apparition du nombre des rayons digitaux. Pourquoi en existe-t-il cinq chez tel animal, quatre chez tel autre et un seul chez d'autres encore? L'observation directe est insuffisante pour nous donner une réponse précise.

Nous préférons donc nous en tenir aux résultats fournis par l'observation; il nous suffit d'avoir suivi pas à pas les conditions de l'évolution *individuelle* des extrémités; d'avoir constaté les causes prochaines du développement du squelette et des productions cornées. Nous serions heureux de voir les observations étendues à un plus grand nombre d'animaux, et de nouveaux faits s'ajouter à ces données. Mais nous ne pensons pas que la cause première des variétés de forme, de nombre, nous soit dévoilée d'ici longtemps; le sera-t-elle jamais? La science actuelle est même impuissante à aborder ces questions. Sous ce rapport, nous adhérons pleinement aux paroles suivantes, que notre illustre physiologiste, Cl. Bernard, prononçait dans une de ses dernières leçons :

« La morphologie organique nous échappe expérimentale- « ment et n'est pas à notre portée.

« La loi morphologique n'a pas à chaque instant sa raison « d'être : elle traduit une influence héréditaire ou antérieure « dont nous ne saurions effacer l'influence, une action primi- « tive qui est liée à un ensemble cosmique général que nous « sommes impuissants à atteindre. Il en résulte qu'en l'état « actuel des choses la morphologie est fixée, et cela, bien « entendu, quelle que soit l'idée que nous nous formions de « l'évolution qui y a conduit. Que l'on soit Cuviériste ou « Darwiniste, cela importe peu : ce sont deux façons différentes « de comprendre l'histoire du passé et l'établissement du « régime présent; cela ne peut fournir aucun moyen de régler « l'avenir. On ne changera pas l'œuf du lapin, et, lui faisant « oublier l'impulsion primitive et ses états antérieurs, on n'en « fera pas sortir un chien ou un autre mammifère. Les limites « entre lesquelles la morphologie est fixée, si elles ne sont pas « absolues (il n'y a rien d'absolu dans l'être vivant), sont « au moins très restreintes. etc. » (*Leçons sur les phénomènes de la vie communs aux animaux et aux végétaux*. Paris, 1878, p. 332.)

Si nous avons cru devoir nous élever contre des théories qui tendent à s'ériger en doctrines, c'est qu'à nos yeux, la science consiste dans la stricte observation des phénomènes naturels et non pas dans une suite plus ou moins logique de raisonnements plus ou moins ingénieux, appartenant toujours, quoi qu'on fasse, au domaine de la spéculation. Nous préférons avouer, avec les maîtres éminents que nous venons de citer, que, malgré les analogies de structure et de développement, *la cause* qui a présidé à la diversité de formes et de nombre nous échappe tout-à-fait jusqu'à présent.

Et, si dans le cours de notre travail et dans nos conclusions, nous avons insisté particulièrement sur certains détails qui peuvent paraître peu importants, c'est pour faire ressortir ce principe fondamental, que dès le début, il s'établit, dans les pièces squelettiques et dans les productions cornées, des distinctions essentielles propres à chaque groupe.

De plus, malgé le nombre restreint d'animaux que nous avons pu étudier, nous espérons avoir donné une idée à peu près complète des rapports qui existent entre ces divers groupes. Nous nous sommes appliqué à contrôler les faits par tous les moyens d'observation actuellement en usage, nous avons suivi le développement morphologique, étudié les connexions ainsi que la nature, la structure et la texture des tissus qui composent les organes, persuadé que par cette méthode seulement, on parvient à se rendre un compte exact de la réalité des choses.

---

## ADDITION.

L'examen d'un chien âgé de onze ans nous permet de préciser et de compléter l'évolution et la texture des *organes sésamoïdes fibreux*. Nous avons vu (p. 161) qu'ils sont constitués : 1° par des faisceaux fibreux cylindriques et le plus souvent polyédriques par pression réciproque, d'un diamètre variant de 0mm,016 à 0mm,032, et s'entrecroisant en tous sens; 2° de corps étoilés, à prolongements multiples, s'anastomosant à la surface des faisceaux fibreux. Soit que nous ayons eu affaire à des chiens trop jeunes, soit que nous ayons employé un grossissement trop faible, nous avons cru pouvoir conclure à la suite d'un premier examen, et après l'usage des réactifs appropriés, que les cellules étoilées étaient des corps fibro-plastiques. Cependant, telle n'est pas la nature de ces éléments.

En soumettant ces organes provenant du chien de onze ans à l'action des acides, en les lavant et en les colorant au picro-carmin, on observe, sur les coupes, les particularités suivantes : les faisceaux fibreux sont gonflés et colorés en rouge; entre eux et à leur surface on aperçoit de nombreux corpuscules polyédriques à six ou huit faces, larges de 0mm,004 à 0mm,006. Ils sont disposés en cercle ou en séries linéaires et rappellent l'aspect que figurent les rangées de cellules tendineuses. Ils sont si abondants par place, qu'on en compte jusqu'à dix sur une surface de section de 0mm,025. Un grossissement convenable montre qu'ils sont formés d'un noyau, finement granuleux, fixant énergiquement le carmin et entourés d'un cercle jaune de 0mm,001 à 0mm,002. De chacun des angles de ces corpuscules partent des fibrilles teintes en jaune, non altérées par les acides et qui offrent toutes les propriétés physiques et chimiques du tissu élastique. Elles sont d'une finesse extrême, généralement de moins de 0mm,001 de diamètre, et circonscrivent, en s'anastomosant avec leurs voisines, des mailles de 0mm016 à 0mm,032 renfermant les faisceaux fibreux. En outre, on remarque qu'un certain nombre de ces fibrilles plongent dans l'épaisseur même de ces derniers. C'est seulement à la périphérie de l'organe que ces fibres présentent un diamètre plus notable en passant dans les ligaments latéraux où elles affectent une disposition parallèle.

La constitution de ces organes reste la même jusque sur la surface articulaire qui est simplement tapissée par l'épithélium, et ne présente de synoviale qu'à la circonférence.

Cette observation, jointe à la description que nous avons faite de ces organes chez des chiens de différents âges, nous fait comprendre l'évolution et la texture des organes sésamoïdes fibreux : tandis que les faisceaux fibreux se développent comme le tissu lamineux en général, la trame élastique se présente chez le chien à la naissance (p. 160) sous la forme de corpuscules ovalaires à prolongements très courts; chez le chien de deux mois, ils sont étoilés et leurs prolongements s'anastomosent déjà avec les voisins. Plus tard, les fibrilles élastiques remplissent les interlignes que laissent les faisceaux fibreux entre eux. Plus l'animal avance en âge, plus il est difficile de constater sa continuité avec le corps cellulaire : d'où l'aspect de noyaux paraissant libres à la surface des faisceaux fibreux chez le chien de onze ans.

La description que nous venons de faire ne s'applique pas seulement aux sésamoïdes qui existent du côté de la flexion entre la deuxième et la troisième phalange, mais encore à ceux qui se développent dans les tendons de l'extenseur commun des doigts, au-devant, c'est-à-dire du côté dorsal de l'articulation des premières et des deuxièmes phalanges. En parlant de ces organes, Huxley (*loc. cit.*, p. 430) dit :

« L'extenseur commun des doigts de la main se divise en quelques tendons « dans lesquels se développent des *os* sésamoïdes au-dessus des articulations « entre la première et la seconde phalange. »

Nous avons observé l'apparition de ces derniers organes chez un chien de deux mois sous forme de disques fibreux (p. 160). Chez le chien de onze ans, ils sont hauts de $4^{mm}$, larges de $3^{mm}$ et épais de $2^{mm}$. Ils se trouvent situés en arrière du tendon avec lequel ils sont en continuité intime. La surface articulaire est en rapport avec la partie antérieure (dorsale) de la tête articulaire de la deuxième phalange; elle est concave de haut en bas et convexe transversalement. Chez tous les chiens que nous avons examinés, ils nous ont présenté la texture fibreuse que nous venons de voir. Sont-ils quelquefois formés de tissu osseux, comme ceux qui se trouvent dans le tendon des extenseurs profonds au-devant des articulations métacarpo ou métatarso-phalangiennes ? Le fait est possible; mais, comme les sésamoïdes *fibreux* offrent, à la section, une résistance presque égale à celle des sésamoïdes osseux, il est, de toute nécessité, pour être fixé sur la nature de leur tissu, de pratiquer l'examen histologique et d'étudier le développement de ces organes.

---

## EXPLICATION DES PLANCHES.

Fig. 1. — Section longitudinale et latérale de la région carpienne d'un fœtus humain, long de $\frac{5^{cm}}{6} \cdot \frac{25}{1}$.

Fig. 2. — Section longitudinale et latérale de la région carpienne d'un fœtus de gibbon de 6 mois $\frac{1}{2}$.

Fig. 3. — Section longitudinale et latérale de la région carpienne d'un fœtus de chien de $6^{cm}$ de long, $\frac{20}{1}$.

*r*, radius; *c*, cubitus; *sc*, scaphoïde; *sl*, semi-lunaire; *pm*, pyramidal; *oc*, cartilage central; *pi*, pisiforme; *tr*, trapèze; *tp*, trapézoïde; *go*, cartilage du grand os; *unc*, unciforme.

T, ligament triangulaire.

P, premier segment du pouce; I, métacarpien de l'index; M, celui du médius; A, celui de l'annulaire; D, celui du petit doigt.

Fig. 4. — Coupe longitudinale et latérale de la région carpienne d'un fœtus de veau de $7^{cm}$ de long, $\frac{20}{1}$. Même légende que plus haut.

*mci*, métacarpien principal interne; *mce*, — externe.

Fig. 5. — Section transversale de la rangée inférieure du carpe chez un fœtus de porc de $8^{cm}$ $\frac{10}{1}$.

Même légende. — *tf*, tendons des fléchisseurs.

Fig. 6. — Section transversale de la rangée supérieure du carpe chez un fœtus de porc de $8^{cm}$ $\frac{10}{1}$.

Même légende.

Fig. 7. — Section transversale de la portion supérieure du métacarpe chez le même, $\frac{10}{1}$.

*Mcai*, métacarpien accessoire interne; *mcae*, externe.

Fig. 8. — Section transversale du carpe chez un fœtus de cheval de $22^{cm}$ $\frac{5}{1}$ (rangée supérieure). Même légende.

Fig. 9. — Section transversale de la rangée inférieure carpienne chez le même, $\frac{4}{1}$. Même légende que plus haut.

Fig. 10. — Section longitudinale et latérale de la région tarsienne chez un fœtus humain de $\frac{9^{cm}}{12}$ . $\frac{7}{1}$: elle passe par le plan inférieur.

*ca*, calcanéum; *as*, astragale; *sc*, scaphoïde; *cu*, cuboïde; *cn* 1 — *cn* 2 — *cn* 3, les trois cunéiformes. O, premier segment du gros orteil. I, M, A, P, les quatre métarsiens externes.

Fig. 11. — Section longitudinale et latérale du tarse chez un fœtus de cochon d'Inde de $1^{cm}$ de long, $\frac{6}{1}$; elle passe par le plan inférieur et ne comprend pas l'astragale. Même légende que fig. 10.

*sci*, cartilage surnuméraire; I, II, III, les trois métatarsiens de dedans en dehors.

Fig. 12. — Section longitudinale et latérale de la région tarsienne chez un fœtus de gibbon de 6 mois $\frac{1}{2}$. Même légende que fig. 10.

Fig. 13. — Section longitudinale et antéro-postérieure de la région tarsienne chez un fœtus de veau de $7^{cm}$ de long, $\frac{10}{1}$. (Plan externe.)

Même légende que fig. 10; *t*, tibia; *mte*, métatarsien principal externe.

Fig. 14. — Section semblable à la précédente, mais passant par le plan interne, $\frac{10}{1}$. Même légende.

*mti*, métatarsien principal interne.

Fig. 15. — Section longitunale et antéro-postérieure de la région tarsienne chez un fœtus de cheval de $9^{cm}$ de long, $\frac{10}{1}$. (Région interne.)

Fig. 16. — Même section chez le même, mais passant par la région interne $\frac{10}{1}$. Même légende que plus haut, fig. 10 et suivantes.

*mtp*, métatarsien principal; *mti* et *mta*, métatarsiens accessoires interne et externe.

Fig. 17. — Section transversale de la rangée inférieure du tarse du même, $\frac{5}{1}$.

Fig. 18. — Même section sur le même, passant par l'extrémité supérieure du métatarse, $\frac{5}{1}$; — *tf*, tendons des fléchisseurs.

Fig. 19. — Section transversale de la rangée tarsienne inférieure chez un fœtus humain de $\frac{5^{cm}}{6}$ de long, $\frac{13}{1}$. Même légende.

Fig. 20. — Section longitudinale et antéro-postérieure, passant par le pouce, le tarse et le radius d'un lapin de 33 jours, $\frac{4}{1}$.

*p*, diaphyse du radius séparée de l'épiphyse par la plaque synchondrale (*s*); *o*, point d'ossification complémentaire; *sc*, scaphoïde; *tp*, trapèze.

1. Premier segment du pouce pourvu du seul point d'ossification primitif.
2. Deuxième segment du pouce possédant un point d'ossification primitif (*pr*) et un complémentaire (*o'*) pour l'épiphyse supérieure; *s'*, plaque synchondrale.
3. Phalange unguéale munie du seul point d'ossification primitif; *rp*, repli sus-unguéal.

Fig. 21. — Pouce d'un jeune chat de 2 mois $\frac{4}{1}$. Même légende, $\frac{4}{1}$. Le premier segment du pouce est pourvu d'un point d'ossification complémentaire.

*sm*, sésamoïdes; *rs*, repli sous-unguéal.

Fig. 22. — Section longitudinale du moignon de membre d'un embryon de mouton de $1^{cm}$ de long, $\frac{28}{1}$.

*vv*, vaisseaux sillonnant le tissu cellulaire; *ec*, revêtement ectodermique; *g*, calotte épidermique terminale.

Fig. 23. — Section antéro-postérieure et longitudinale d'un rayon digital chez un fœtus de cochon d'Inde de $9^{cm}$ de long, $\frac{20}{1}$.

*rp*, repli sus-unguéal; *ps*, involution antérieure; *s*, sole; *c*, coussinet; *o*, ongle proprement dit; *ap*, aire pigmentée.

Fig. 24. — Même section chez un fœtus de cochon d'Inde de $5^{cm}$ de long, $\frac{40}{1}$. Même légende.

Fig. 25. — Section transversale de l'extrémité digitale chez un fœtus humain de $\frac{7^{cm}}{10}$ de long, $\frac{20}{1}$. Même légende. — *sl*, sillons latéraux.

Fig. 26. — Section longitudinale et antéro-postérieure du même, $\frac{20}{1}$. — *sa*, sillon antérieur; *pr*, calotte osseuse de la diaphyse.

Fig. 27. — Section transversale d'un ongle de cochon d'Inde $5^{cm}$ de long, passant par l'extrémité terminale $\frac{40}{1}$.

*p*, papilles; *o*, partie antérieure de l'ongle; *s*, sole.

Fig. 28. — Section transversale du même, passant plus haut, $\frac{40}{1}$. Même légende.

Fig. 29. — Section transversale d'un ongle de fœtus de cochon d'Inde de $9^{cm}$ de long, passant par le bout terminal $\frac{40}{1}$. Même légende.

Fig. 30. — Section transversale du même, passant plus haut, $\frac{40}{1}$.

Fig. 31. — Section antéro-postérieure et longitudinale de l'extrémité digitale chez un fœtus de chien de $6^{cm}$ de long, $\frac{20}{1}$.

*pa*, involution dorsale; *pp*, involution plantaire; *rp*, repli dorsal; *ro*, repli plantaire; *o*, ongle proprement dit.

Fig. 32. — Section antéro-postérieure et longitudinale de l'extrémité digitale chez un fœtus de chat de 8cm de long, $\frac{25}{1}$. Même légende que fig. 31. — *c*, crochet qui se recourbera.

Fig. 33. — Section semblable chez un fœtus de chien de 14cm de long, $\frac{15}{1}$. Même légende.

Fig. 34. — Section transversale passant par le bout antérieur de l'extrémité digitale chez un fœtus de chat de 8cm de long, $\frac{50}{1}$.

*o*, partie dorsale de l'ongle ; *fl*, parties latérales ; *s*, partie plantaire ; *sl*, sillons latéraux ; *pr*, calotte osseuse.

Fig. 35. — Section transversale du même, passant par le pli unguéal, $\frac{20}{1}$.

*rpa*, repli antérieur ; *pa*, pli antérieur ; *pl*, pulpe plantaire.

Fig. 36. — Section transversale passant par le bout antérieur de l'extrémité digitale chez un fœtus de chien de 14cm, $\frac{20}{1}$. Mêmes lettres.

Fig. 37. — Même section, passant plus haut, $\frac{20}{1}$. Mêmes lettres.

Fig. 39. — Section antéro-postérieure et longitudinale de l'extrémité digitale chez un embryon de lapin de 3cm,5 de long, $\frac{35}{1}$.

*Ia*, inflexion antérieure; *ip*, inflexion plantaire; *rs*, saillie devenant le repli dorsal; *rp*, repli plantaire; *fl*, tendon des fléchisseurs.

Fig. 40. — Section longitudinale de l'extrémité antérieure chez un embryon de mouton de 3cm de long, $\frac{20}{1}$.

*mt*, métacarpien ; *on*, onglon ; *er*, ergot ; 1.2, 1re et 2e phalanges.

Fig. 41. — Section semblable chez un fœtus de mouton de 10cm de long, $\frac{8}{1}$.

Mêmes lettres. — *b*, bourrelet, *ext* et *fl*, tendons des extenseurs et des fléchisseurs ; *nc*, nodule cartilagineux ; 3, 3e phalange ; *sa*, sésamoïdes ; *s*, sole ; *c*, coussinet.

Fig. 42. — Section semblable chez un fœtus de mouton de 18cm de long, $\frac{5}{1}$.

Fig. 43. — Section semblable chez un fœtus de mouton de 24cm de long, $\frac{4}{1}$. Mêmes lettres.

*p*, papilles ; *e*, espace coronaire ; *fp*, involutions pileuses ; *ar*, aire pigmentée.

Fig. 44. — Section semblable sur un fœtus de veau de 9cm de long, $\frac{7}{1}$. Même légende.

Fig. 45. — Section semblable chez un fœtus de mouton de 34cm $\frac{4}{1}$. Même légende.

*pp*, papilles du tissu velouté.

Fig. 46. — Section transversale de l'onglon chez un fœtus de mouton de 10cm de long, $\frac{20}{1}$ (au niveau du bourrelet).

*s*, sole ; *fe*, face externe ; *fi*, face interne ; *ba*, bord antérieur ; *tf*, tendon des fléchisseurs.

Fig. 47. — Section semblable passant à un niveau inférieur, $\frac{20}{1}$. Même légende.

Fig. 48. — Section semblable à un niveau plus bas que la fig. 47, $\frac{20}{1}$.

Fig. 49. — Section semblable passant par la pointe $\frac{20}{1}$.

Fig. 50. — Section longitudinale et antéro-postérieure de l'onglon chez un embryon de porc de 3cm de long, $\frac{25}{1}$. *ec*, revêtement ectodermique.

Fig. 51. — Même section chez un fœtus de porc de 15cm de long, $\frac{6}{1}$.
*b*, bourrelet; *ar*, aire pigmentée; *m*, partie antérieure du sabot ou muraille; *s*, sole; *c*, coussinet; *ip*, inflexion plantaire; *cp*, calotte osseuse; *ps*, petit sésamoïde.

Fig. 52. — Section semblable chez un fœtus de porc de 20cm de long, $\frac{6}{1}$. — *e*, espace coronaire.

Fig. 53. — Section semblable sur l'ergot d'un fœtus de porc de 15cm $\frac{6}{1}$. Même légende.

Fig. 54. — Section semblable d'un ergot de porc de 20cm de long $\frac{6}{1}$. Même légende.

Fig. 55. — Section antéro-postérieure de l'index et du pouce chez un fœtus de cabiai de 9cm de long, $\frac{4}{1}$.
*mt*, métacarpien de l'index; 1.2.3, 1re, 2e, 3e phalanges; *pa*, pelote adipeuse; *p*, saillie du pouce contenant un seul nodule cartilagineux; *sc*, scaphoïde; *tp*, trapézoïde; *tr*, trapèze; *s'*, plaques synchondrales; *ex*, extrémité cartilagineuse de la 3e phalange.

Fig. 56. — Section du tubercule du pouce chez un cochon d'Inde adulte, $\frac{10}{1}$.
*p*, poils de la peau supérieure au pouce; *ep*, épiderme; 1, 1er segment ossifié en haut avec canal médullaire; 2, 1er nodule cartilagineux; 3, 2e nodule cartilagineux.

Fig. 57. — Section longitudinale et antéro-postérieure de l'extrémité digitale chez un fœtus d'âne de 8cm de long, $\frac{10}{1}$.
*b*, bourrelet; I, inflexion antérieure; *s*, sole; *p*, inflexion postérieure; *c*, coussinet; *f*, fourchette; *ps*, petit sésamoïde; 1.2.3, les trois phalanges; *fl* et *fl'*, tendons des fléchisseurs; *ext*, — des extenseurs; *cp*, calotte osseuse; *m*, paroi; *ap*, aire pigmentée.

Fig. 58. — Section longitudinale et antéro-postérieure de l'extrémité digitale chez un fœtus de cheval de 9cm de long. $\frac{15}{1}$. Même légende.

Fig. 59. — Section longitudinale et antéro-postérieure de l'extrémité digitale chez un fœtus de cheval de 22cm $\frac{4}{1}$. Même légende.

Fig. 60. — Même section sur un fœtus de cheval de 38cm de long $\frac{4}{1}$. Mêmes lettres.

*o*, bourrelet périoplique; *sp*, sillon coronaire périoplique; *sc*, sillon périoplique.

Fig. 61. — Section transversale de l'extrémité digitale d'un fœtus d'âne de 8cm de long. $\frac{15}{1}$.

La même extrémité vue par la face plantaire est représentée fig. 71.

*lm*. Lacune médiane ou vide; *g l*, glomes de la fourchette.

Les figures 62, 63, 64, 65, 66, 67, 68, 69 et 70 représentent des sections de plus en plus inférieures de la même extrémité. $\frac{15}{1}$.

*m*, muraille ou paroi; *ai*, angle d'inflexion ou arc-boutant; *b i*, bord inférieur de la muraille se continuant avec la sole; *b a*, barres; *lt*, lacunes latérales; *b f*, branches de la fouchette; *pf*, pointe de la fourchette; *b a'* branches de la sole; *ar*, apophyse rétrossale.

Fig. 71. — Extrémité digitale du même fœtus d'âne, vue par la face plantaire; la portion épidermique et la pointe de la fourchette ont été enlevées pour mieux montrer les autres parties. $\frac{7}{1}$.

Fig. 72. — Section transversale de l'extrémité digitale chez un fœtus de cheval de 38cm $\frac{2}{1}$. Elle passe par la fourchette et la partie supérieure de la paroi. Même légende.

Fig. 73, 74, 75. — Mêmes sections passant à un niveau de plus en plus inférieur. $\frac{2}{1}$.

Fig. 76. — Section transversale de l'onglon chez un fœtus de mouton de 24cm de long. $\frac{4}{1}$.

*c*, coussinet; *fi*, face interne; *fe*, face externe; *b a*, bord antérieur; *s*, sole.

Fig. 77 et 78. — Sections transversales du même, mais plus bas.

Fig. 79. — Section longitudinale d'un ergot chez un fœtus de mouton de 24cm. $\frac{5}{1}$.

*n c*, unique nodule cartilagineux; *ep*, pointe épidermique; *fp*, involutions pileuses.

Fig. 80. — Même section sur l'ergot d'un fœtus de mouton de 34cm. $\frac{5}{1}$.

*nce*, *nci*, nodules cartilagineux externe et interne.

Fig. 81. — Section transversale de la tête du métacarpien et des cartilages sésamoïdes chez un fœtus de chien de 14cm de long $\frac{20}{1}$. La face plantaire est en haut sur la figure.

*t e*, tendon des extenseurs; *b*, sésamoïde dorsal; *m*, tête du métacarpien; *s s*, sésamoïdes plantaires; *t f*, tendon des fléchisseurs

Fig. 82. — Même section sur l'annulaire d'un jeune macaque. $\frac{10}{1}$.

*p c*, point d'ossification complémentaire de la tête du métacarpien; *a*, ligament métacarpo-sésamoïdien latéral; *b f*, bride fibreuse réunissant les deux sésamoïdes. Les autres lettres comme plus haut.

# TABLE DES MATIÈRES

## TROISIÈME SECTION.

*Organes sésamoïdes.*



# DEUXIÈME PARTIE.

## DÉVELOPPEMENT DES PRODUCTIONS CORNÉES SUR LES EXTRÉMITÉS DES MAMMIFÈRES.





FIN DE LA TABLE DES MATIÈRES.

Saint-Denis. — Imp. Ch. Lambert, 17, rue de Paris.

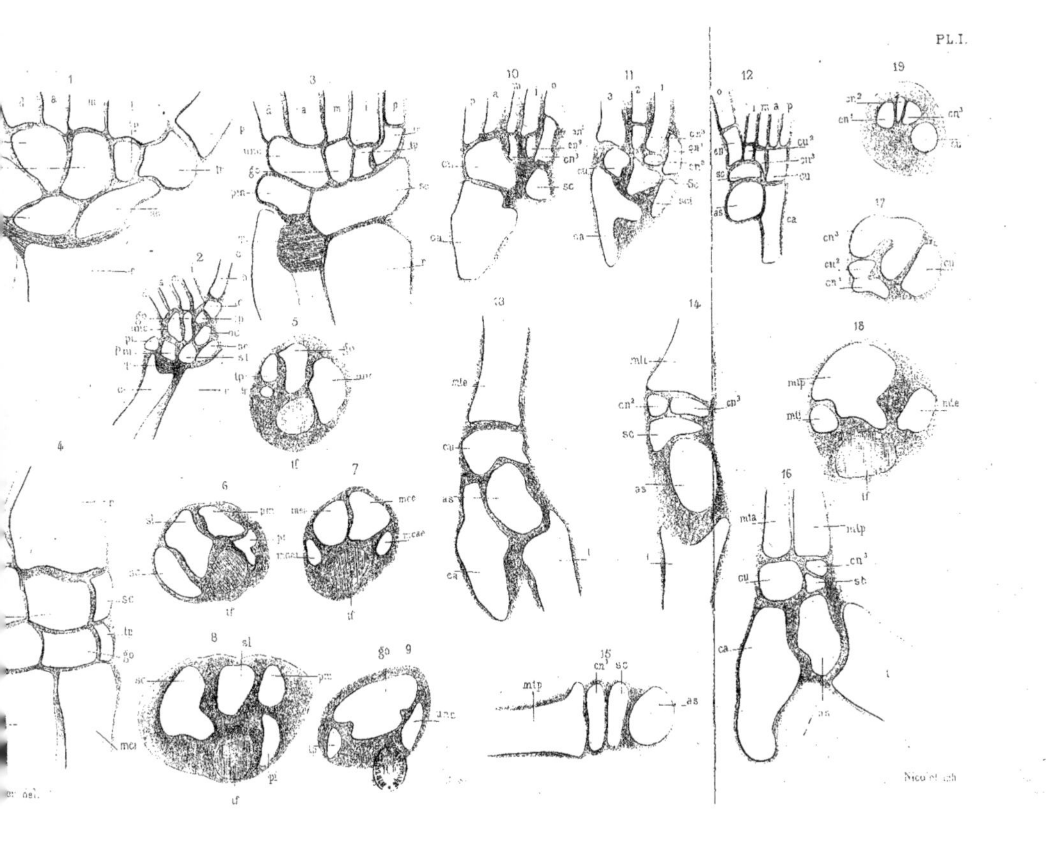

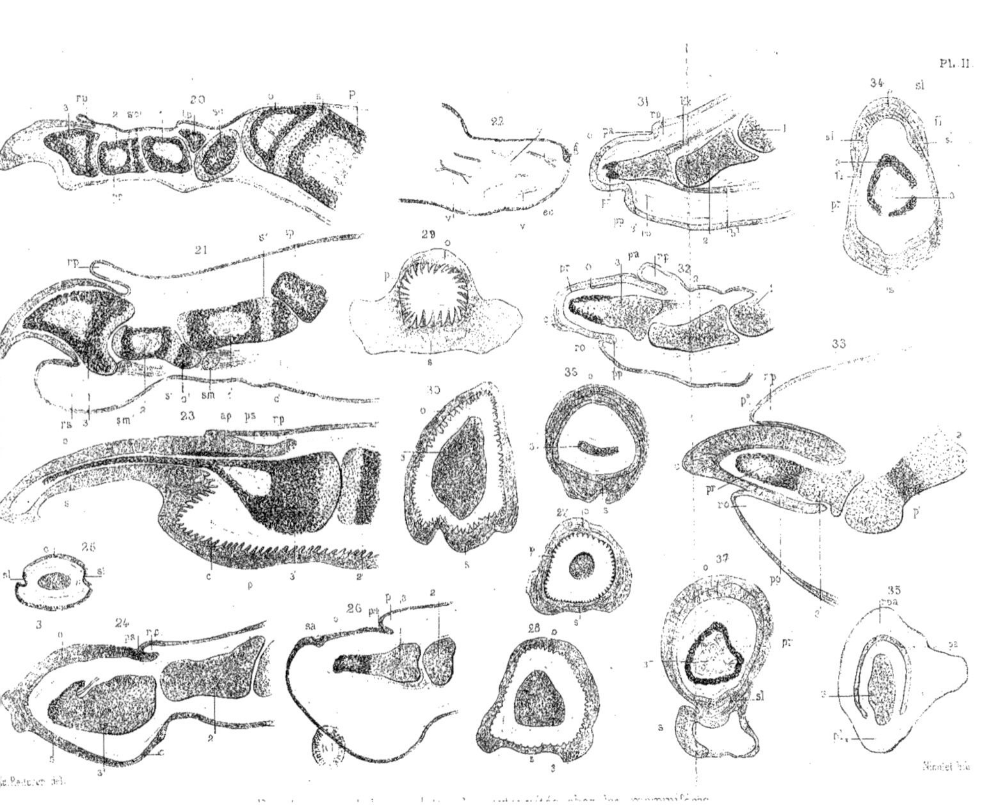
Pl. II.

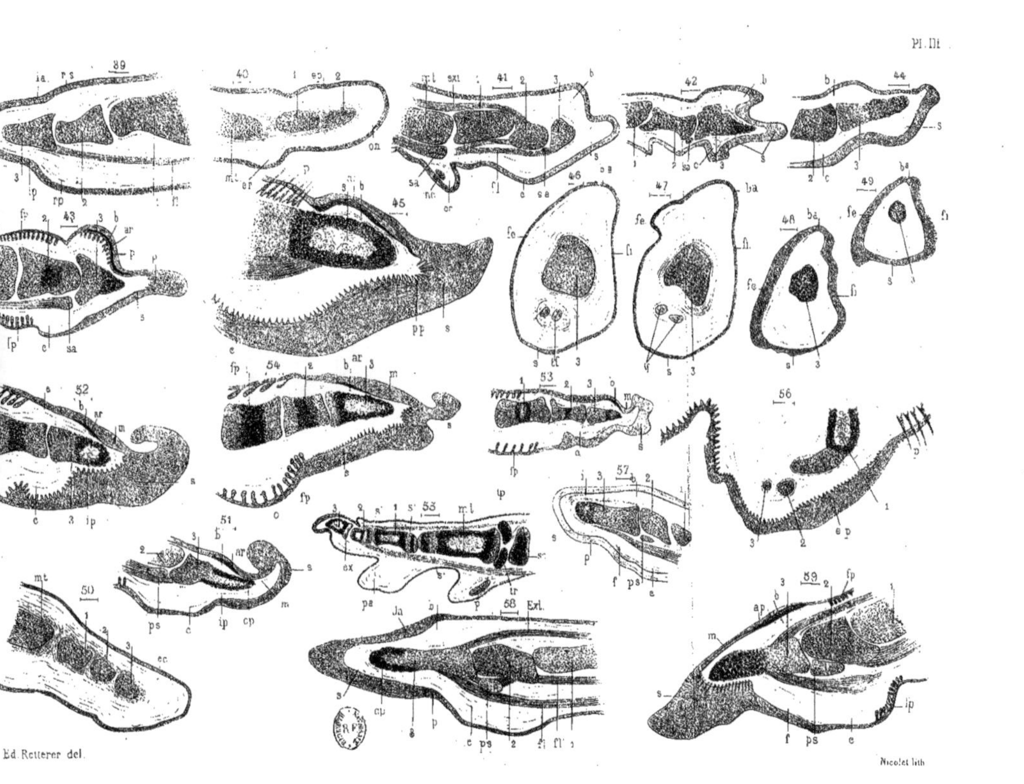
Pl. III
Ed. Retterer del.
Nicolet lith

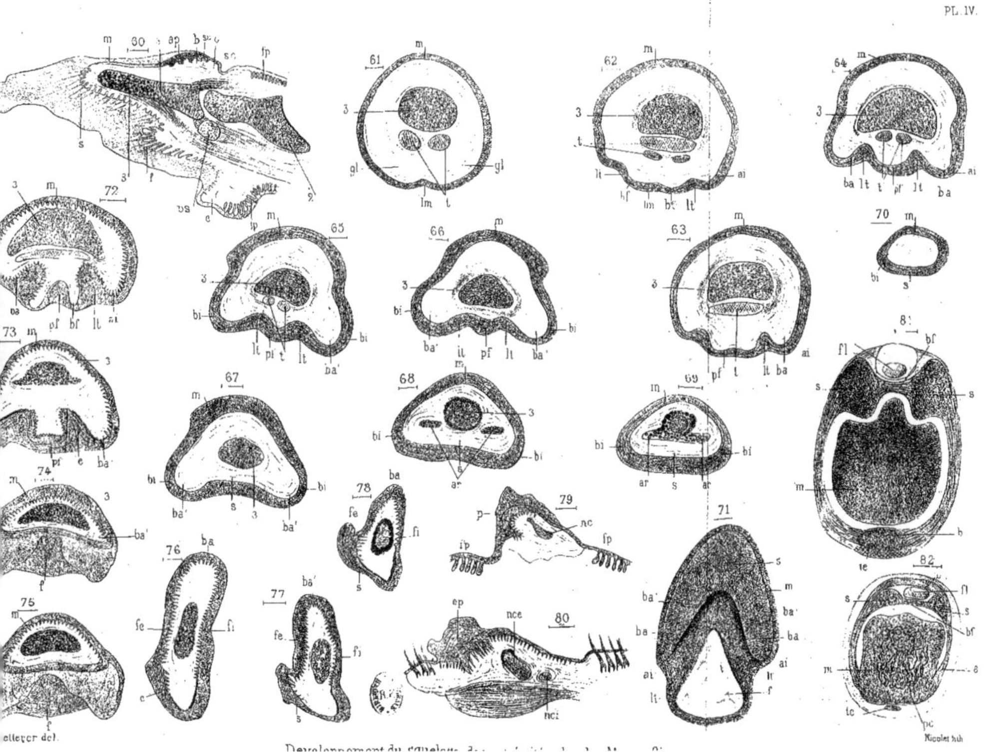


Développement du squelette

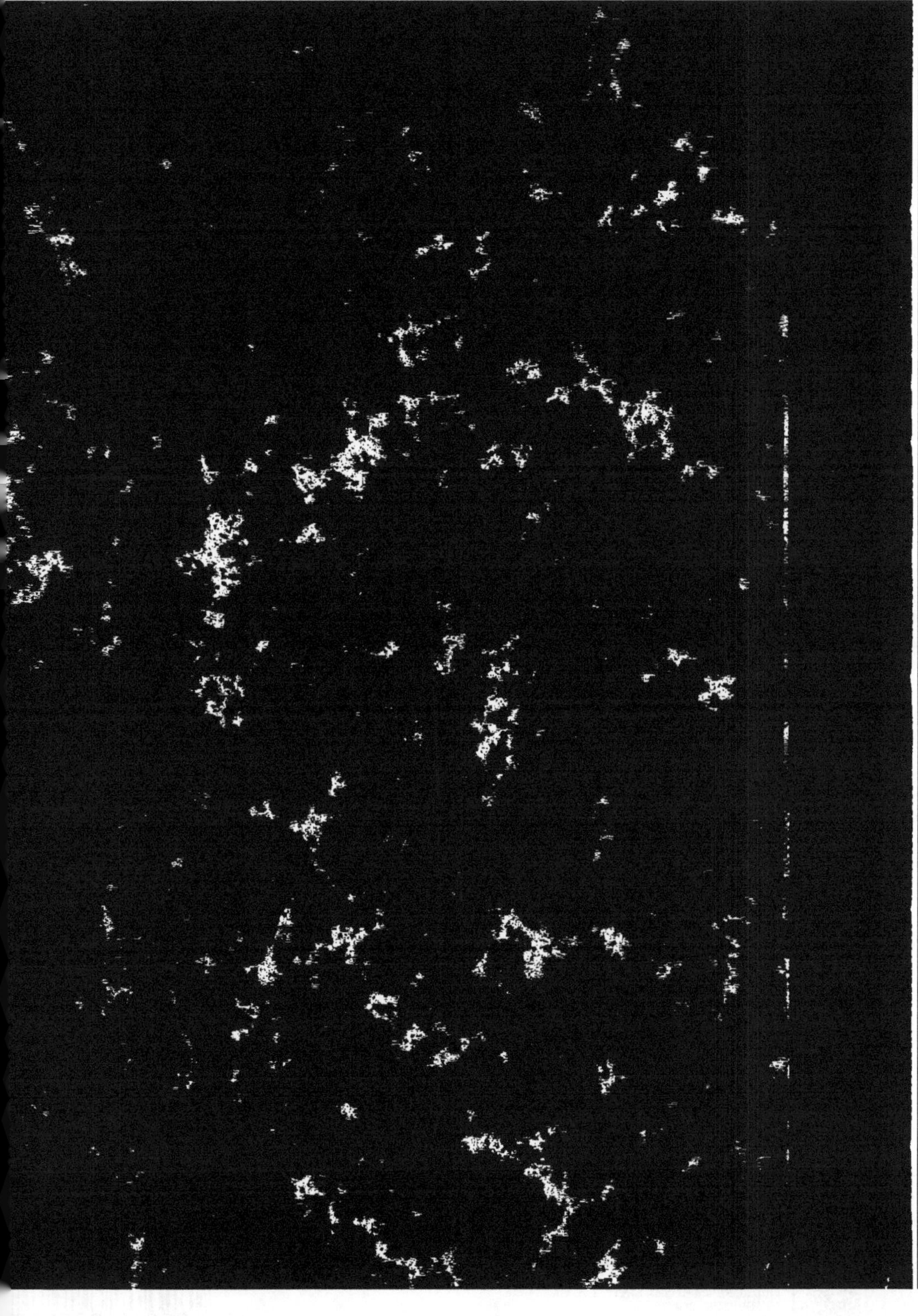

www.ingramcontent.com/pod-product-compliance
Ingram Content Group UK Ltd.
Pitfield, Milton Keynes, MK11 3LW, UK
UKHW021905260726
13966UKWH00006B/596

9 782012 398979